実録・家で死ぬ

在宅医療の理想と現実

笹井恵里子
ジャーナリスト

778

中公新書ラクレ

はじめに

人はいつか必ず死に至る。

特に新型コロナウイルスの発生以降は、以前より「死」を身近に感じた人も多いかもしれない。著名人の死や、連日繰り返される感染者数・死者数の報道、そして感染者が増えると通常の医療を受けられないかもしれないという状況は、人々に危機感を抱かせた。

あなたや大切な人の死――。

その「死に場所」は、通常であれば主に▽病院▽自宅▽老人ホームなどの介護施設になる。日本では1950年代はじめには8割以上が自宅で亡くなっていたが、1976年にその割合が逆転し、病院死が増え続けてきた。

だが社会の高齢化に伴い、病を抱える人の割合が増え、医療の現場はこれ以上の患者受け入れが厳しい状況である。実際に2005年以降は病院死の減少が続いている。国は団塊世代が75歳以上の後期高齢者になる2025年に危機感を抱き、介護が必要になった高齢者も、住み慣れた自宅や地域で暮らし続けられるようにと在宅医療を勧めてきた。

それに同調するようにマスコミは「家で死ぬことをよし」とする風潮をつくってきたと私は思う。

たしかに内閣府が55歳以上の男女に行った調査によれば、最期を迎えたい場所は住み慣れた「自宅」を希望する人が半数を超える。

在宅死は患者の願いを叶えることであり、家で看取るエピソードは美談として語られがちだ。だが、本当にそうだろうか。

私は7年前から週刊誌記者として終末期の記事を書く機会を多くもち、現場でのナマの声を聞いてきた。すると、家で愛する人を看取った方々からは「家で死ぬことは簡単じゃない」という在宅死に関するネガティブな声が多く上がったのだ。また献身的に介護をしている家族を目にするたび、自分は誰かのためにここまでがんばれないという気持ちも起きた。

現実的に家で死ぬためには、心ある医療従事者や介護職のサポートが必須である。それなのに日本では、必ずしも誰でもそれに巡り会えるとはいえない。

しかも、実際に家で死ぬ人は15％程度と今も少ない。壁となる何かがあるのだ。

本書は、終末期に家と病院のどちらか一方を勧めるものではない。何かを勧めることは、現実から離れた理想論に陥りやすいからだ。それよりも、さまざまな立場の「本音」に迫った。良くも悪くも、〝現実〟を感じていただける内容になったのではないかと思う。

まず第1章では、患者本人だけでなく、家族の本音を取り上げる。家で死に向かう過程は、決して穏やかな日ばかりではない。家族も疲労困憊《こんぱい》だ。「家で死にたい」と、親や配偶者から言われたらどうするか、自分に置き換えて読み進めてほしい。章の終盤には医療従事者が関わった悲惨な例も取り上げている。さらに、「なぜ在宅死が増えないのか」をしろひげ在宅診療所の山中光茂院長にインタビューした。同診療所は開院4年目にして職員数120人、常時1000人以上の患者を抱えている。ここが急成長を遂げた理由、他の診療所とは何が違うのかを知ることで、在宅医療の現実が見えてくるはずだ。

第2章では今、現場では何が起きているのかをさまざまな角度から捉えた。認知症の母を介護する娘の本音とともに、介護の専門家であるケアマネジャー（介護支援専門員＊略称・ケアマネ）や訪問看護師、医師らは患者の家に訪れ、何をするのか。それは病院とはどう違い、患者や家族はどのような反応をするのか。ソーシャルディスタンスがうたわれる状況下、コロナ発生以降の今の現場にも踏み込んでレポートした。

そして第3章では、「家で死ぬ」ための実用的な情報を盛り込んだ。介護保険の仕組みから、訪問医、訪問看護師、ケアマネジャー、ホームヘルパーなど在宅を支える職種の説明、在宅介護やデイサービスなど通所系サービスの費用などまで説明する。在宅をテーマにした一般書籍であれば第3章が先頭にきてもおかしくないのだが、本書は読者に予備知識なしで現場を感じてもらってから各種の説明をしたいと思い、このような構成にした。第1章や第2章でも、その都度、業界用語については説明しているが、もしよくわからない箇所があれば第3章から拾い読みをしてほしい。この章では同時に、在宅医療を支える人たちの思いも取り上げたい。在宅に関わる職種は、単に「仕事」と割り切るだけでは乗り越えていけないハードさがある。彼らはなぜ在宅死のために尽力しているのか。その姿勢から見えてくるのは、家で死ぬことのメリットだろう。

そして最終の第4章では、「家で看取れてよかった」と語る家族である。

患者本人は「家で死ぬ」と決めていても、死を目前にするとその恐怖感や孤独感、加えて体の痛みによって、決意は揺れ動き、時に押しつぶされていくこともある。やはり多くの人にとって、死は怖い。そういう中で家にいることの何がよかったのか。誰が、何が、彼らの心を支えたのか。

妻を家で看取った料理人の道場六三郎さん、高齢化率34％の滋賀県永源寺地域で在宅看取りを支える花戸貴司医師へもインタビューした。


２０２５年には戦後ベビーブームで生まれた団塊世代が後期高齢者となり、死亡者数が急増すると見込まれている。２０２１年の日本の死者数は約１４５万人であるが、国立社会保障・人口問題研究所の推計によると、２０３０年頃には年間の死者数が１６０万人を超え、それが２０７０年頃まで続くと見通されている。多死社会の到来だ。

病院で死にたい、いやいや家で、などの個人の希望はさておき、現実的に「病院では死ねない時代」がやってくるともいわれる。あるいは突然死、事故死などでそんなことを考える間もなく、人生の幕が下りるかもしれない。

それでも、自分がどこで死ぬかを具体的にリアルに考えること、死というゴールを見つめることは、だから今をどう生きるのかにつながっていく。

本書は人が死に向かう過程を描きながら、患者が、その家族が、支える職業人たちが懸命に生きてきた記録でもある。

目次

第3章 「家で死ぬ」ために知っておきたいこと……139

第4章　家で看取れてよかった……179

本文ＤＴＰ／今井明子

第1章 在宅死を支えた家族の本音

高齢化社会で問題になっている老老介護。年老いた配偶者が死に向かう時、あなたは何ができるだろうか。そしてどこまで「してあげたい」と思うだろうか。

介護疲れで殺人に至るのもわかる

コロナ禍の2020年7月、護さんは自宅で亡くなった。享年83。護さんは75歳の時に「大腸がん」と診断され、その時点でステージ4、「余命3か月」という医師の見立てであった。しかし、それから7年7か月もの日々を生きた。最期は穏やかに旅立ったという。護さんは長い闘病生活のほとんどを自宅で過ごした。それを支えた同い年の妻・喜久江さんは、元気で前向きな人だ。今、84歳というが、60代といっても通るほど見た目が若い。私がそう言うと、「でも介護をきっかけに膝も腰も、全身がぼろぼろなのよ」とつぶやく。在宅の日々を振り返る——。

最初に気づいたのは、トイレの汚れ。便器に血のような色が残っていたんです。それも最初は鮮血だったのに、日が経つにつれ、どす黒い色になっている。でも主人に尋ねても、「痔だ」の一点張り。「痔の薬を買ってきて」と私に頼むんです。私も最初はわからないから、薬局で購入して渡すと、それを自分で塗ったりしていたみたい。でもトイレの汚れは一向に良くなりませんでした。

近所のかかりつけの診療所に相談しました。その先生は、主人と飲み仲間で気心が知れていた。主人は会社を定年退職してから健康診断を受けていないこと、普段から「俺は健康だ」と言い張っているから、ここ（診療所）に連れてくるのは難しいと思うと話しました。すると先生は「何とか言いくるめて、騙してでもいいから、ここに連れてきなさい」って。

だから家に帰ってから、私は主人にこう頼んだんです。「健康診断を受けたいんだけど、心細いから一緒についてきてくれないかしら」

しぶしぶ同行してくれることになりました。

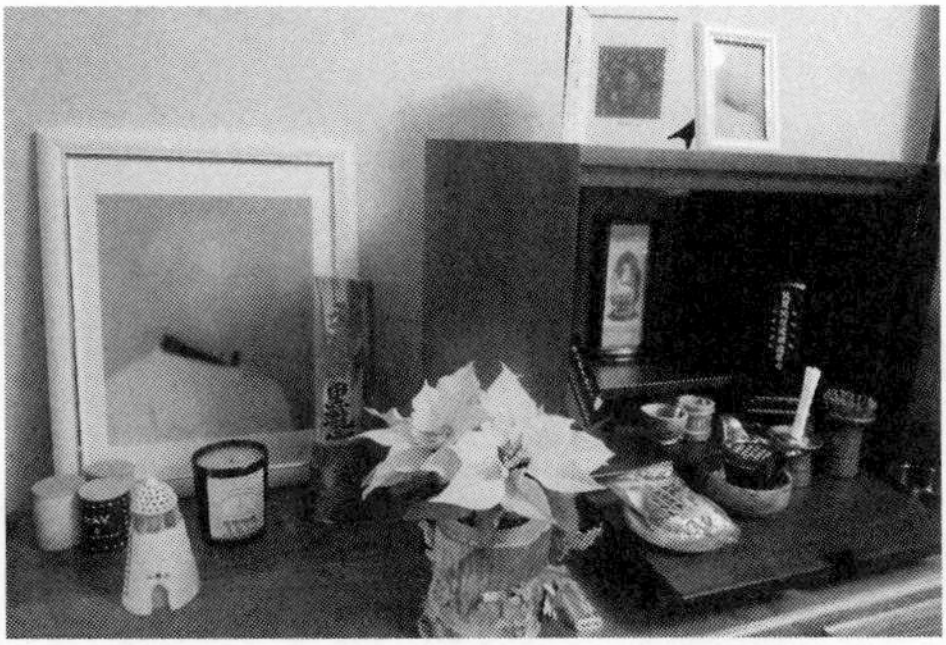

「余命３か月」の宣告から７年７か月も闘病した

診療所に着くと、先生と私で打ち合わせができていたので、すぐに看護師さんが主人を囲みました。

「あぁ、旦那さんも来たのか。ちょうどいい。奥さんは後にして、旦那さんを先に検査しましょう」

先生の言葉に主人は驚いた顔をして、「俺はなんでもないから大丈夫ですよ」と抵抗していました。でも先生はおおらかに「まあまあ」となだめつつ、検査の準備を進めていったんです。

護さんが検査を受けている間、喜久江さんは外の待合室にいた。

しばらくして呼ばれ、喜久江さんが診察室に入ると、テレビのような画面に大腸の写真がいくつも張り出されていたという。点々とした白いぽちぽちを見た時、大腸がんで逝った実兄のレントゲン写真を思い出し、喜久江さんは息を呑んだ。

先生は主人に向かって厳しい口調で言いました。

「これは大腸がん。即手術しないとダメだ」

主人はびっくりして、すぐさま言葉が出ないようでした。

「いや、今日は女房の付き添いで来て……」

そう答えるのがやっと。

「ついでに来て病気が見つかってよかったじゃない。命は一つしかないんだから。A病院とB病院、C病院の中でどこがいいかな。すぐに紹介しましょう」

どこも大学病院です。でも主人は「……1日か2日、考えてさせてください」って。先生は首を横に振りました。一刻の猶予もなかったんでしょう。だから私が「先生、A病院でお願いします」と申し出たんです。そこが自宅から一番近い病院でした。先生はその場で受話器をとり、A病院に連絡し、2日後に受診の予約をとってくれました。

「先生、(がんの診断は) 間違いではないんでしょうか」

主人がそう尋ねました。本人はどこも痛くないし、偶然受けた検査でがんが見つかったと思っているのですから、とても納得できないんでしょう。けれども先生は穏やかな口調で、主人の目を見て繰り返し言います。

「間違いなら間違いでいいですから、とにかく2日後にA病院に行ってくださいね」

診療所からの帰り道、主人は「ヤブ医者だ」とぶつぶつ言っていましたよ。

2日後の受診日の朝も、「俺は大丈夫だから行かない」って駄々をこねて。私は「先生が紹介してくださってご迷惑をかけてしまうから、とにかく行きましょう」と説得しました。

A病院でも大腸がんの診断は変わりません。夫はすぐに入院し、がんの切除手術を受けました。

手術後、切除した大腸を見せてもらいました。がん細胞が点々とあって……お医者さんからは「本人は元気そうに見えるけど、相当進んでいますよ」と説明がありました。もって3か月、と。そばで主人も聞いていました。「しょうがねえな、人はいつか死ぬんだから」と、案外冷静に見えました。病院に来るのはあんなに嫌がったのにね。

びっくりすることに、大腸切除の手術後、主人は痛いとか、つらいとか、ぜんぜんなかった。とても元気だったんです。そして入院して1か月を過ぎる頃、「家に帰る」と言い始めました。お医者さんも「大手術をして、これほど元気な患者さんははじめて」と驚くくらいの回復でした。入院する必要性がなくなってしまったので、家に連れて帰りましたよ。

主人は手術で「人工肛門」になってしまったので、自宅に戻ってからはそのケア（ストーマケア）が大変で。人工肛門は排ガスや排便を自分でコントロールできません。腹部に造られた人工肛門部に袋（パウチ）を貼り、そこにどんどん便がたまっていくんです。そしてたまったらパウチを交換。すっごく食べる人だから、食べている間にもパウチがどんどん膨らんでいくんです。交換のタイミングが難しくて、いつもパウチを見ていたような感じでした。しかも最初の頃はそれがうまく貼れなくて、何度も貼り直して……1枚1100円くらいするのですけどね。人工肛門にパウチの中央を合わせて、周りの皮膚にしっかり密着させないとダメで、1ミリでもずれるともれてしまう。水滴（便）が流れ出てしまうんです。専門職の方に家まで来てもらって指導してもらい、主人も時々病院で教えてもらって、だんだん覚えていきました。

自宅で過ごしながら、抗がん剤治療のため月に2回くらい病院に通いました。でも副作用らしいことは全くなくて、周囲から「この人が病人？」と何度も言われるほど。食欲も衰えなかったですし、抗がん剤治療も苦しまなかったから最後まで続けられました。ただ、どんなに食べてもだんだんと痩せてはいきましたね。

――余命3か月から、振り返れば7年7か月の闘病生活――その間にA病院に緊急的に入院したことが5回あった。最後の入院は、亡くなる前年、2019年11月のことだった。

突然高熱が出たんです。私が慌てて担当の先生に電話して状況を説明すると、「病院まで連れてきてもらえないか」と言われました。主人を抱えるようにしてタクシーに乗り込み、A病院に向かいました。彼の血圧は低下し、危険な状態で即入院。でも本人は病室に連れていかれながらも、「うちに帰りたい。帰る。大丈夫」とうわごとのように繰り返していたんですよ。

入院して1か月経って状態が落ち着くと、主人は再び「家に帰りたい」とはっきり訴えるようになりました。

11月の終わり、私がお見舞いにいくと、主人がいる個室に先生や婦長さんをはじめ看護師さんが10人近く勢揃いしていたんです。そして、

「もう最後かもしれませんから、おうちで看取ったらどうでしょうか」

と提案されました。主人も、「俺も死ぬなら家で死にたい」と言うんです。でも私は自信がありませんでした。だから「できません」と答えました。主人のことはもちろん大切です。けれども私が倒れたらアウトでしょう。ずっと健康に生きてきたのに、この頃は腰や背中が痛くて……。電動ベッドですからスイッチ一つでベッドを動かして体を起こせるのに、主人は私に「起こして」と言うんです。向かい合って両脇に手を入れて起こすのですが、素人で

起こし方が下手だから、すっかり体の節々が痛くなってしまった。夜は主人は1階、私は2階に寝るのですが、しょっちゅう私の携帯に電話がかかってくるんですよ。呼ばれるので、下に降りていって「何？」と言うと「テレビつけて」とか些細な用件ばかり。寂しかったのでしょうが、私は睡眠不足になりました。幸い、私と主人の貯金がありましたし、このまま個室に入院していてほしいと思ったんです。だって何か高熱や呼吸困難のような緊急事態が起きるたびに病院に連れてくるのも大変ですし、そういった時の対処法をうかがっていても、よく理解できないんです。だからもうなんと言われようと、家で看るのは無理、と思いました。

すると、そばにいた娘（40代）が「かわいそうじゃない。こんなに家に帰りたいと言っているのに」と、私に向かって言ったんです。

実は護さんは50代で前妻を亡くし、60歳の定年間近に喜久江さんと出会った。喜久江さんはその十数年前に離婚し、飲食店を4店舗経営しながら一人で生きてきた。忙しく働いていたが、年を取って体が動かなくなった時に一人じゃ寂しいかな……と思い始めた頃、友人から護さんを紹介されたという。「でも、タイプではなかった」と、喜久江さん。た

だ、自宅に遊びに行った際にレトルトごはんやカップラーメンが山となっている台所を見て、「かわいそうになってしまった。私はそういうのに弱いのよ」と肩をすくめた。当時、護さんの子どもたちは海外で働いていたが、喜久江さんと再婚した年に娘が帰国。以来24年間も、護さん、喜久江さん、娘の三人暮らしの生活だった。

――

血のつながりはなかったけれど、家族だと思ってきました。だから私も負けずに言い返しました。

「それならあなたは、仕事を休めるの？　いつも出張になると10日から半月も留守にするのに……。仕事を休んで一緒に介護をしてくれるなら家に連れて帰ってもいいわよ」

「仕事は休めない。出張もやめることはできない。それなら私がデイサービスのような預かってくれる施設を探します。私がいない間はパパをそこに預ければいいんでしょ」

「病人をそんなに簡単に動かせるわけないでしょう。それに、いくら人を使っても無理よ」

ホームヘルパーさん？　なかなかお願いできませんでした。だって主人が要介護にずっと認定されなかったんです。がん末期で人工肛門でもあるのに、認定を受けるための調査で「聞こえてますか」「今日は何日ですか」という質問が嫌だったみたい。

「人を馬鹿にしやがって。俺は病気じゃねえ！」って怒鳴ってしまうの。「馬鹿にしているわけではなく、仕事だから聞いているのよ」と説明してもダメ。それで数年経って主治医の先生から「介護認定、受けていますよね？」と尋ねられて「まだ受けていません」と事情を話すと、先生が驚いて……。区のほうに認定がおりるように主治医の先生が手紙を書いてくれました。それでようやく。ただ基本的には私じゃなきゃダメなのよね。我が子もいるのに、すぐ私を呼ぶんです。病院からも〝24時間のお手伝いさん〟を提案されたけれど、主人の性格からしてそういう人に頼まないのはわかった。だから病院にお願いしたかったんです。

でも、担当医は「奥さん、隣の部屋で話しましょう」と、場所を移動して私と二人きりになるなり、こう言ったんです。

「ご主人は今までよくがんばってきました。ですが、さまざまな検査から判断し、もう長く生存できる可能性はありません。ご本人は『家に帰りたい』と泣きながら私に言いました。どうかお正月を家で迎えさせてあげてくれませんか。もうお正月までさえ、もつかわからない状態ですが……」

担当の先生は「何かの時は相談にのりますから」とも言いました。でも心の中では「無責任」だと思いました。だって家で実際に看るのは私なんですよ。

だから私ももう一度訴えました。

「でも先生、私もこれまでの介護で精神的にも肉体的にも限界なんです。腰も痛い背中も痛い、夜中に主人に何度も呼ばれるから睡眠不足。娘は仕事優先で手伝ってくれません。主人のことはもちろん大切ですが、私が倒れたらアウトなんです。もう無理です。何と言われようと無理なんです」


それでも担当医は繰り返し説得を続けた。しばらくして看護師らも部屋に入ってきて「大変なのはわかります。けれども奥さんならできるわよ。連れて帰ってあげてよ」と頼まれた。

（自分さえ我慢すれば……）

ついに喜久江さんは根負けする。

「わかりました。引き取ります」

その瞬間、部屋にいた全員が拍手をしたという。夫のほうにいき、職員が「旦那さん、良かったわね。家に帰れるわよ」と報告する。その時だった。夫が妻に向かって「ありがとうね」と言ったのだ。結婚して24年、夫からはじめて言われた「ありがとう」だった。

封建的な人ですから、便まみれのストーマを交換しても「悪いな」とは言っても、「ありがとう」や「ごめんね」は言いません。その時はよほどうれしかったのでしょう。「ありがとうね」と言われて、私は「しょうがないわね」と答えました。

２日後の２０１９年12月はじめに、主人は自宅に戻りました。そして無事、最後となる年末年始を家で過ごせましたよ。主人と私、娘の３人で病人用のおせちを食べました。

そこから２０２０年の夏に亡くなるまでのおよそ半年間は、壮絶な介護の日々でした。

通常のごはんづくり、洗濯などの家事に加えて、夫の食事の介助や体拭き。ストーマ交換の手伝いや、ストーマから水分が漏れて周囲が汚れれば、パジャマを着替えさせる。夜間だってストーマの交換が必要になる時もある。オムツ交換もあります。もう自分の時間なんてないです。娘も亡くなる３か月前から手伝ってくれるようになったものの、それでも仕事を忙しくしていて、私と主人、ほぼ二人きりの生活で朝から晩までマンツーマンで。介護の方にお願いして、自転車で買い物に出かける。２時間経たずに戻っても、主人から「遅いなあ！　どこ行ってきたんだよ。なんで早く帰ってこないんだよ！」と怒られる。家の中には訪問医や訪問看護師の方、ヘルパーさん、お手伝いさんなどいろんな方が出入りして、自分の家であって家でないような感じでした。安らげる時間も場所もなく、ただただ疲れる日々でした。トイレに連れていってあげようとして、フローリングで二人して転び、介護の方に緊急で我が家に駆けつけてもらうこともありました。

よく介護疲れで殺人事件が起きたりするでしょう。ああいう気持ち、よくわかるんです。患者も介護者もとにかく余裕がない。よく本やドラマではかっこよく描かれていますが、「看取る」ことがどれほど大変か……特に家族の人数が少なくて、二人とも高齢で。だって私は80歳を超えているんですよ。

亡くなる1か月前は認知症のような症状もありました。ごはんを食べたばかりなのに、「食っていない」と言う。訪問の先生に相談すると、「もう日にちの問題なので好きなように食べさせてあげてください」と言われました。

様子がおかしいと思えば、時折しっかりして、「明日、太陽が見られるかな」と弱気な声でつぶやくんです。私が「やっぱり生きていたいのね？」と聞くと、主人は「生きていたい」とはっきり答えました。

——最後の会話は、死の3日前のことだった。

　喜久江さんが身の回りの世話をしていると、護さんから突然「手をにぎっていい？」と尋ねられた。

「どうしたのよ。この年になって……」と喜久江さんが苦笑いしながら、「いいわよ」と両手を差し出す。護さんはその手をぎゅっと握りながら「悪いな、悪いな、こんなに迷惑かけて悪いな」と口にした。

「夫婦だから、別にいいのよ」


　でも最後の数日は私の心身が限界に達していました。寝床から起き上がれなくなってしまったんです。そのため、24時間の介護サポートをお願いしました。夜10時から朝7時までのサポートは1日2万円以上かかるので、それまで夜間は頼まなかったのですが、もう誰かの手を借りなければ日常生活を送ることが不可能な状態でした。

　7月のある日の明け方、2階で寝ていたら、部屋のドアをトントンとノックする音がしました。「どうぞ」と言うと、数日前からお願いしていた介護サポートの人がそこにいました。

「旦那さん、今、息を引き取りました」

「えっ……」

私は一瞬言葉が出ませんでしたが、その方から「眠るように亡くなりました」と告げられて、安堵しました。

後になればあっという間といえますが、渦中にいた頃の7年7か月は長かった。一日一日が良くなっていけば楽しみがあるからいいけれど、看取りは命がどんどん縮まっていくから。それを見るのはつらかった。ただね、本人がどうしても家に帰りたいと言って、自分のおうちで命尽きたのは良かったことだったと思えるようになりました。

同じように大腸がんだった兄は最期まで苦しみ、私がお見舞いに行くと、「死にたい、命を絶ちたい」と言っていました。兄嫁はその姿を見るのが耐えられなかったようで、「がんばるのよ」と私が言うと、「助かるものならいいけれど、もうダメなんだから勇気づけるなんてしないでください。がんばりすぎてかわいそうなんです」と叱られました。それに比べて主人は痛がったり苦しんだりすることがありませんでした。

ただ一つだけ、毎朝「どこか痛い?」と聞くと、人工肛門の「貼るところが痛い」って。7年間同じところにパウチを貼っているからただれてしまって……クリームをつけるとパウチがずれてしまうし、クリームを塗ってパウダーをはたいて、ケアしていました。

なんだか看病のために再婚したみたいだけれど、縁があったのだからしょうがないわね。

それにね、葬儀の時、住職さんが「看病や死後に送ってほしいのは子どもたちではない。長年連れ添った奥様ですよ」と言ってくれて、この一言で私のつらかった心の中が明るくなったんです。

家族の人数が少なく、まして前妻の娘との同居だったため、皆で協力するという体制が作りづらかった面があったかもしれない。

「今、寂しいですか?」と私が尋ねると、

「そうね。うるさい人ほど静かになって寂しいかもしれない」と喜久江さんが少し笑った。

「寂しいけど、看病がなくなって肉体的なつらさが和らぎ、自由に使える時間が生まれて、やっと自分のことを考える余裕ができたの。これからは自分の頭がボケないようにデイサービスに行ったり、ジムに行って体を鍛えなきゃ。英会話の勉強もしたいのよ」

喜久江さんは、そう凜《りん》と話した。〝闘った人〟の顔だと感じた。

笑顔より苦しんだ顔ばかりが浮かぶ

終末期を病院で過ごそうとしたのに追い出され、サポート者に恵まれず、〝通い〟で母親を家で看取った人もいる。

2016年秋、鈴子さんは白血病を患っていることがわかり、翌17年3月10日、白血病という病名も余命も知らされないまま自宅で亡くなった。84歳だった。

鈴子さんの娘で、葬儀業を営む小平知賀子さんはほぼ毎日のように実家に通って身の回りのケアを行った。「家で過ごした日々は、良いことも悪いことも強く記憶に残っている」と話す。

死に向かう過程は壮絶で、家族にとって悲しい姿を目にすることもある。あなたは大切な人を看取る時、〝徐々に衰えていくその姿〟を受け止められるだろうか。

母は、お風呂で体を洗ってあげるたびに、背中が小さくなり、足の筋肉は一気に衰えてみるみる細くなっていきました。白血病のため内出血した大きなアザがところどころにあって、痛々しかったです。

何より死を前にし、母には恐怖、苦しみ、心の葛藤があったようでした。それが見ていて一番つらいことでした。

痛みを緩和するため、少量のモルヒネ（麻薬性鎮痛薬）を処方してもらっていたのですが、亡くなる1か月前から時折、せん妄（認知機能の障害）が起こりました。

「お母さん、お母さん」「お兄ちゃん」「あなた、あなた」

眠りながら、すでに亡くなっている人たちを母は大きな声で呼び、ドタンバタンと動いているんです。

かと思えば、急に意識が戻って「なんだかすっごく眠れるんだよね」と、私に話しかけてきました。

亡くなる10日前のこと。私がいつものように部屋を訪ねると、母がうっすら目を開けて、

「知賀か」と聞いてきました。

「そうだよ」

「お母さん、がんばったけどもう無理だ」

私はそんな母に「がんばれ」とは言えず、「大丈夫よ」と繰り返すしかありませんでした。そして母の体は亡くなる1週間前くらいから、どんどん冷たくなっていったんです。手でさすってもちっとも温かくなりません。布団の中に湯たんぽを入れて温めてあげようとすると、顔だけが火照ってしまうんです。体温は正常ですし、本人は「暑い」というそぶりで布団をはいでしまう。けれども日を追うごとに体がまるで氷のように感じられました。生きている人の体ではないみたいで。

死の6日前には突然、母がしみじみお礼を言ったのです。

「人間、誰もが死ぬ。お前には本当に世話になったなぁ。あの世に行ったらきっちりお返しをするからね」

病名も余命も知らない母が死を受け入れている、と感じました。

その翌日から母の意識は低下し、普通に会話をすることが難しくなったのです。

当時のことを思い出しながら知賀子さんが涙をぬぐう。

鈴子さんには、長女、そして次女の知賀子さん、弟（長男）の3人の子どもがいる。夫はおよそ30年前に心疾患で亡くなっている。

夫の生前に、二世帯住宅に建て替えられた家。やがてそこに長男夫婦が住むようになる。1階が鈴子さん、2階が長男夫婦の住まいとして、この20年間暮らしてきた。

病気が見つかってから亡くなるまで、およそ5か月間の闘病。訪問医も訪問看護師も頼りにならなかったと、知賀子さんは憤る。母と同居している長男夫婦もよほど助けを求めなければこちらに手を貸さなかったという。

そもそも、なぜ家で看取ることを決断したのだろうか。

２０１６年10月のある日、母は手がしびれて、自分で「脳梗塞」を疑い、かかりつけの病院に行ったんです。そこから近所の大きな病院にまわされて１週間の検査入院をしました。退院後、脳梗塞というより脊髄に問題がありそうだとなり、今度は大学病院の受診を勧められたのです。

そして11月の初めに白血病と診断され、医師から「１週間ももたないと思うから」と、緊急入院。この時、家族はもしかするともう自宅に戻れないかも、と思いました。それが２週間の入院を経ると、一旦容体が落ち着いて、退院が可能になったのです。でも退院直後から下痢がひどくなり、12月中旬に再入院。再入院の際、母が抗がん剤の副作用を訴えていたこともあり、担当医から「早く退院して家で看取ってほしい」というニュアンスのことを言われました。

「体制が整っていません。いきなりそんなことを言われて、家で看取れると思いますか」

私が担当医に詰め寄ると、医師は黙って顔を背けました。

その後、表立って「退院」を求められることはなかったものの、病院側と意思疎通がとれなくなって。退院を求めた医師はあとから病院の副院長であることがわかり、私が病院に行った際に挨拶をしてもあからさまに無視されるようになりました。完全看護なのに母の分の料理だけ出されなかったことも……。指摘すると、「あら一つ残っていておかしいと思ったのよ～」という具合です。母は耳は遠かったですが、ボケているわけではありません。次第に「この病院はいやだ」と言うようになりました。

「年末年始は家で過ごしたい」という母の希望もあり、２０１６年12月下旬に退院し、無事年越しはできたものの、年明けにインフルエンザを発症して緊急入院。しばらくして退院したものの、今度はふとしたきっかけから鼻血が止まらなくなりました。病院を受診させようとすると、母が拒み、病院側も「来るな」という態度。ですが病状が進んだ白血病の患者を診てくれる病院がほかにありません。

「もう家で看るしかないだろう」

２０１７年1月末、弟がそう決断したため、私も、姉もそれに従いました。


子どもが複数人いると、誰が親の死にまつわる決定権をもつのかが問題になる。鈴子さんの一家では、知賀子さんの弟が主導権を握っていた。〝長男〟であり、鈴子さんと同居していたことが大きいのだろう。

また鈴子さんには白血病とは言わず「血液の病気」とだけ告げていた。余命わずかであることも知らせなかったそうだ。

これも、知賀子さんの弟の強い希望だった。

彼が主導して「在宅看取り」を決断。問題は「訪問医探し」と「看護の割り振り」だった。


その頃、弟の同級生の身内が、実家近くの場所で訪問医をしていることを知りました。「白血病患者でも大丈夫ですか」と問い合わせると了承を得られたため、何度か入院していた病院からの引き継ぎをお願いしました。続いて看護の分担は、３人でシフトを組みました。

仕事が多忙な長男夫婦は週末、自営業の私は週3～4日、パート勤務や子どもの世話がある姉が残りの日を担当。でも私は、母の不安を感じとったことと、また長男の妻の負担を軽減したいという思いから、シフト以外の日もしばしば母のもとを訪れました。

実は在宅看取りを決断した1月末から母が亡くなるまでのおよそ1か月半、記憶が飛んでしまっているんです。

「24時間いつでもお電話ください、いつでも来ます」と言っていた訪問医が夜間に来ることは一度もなくて、訪問医と一緒にやってきた看護師も医師のそばに立って見ているだけ。弟や姉との看護に対する考えに違いがあり、身内の気持ちもうまく一つにまとまりませんでした。加えて母本人に病名、病状は知らされない。もちろん本人も嫌がる病院に戻ることはできないし、いつ亡くなるかわからない白血病患者を受け入れてくれる病院もない。

別に契約をしていた訪問看護師の方は寄り添ってくれましたが、基本となる訪問医と看護師の言うことは日々ころころ変わるんです。もう誰を信じていいのかもわかりませんでした。緩和ケアを家族に丸投げされ、母は苦しんで、体も心も変わっていく。何もできない自分が情けなく、途方にくれる日々でした。

――手探りの中で、知賀子さんはこれまで育ててくれた母に対する「恩返し」のつもりで、がんばった。最後の1か月は驚くほど母と触れ合った。

長男夫婦は自分たちが認めた食品でなければ母に与えません。医師がダメといえばダメなんです。でも死を間近にした母に、どうしてそんな制限をするのでしょう。私は時折目を覚ます母に、望む食品をこっそり与えました。自分の指に蜂蜜をつけて吸わせたり、死の4日前は甘酒を飲ませたり。母はおいしいって言っていました。亡くなる数日前には「みかんが食べたい」と言うので用意しようとしたら、弟（長男）が訪ねて来てまたダメと。でも翌日に黙って持っていって、みかんをちぎって、母の開いた口にその水分を少しだけふくませました。糖分だからか、母の意識が少しだけしっかりしたようでした。でも、次の瞬間にはせん妄がひどくなって、痛がって、私は添い寝して母の体をさすり続けて。

特に最後の1週間は、毎日母の手をとってさすり、足のマッサージを欠かさず、背中をさすって、同じ部屋にいる時は常に母の体に手をあてていました。母を抱きしめ、抱きしめられる日々でした。その時、突然、私の胸に感謝が湧き出してきて……。

「お母さん、ありがとう、ありがとう」

そう叫びました。

娘として日々を過ごさせてもらったこと、人はこう終わっていくんだよ、と目の前で教えてもらったこと。母はふんふんとうなずいていました。

最後の日となる、2017年3月10日。私は「夕方には行く」と約束していました。しかし嫌な予感がして、仕事を放り出して早めに実家に向かっていたところ、連絡をうけたんです。実家に

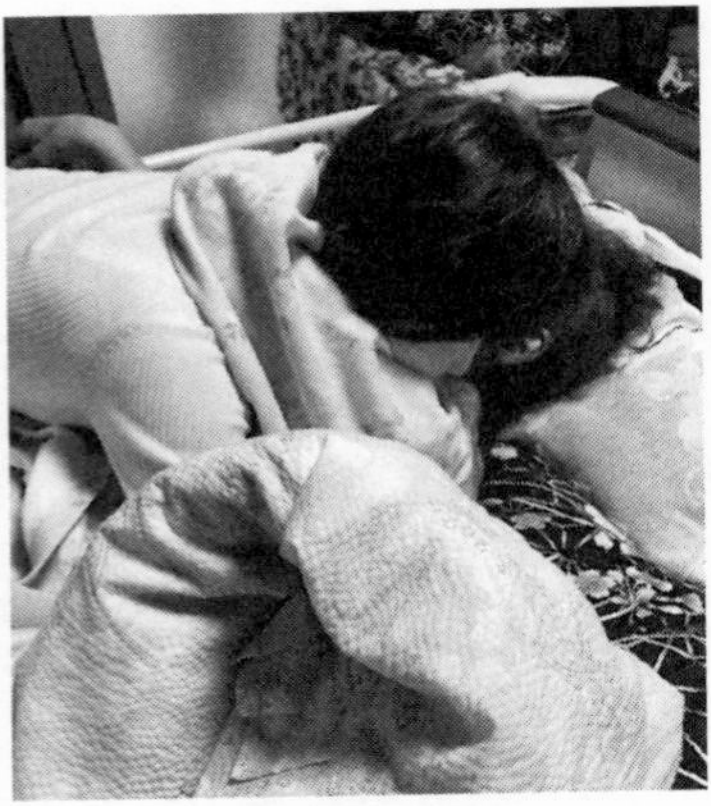

最後の1か月は驚くほど触れ合った

着いた時には穏やかな死に顔の母がいました。

不思議と、亡くなった後のほうが母の手が温かかったんです。その日はしばらく温かかったですね。

在宅で看取って良かったなと思うことは、母が「自分がいたいと思う場所」にいられて、終われたということです。病院の個室より、家の人の生活音があって、変わらない日常の中で寝ていられる。思うように体が動かなくても、それはよかったことだと感じます。

でも、病気を、寿命を、知らせてあげたかった。あとわずかな命だときちんと教えてあげて、そしたらもっと伝えたいこともあったかもしれないと思うんです。

「輸血」という処置にも、迷いがありました。白血病は正常な血液細胞が減少していくので、輸血をすれば、母は「ラクになった」と言います。でもそれは足りないものを入れる対症療法であって、輸血によって病が治ることはないでしょう。医療の現場では血液不足も指摘されています。治る見込みのない高齢の白血病患者である母に、輸血治療を行い続けるのは「延命」にあたるのではないかと悩みました。本当のことを説明して、母の考えを聞きたい。けれども、母が重視した「長男の考え」を優先し、長男、つまり弟の意向に従うしかありませんでした。母はさまざまな事案について「長男である弟に任せたい」と常日頃から言っていました。私も姉（長女）も黙るしかありません。

けれど一方で、母は内心こういうケアをしてほしいだろう、というのが娘の私にはわかる。だから母も、身の回りのことは、長男夫婦より私に頼ってくる。在宅の進め方としては後悔ばかりですが、それも母が生前に長男長男とかわいがってきたから仕方ないって、自分に言い聞かせているんです。

病院の変更も、訪問医の交代も、長男に許可してもらえないため叶わなかった。実は訪問医は、白血病患者を一度も診たことがない、老衰や認知症の患者の看取りばかりやってきた医者だったのだ。それを知ったのは母の死後だった。知賀子さんが改めて言う。

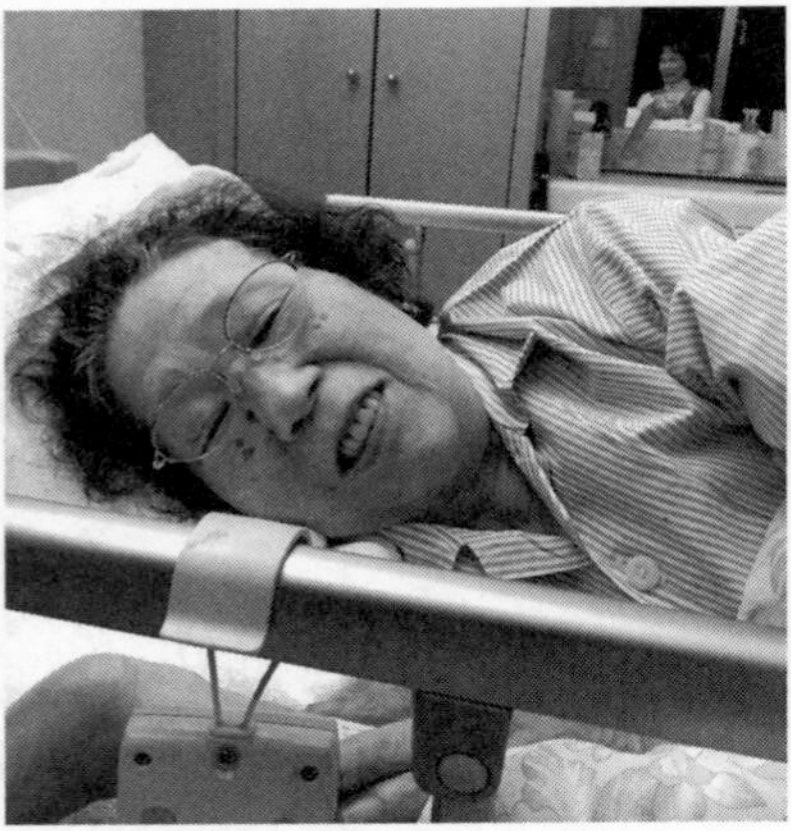
白血病が判明して緊急入院した時。娘・知賀子さんと思い出話をしている

自宅で白血病の緩和ができず、母をラクにさせてあげられませんでした。それでも母にとっては自分が望んだ場所だからよかったんだと思いますが、私にとっては5年経った今も、母の笑顔より苦しんだ顔ばかりが浮かぶんです。病院で看取った人と、自宅で看取った人の違いは「真の苦しみ」を見ているかどうかの差ではないかと思います。

母を看取った後、自分の死がぐんと近寄ってきました。

父をはじめ身内では突然死の人が多かったですから、苦しむ顔も見ていないですし、単に長い間、会っていないだけという感覚になってしまいそうになるんです。それが母を家で看取ったことで、死ぬってこういうことなんだって母に教えられた気がします。

娘が希望したから家で看取ったけれど……

親が子どもを看病するケースは端で聞いていても痛ましい。

２０１４年10月７日、松本千鶴子さんは17年におよぶ闘病生活を経て、自宅で亡くなった。44歳だった。

千鶴子さんは27歳の時に、「膠原病《こうげんびょう》」と診断された。

盲腸の手術後に、顔がすごく腫れたのだという。医師は「おたふく」を疑い、入院中に検査したがわからない。退院してからさまざまな検査を受け、そこでようやく診断を受けたのだった。膠原病は、病原体などから体を守る〝免疫システムの誤作動〟により、自分の体を攻撃してしまう病気。関節リウマチをはじめさまざまな病気が膠原病には含まれるが、千鶴子さんは「難病」と指定される病だった。治療にはステロイドを中心とした免疫を抑える薬が用いられる。

その3年前に結婚していた千鶴子さんの夫に、母親である桜井けい子さんは娘の病名を告げた。

そして「こちら（実家）で引き取ります」と伝えると、夫は「ぼくが一生面倒みます」ときっぱりした口調で応えたという。実家から徒歩15分ほどの場所に、千鶴子さんと夫は居をかまえた。

周囲の心配をよそに、その後も千鶴子さんは変わらない日常を送っていた。一人で旅行にも出かけていた。娘の元気な姿に、母親のけい子さんはその診断が嘘じゃないかと思うほどだったという。しかし、それから5、6年が経過して千鶴子さんが30代半ばになった頃、病状悪化の契機となることが起きる。けい子さんが語ってくれた。


ある日、千鶴子が飼い始めたばかりの猫に嚙まれてしまったんです。1日経たないうちにその傷口がみるみる膨れ上がって。慌てて病院に駆け込みました。病院に着くと同時に娘の容体は急激に悪化し、「敗血症」を発症しました。先生から「99・9％助からない。覚悟してください」と言われたんです。

次々にたくさんの薬が投与されました。

その結果、奇跡的に一命をとりとめたのですが、先生の表情は暗かった。「助かると思いませんでした」と、複雑な表情をするんです。

「どの薬が効いたかわからないほど薬を使ってしまいました。正直に言って5年生存率は50％でしょう」

その「5年」という期間を本人がずっと気にしていたんです。実際に5年経つ頃の40歳近くになると、だんだん容体が悪くなっていきました。

そして先生がこう言ったんです。「これからは2年スパンで考えましょう」と。娘は余命宣告と捉えました。そこからさらに坂道を転がるように悪化していったのです。日中は私が娘宅に通い続けるという、介護生活に突入しました。

「昨日までできたことができない」と娘はよく泣いていました。普通に歩いていたのが杖をつくようになり、車椅子になって、やがてベッドに横たわるように……。日によって精神状態も変わりました。

「私の介護のせいで時間がなくなってごめんね」「こき使ってごめんね」と謝ることもあれば、「どうして70歳になるあなたが健康で、40歳の私はこうなの！」と叫ぶこともありました。

娘は具合が悪くなるたびに入院していましたが、亡くなる1年前は「病院はいやだ」と、自宅にいるようになりました。

訪問医は来ていません。訪問看護師さんやケアマネさんが時々うちに来ましたが、娘は他人に触られることに抵抗がありました。また私自身も70代で、自分が動けるものだから娘を他人任せにしたくない気持ちもありました。娘の具合が悪い時だけ、ずっとかかっていた病院の外来に私が行って、薬をもらって帰るという繰り返しでしたね。

でもある時、私は自転車の事故で骨折してしまったんです。病院の先生から「手術をしなければダメ」と言われたのですが、「娘の介護があるから」と一旦はギプスで家に帰りました。ところが痛くて動けません。すると夫が「俺が1か月間、千鶴子を看るから」と言ってくれ、それで入院して手術を受けました。入院中に一度、娘がお見舞いに来てくれて、泣きながら「大福を食べよう」と言ってくれたことがありました。でも、その4、5日後に娘から電話がかかってきて、「怖い、怖い、もう何も考えられない。頭がおかしくなっていく」と泣くんです。「ごめんね、ごめんね。早く帰るからね」と私は答えました。当時のことを夫は「父親として1か月でも看病できてよかった」と言うのですが、それまでなんでもお母さん、お母さんだったから、私の入院が娘の死期を早めてしまったんじゃないかと今でも思うんです。それは亡くなる1か月前くらいのことですね。

私が退院すると、娘は簡単な質問にはイエス、ノーで答えるものの正常な会話ができない状態になっていました。痛みや苦しさを取るために大量にモルヒネを使ったせいではないかと思います。


死が近くなって医療用麻薬を使うと、薬によって意識レベルが低下したと思われやすいが、実際は病気の進行に伴う体の変化である可能性が高い。「適正に使用すれば、医療用麻薬が命を短くすることはない」と、終末期患者を診る多くの医師が断言する。


2014年10月6日、あとから振り返ると亡くなる前日だったのですが、その時はまさか死が近いとは思っていませんでした。気づかなかった。ただ、娘が毎日のように食べていたプチトマトさえ口にしなくなっていったんです。私はちょうどやってきた訪問看護師さんに尋ねました。

「食欲もないし、寝ている時間も多いし、様子がおかしい。あとどれくらいなの？」

「いつ言おうかと思っていました。もう1か月以内だと思います」

「えっ……」
私はそれ以上言葉が出ませんでした。なんでもっと早く言ってくれなかったんだろうと、内心怒りに震えました。そんなに死が迫っているとは思わなかったんです。勤務中だと思いましたが、娘の旦那さんにもすぐ電話をしました。彼も驚いて、「うそでしょ」と。私は「これからは一人きりにさせないようにしよう。あなたが仕事が終わるまで、私が千鶴子の家にいるから」と話しました。

翌日の10月7日。私がいつものように娘の家を訪ねると、娘は40度の熱がありました。「お熱があるから病院に行こうか」と呼びかけると、娘は「いや……」とかすれた声で言う。一言、二言つぶやくと、ふーっと寝てしまう。その繰り返しでした。私は何だか胸騒ぎがして、その日は一歩も外に出られなかったんです。夕方、訪問看護師さんが来て、危ない状態だと感じたのか、帰り際に「お母さん、何かあっても救急車を呼んじゃダメよ」と。

私はいつものように、看護師さんに「ありがとうございました」と頭を下げ、その後ふと娘の顔を見たら、娘は口をゆがめて、途端に口から真っ黒な大量の血があふれました。看護師さんがタオルで血をおさえ、ぬぐいながら、「ご主人呼んで！　お父さん呼んで！」と叫びました。私はすぐ千鶴子の旦那さん、父親、それから息子（千鶴子さんの弟）に連絡を入れました。

信じがたいことだが、その時、訪問看護師はひととおりの片付けを終えると、「18時から会議があるので」と、そそくさと帰ってしまったという。

30分かからないうちに娘の父親が駆けつけました。「ちづこ」と呼びかけると、娘は目をぱっちり開けて何も言わずに父親を見つめました。父親としっかり目を合わせると、再びひゅーっと眠りに落ちてしまうんです。それから10分ほど経つと娘の夫も帰ってきて、枕元で「ちいっ」と話しかけました。娘はもう一度大きな目を開け、しばらく二人は無言で見つめ合い、また娘は目をつぶりました。

その後に息子も訪れ、「お姉っ」と声をかけると、なんとか目を開けようとする反応を示しました。全員が到着すると脈が乱れ始め、私は訪問看護師さんに電話したんです。すると「呼吸が止まってから電話してください。今行ってもやることがありませんから」と。私はどうしたらいいかわかりません。「じゃあ救急車を呼びます」と言うと、今度は「すぐ行きます」と。でも駆けつけて玄関を開けるなり「葬儀屋さん、決まっていますか？」と言うんです。途切れながらも、娘の脈がまだある段階の時に……。
それから1時間もしないうち、娘の脈は完全に途絶えました。

―― 死後、千鶴子さんの家には写真がほとんど残っていなかった。

すべて生前に自分で処分してしまったようなんです。娘は「何も残したくない。自分の生きた証を残したくない」と、よく言っていました。あの時は思うようにならない体への苛立ちからそう言っていると思っていたのですが、今思えば「死」を覚悟していたんでしょう。自分の写真を処分し、葬儀の方法を夫に話し、飼い猫は父親の許可を得て実家に託していました。身の回りをきれいにして、死の1年前から私たちに「がんばったよね。もういいよね。いいって言って」と何度も口にしていたんです。
それに対して「いいよ」なんて、母親の私には言えません。でも苦しむ娘に「がんばれ」とも言えませんでした。なんて言えばいいのかわかりませんでした。バカみたいですよね。当時は娘に治ってほしかったから、あの子が死に向かうことを受け入れられませんでした。だから遺言ともいえる言葉をしっかり聞いてあげられなかった。次々に新薬を試し、次の薬は合うかもしれない、寝て起きたら元気になっているかもしれないと、最後まで娘が死ぬことを受け入れられなかったし、希望を捨てたくなかったんです。

また、余命２年と宣告された頃、娘は「要介護２」の判定でした。それなのに「若いから」という理由で介護サービスをしばらく使えなかったんです。保健所や介護センターに何度足を運んでも変わりません。最後は、厚生労働省にまで直接連絡しました。

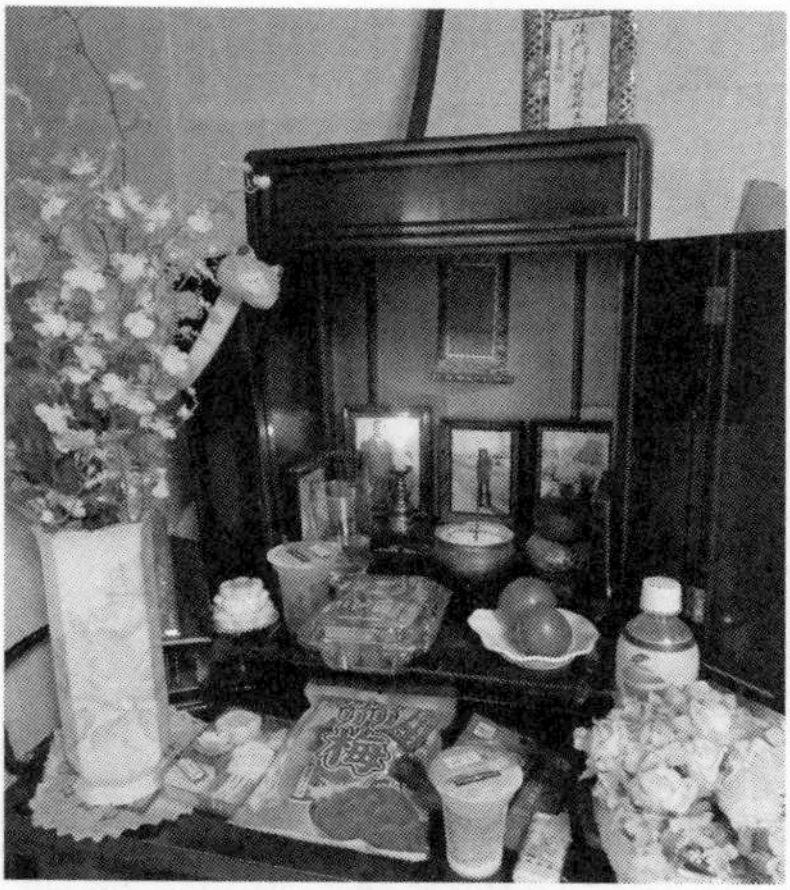

44歳で亡くなった千鶴子さん。生前に本人が処分してしまったため、写真はほとんど残っていないという

そんなこと、有り得ないと思うでしょう。でもそうなんです。高齢者のための「介護保険」なんだなと思いました。介護サービスは基本、お年寄りが対象。法律がどうであれ、実態はそうなんです。

私だってできるなら、娘を気持ちよく家で看取りたかった。でも若く、しかも病気の人にはハードルが高い。

病気には痛みや苦しみがあります。そんな病気の人を家で看るのは本当に大変です。専門知識がない中で、どうやって家で最期まで看ればよかったんでしょう。訪問看護師さんなり、先生なりが「状態が悪くなった時はこう、こういう時はこうしてくださいね」と手当てや対処法を教えてくれたら、ここに電話したらいいと言ってくれたら、違ったでしょう。お医者さんは立ち会えず、訪問看護師さんもすぐ来れない。そういった状況で死の間際に娘が血を吐いたり、いろんなことがあったら素人はどう対処したらいいかわからないですよ。娘が希望したから最期は自宅で看取りました。でも、本人も家族も救われない。娘が苦しそうで……何をどうしていいかわかりませんでした。後悔することのほうが多かったと思います。

けい子さんは頬にこぼれ落ちる涙をハンカチでおさえる。

千鶴子さんが亡くなって8年。現在50代前半の夫は再婚せず、千鶴子さんと暮らしていた家に一人住まい。

しかし2021年のはじめ、千鶴子さんの夫は長年休まず勤めてきた会社を無断欠勤した。心配した会社は、唯一の連絡先で義母にあたるけい子さんに連絡した。けい子さんが携帯に連絡しても、やはり彼は電話に出ない。そこで救急隊とともに彼の家に踏み込むと、なんと室内で千鶴子さんの夫は倒れていた。すでに意識が朦朧《もうろう》としている状態で、のちに脳梗塞と診断されたのだった。二度の手術を経て、同年秋に彼は退院。22年秋、ようやく仕事に復帰できるまで回復した。その1年8か月間、介護の中心は義母のけい子さんだった。千鶴子さんの夫は当初正常に話せないほど記憶が飛んでいるうえ、けい子さんが血縁関係ではないため、銀行の手続きなど大変な労力を費やしたという。

「でもね、」とけい子さんが言う。

「娘の介護を経験したからこそ、彼に対する医療スタッフやケアマネなどの看護の良さがわかりますし、必要なことは聞かなければいけないことも今ならわかります。千鶴子が彼を助けてほしいと、私に言ったような気がするんです。だから私も一生懸命やりました。娘は『がんばったね』と言ってくれるかな……」

最後は涙声だった。そばで千鶴子さんが飼っていた猫がニャーニャーと鳴く。娘に対しての介護は後悔することばかり、満足していないと繰り返す。

そんなことないです、親としてできる精一杯以上のことをしていたと思う、と私は告げた。

実はこの一家が一番大変な頃に、私は千鶴子さんに出会った。千鶴子さんは決して弱々しそうな女性ではなく、どちらかというと勝気で、特に自分の母親や夫に対しては一層強気になっているようだった。

だから私は病気と知っていても、彼女に冷たくしてしまったことがある。こうして原稿を書きながら当時の出来事を思い出していると、胸がズキズキと痛む。「どうしてもっと優しくできなかったのか」と思う。

あの時、若くして亡くなっていく千鶴子さん、そしてご家族をサポートする人は、誰もいなかったのだ。

痛みにのたうちまわる患者、泣きながら見つめる家族

在宅を支える専門職として訪問看護師とケアマネがいる。それぞれの職種説明は後述するとして、関わった患者の中で印象に残っているケースを聞くと、ベテランの彼女たちもまた「在宅死は決してきれいなものばかりではない」と語るのだった。

宮本直子さんは、15年前から訪問看護師として患者が家で過ごすことをフォローしている。「家で過ごす良さ」について、こう話してくれた。

「患者さんは家で過ごすとリラックスできるので、痛みが和らぐと思います。人によっては半減するかもしれません。だってごはんは食べたい時に食べられる。入浴も、病院や施設では禁止されていたり、日時が決められていたりしますが、自宅なら本人が入りたい希望があれば叶えられる。病院はやはり大勢の患者さんがいるため『時間の管理』が必要で、行動によるリスクが少しでもあると〝それはやっちゃダメ〟と制限されることが圧倒的に多いです」

しかし、その思いにまだ現場は追いついていない。これまで「理想の在宅死」から程遠いケースがいくつもあった。

とりわけ乳がんを患った60代女性患者のことが忘れられないという。

その患者は悩みながら、家で過ごすことを選択した。家族もまた迷いながらも、本人の意思を尊重して家で看取ることにした。

そしていよいよ死が近いというある朝、本人が痛みに苦しみ、呼吸も乱れてきたため、家族は訪問看護師の宮本さんに連絡を入れた。宮本さんはすぐに患者宅に駆けつけ、同時にその家の訪問診療を請け負っていた医師に連絡をしたという。しかし、その訪問医は電話越しにふんふんと、適当なあいづちをうつ。

「先生、もちろん来てくださいますよね?」

宮本さんは強い口調でそう言った。すぐそばで死に際の女性患者が唸っているのだ。

それから1時間半後、ようやく訪問医が到着し、家族に対してこう言った。

「これから麻薬(痛み止め)を使います。これを座薬で入れると、意識がなくなってそのまま呼吸が止まってしまうかもしれません。みなさんを集めてください」

家族が揃い、全員の同意を得て、医師はその麻薬を患者に投入した。そしてしばらくして医師は患者宅を後にする。

しかし、医師が出ていって、1時間経っても痛みがおさまらない。宮本さんは訪問医に連絡した。ところが医師は電話に出ない。家族は「(患者の)意識がなくなってしまう」という恐怖とともに、痛みにのたうちまわる女性を泣きながら見ている。医師が患者宅を後にした午前10時頃から、2時間経っても3時間経っても、医師に電話がつながらない。ようやく午後になって連絡がとれ、「患者さんの痛みがおさまらないんですが」と、宮本さんは訴えた。

医師は「薬を増やすしかないでしょうね」と一言。

今、ここに手持ちの薬がないのに、どうやって薬を増やすのか。けれどもその訪問医は再びここへ来る意向を示さない。宮本さんは腹が立ってたまらず、「もういいです！」と電話を切った。

当時所属していた訪問看護ステーションの所長に相談のうえ、近隣病院の緩和ケア病棟に連絡して「患者を受け入れてもらえないか」と相談したという。事情を話すと、病院側は受け入れを了承したものの、「医師の指示が必要」とのこと。

宮本さんは今度は訪問医がいる医院に連絡をした。事務員が電話応対をする。いくら説明しても、「あのお宅は在宅で診るということですので……」と言われるばかり。時刻は午後2時をまわっていた。

「今、在宅で診るなどという状況ではありません」と、宮本さんは怒りに震える声で言った。「聞こえませんか。背後で患者さんがずっと唸っているの、聞こえませんか。この方を緩和ケア病棟に入れさせていただきます。先生にそうお伝えください」

電話を切り、宮本さんは救急車を呼んだ。そして救急隊に患者を託し、許可を得た緩和ケア病棟への搬送を頼んだ。

救急車を見送ると、同乗できなかった家族が宮本さんを恨めしげに見つめて言った。

「在宅ってこんなんでしたか？　もうトラウマです。この何時間、僕たちにとって地獄でした」

宮本さんは「そうですよね」と、何度も頭を下げるしかなかった。

「もし患者さんが（緩和ケア病棟から）帰ってきたら、訪問の先生を代えることができますから。もちろん、私たちのことも代えられます。退院する時に相談してください。いい先生、いっぱいいますから」

しかし、その女性患者は翌日、緩和ケア病棟で亡くなったという。


当時を振り返って、宮本さんはこう話す。

「麻薬の使い方は、訪問医の経験と熱意によって異なります。この患者さんの場合は、医師が家族にもっと丁寧に状況を説明して、痛みで苦しまないことを最優先にし、穏やかな最期にするような薬の使い方をすれば、家族も本人もこのような思いをしなかったでしょう。心ある訪問医なら、その患者さんがどう生きてきたか、どのような性格かをふまえて、臨機応変に薬を選択し、そのたびに説明します。家族とまだ話したい人、最後まで意識を失いたくない人、痛みに弱い人などさまざまな人がいるんです。患者さんを主としながら、さらに残された家族のことも配慮して関わる訪問医だってたくさんいます」

「訪問医」と「訪問看護師」はいつも〝セット〟ではない。宮本さんはその訪問医とは初めて関わったという。

「病院から退院する際、訪問看護が必要となると、まず訪問看護ステーションに依頼がきます。病院側から『近隣でいい先生がいたら紹介してください』と言われることもありますし、長く同じ病にかかっている方はもともと地域にかかりつけ医がいて、その方が主治医になる場合もあります。ケアマネさんが『この訪問医の先生でお願いします』と指定する場合もあります」

なかには「往診します」とうたっておきながら、よほどの緊急時でない限りは患者宅を訪れず、看護師や薬剤師に薬だけを届けさせるという訪問医もいるそうだ。希望をもっている患者に対し、「この病気は何年しかもたない」など心ない言葉を口にしたり、患者の要望に対し「無理でしょ」とすぐに決めつけたりする医療従事者もいる。

「訪問医はもちろん、訪問看護師もケアマネも交代できます。もし『二度と来るな！』と思うような対応をされたら、遠慮なくチェンジしてください。患者さんに関わる誰かに本音を話せばいいんです。訪問医、ケアマネ、私たちのような訪問看護師に話しづらかったら、地域包括支援センターでも、病院のソーシャルワーカーでもいい。思ったことを口にすれば、相談しやすい人に話してみれば、きっと誰かが解決する方法を教えてくれるはずです」

玄関まで這った形跡が……50代男性の苦しそうな死に顔

ケアマネの吉野清美さんは2020年夏、ある〝おひとりさま〟の男性の介護に苦労した。ケアマネへの依頼は、病院からの連絡や人の紹介などのほか、地域包括支援センター(包括)から依頼されることがある。この男性もそうだった。「がん末期で独居だが、家で過ごしたいという50代男性の支援をお願いします」と、包括から連絡があったのだ。吉野さんが振り返る。

「大腸がんでストーマ(人工膀胱・手術によっておなかに造られる便や尿の排泄口)があり、精神疾患も抱えていました。その方は〝治療法がない〟とあちこちの病院にかかり、訪問看護師さんはお手上げ状態。お金がなくて賃貸住宅の家賃が払えず、裁判所から立ち退き命令も出ていたんです。お会いして契約書を交わし、すぐに生活保護の申請をしましたが……室内も本人の状態もひどかった」

男性宅は、室内がゴミであふれかえって、寝るスペースがなかった。トイレの便座が壊れ、床も抜けていたという。

体格がいい男性のため、一見元気そうに見えた。吉野さんが出会った当初はまだ一人で買い物にも出かけていたが、がん末期であるのに、食べるものといえば激辛ラーメンやコーラを選び……。腹水がたまっていて足はむくみ、パンパンに腫れ上がっていた。腫れ上がった箇所の皮膚は裂け、そこから浸出液と血液が垂れる。男性が歩くたびに周囲がビショビショになっていった。

これでは生活を支援するホームヘルパーさんにも来てもらえないと、吉野さん自身が室内を片付け、生活保護や介護保険の手はずを整える。そんな中、男性の〝病院ショッピング〟が止まらない。

「コロナ禍なのに『ストーマが爆発して便が漏れた』などの理由で救急車を呼ぶんです。そして救急車から私の携帯に連絡をする。防護服を身にまとった救急隊の方が便まみれの男性を運び、病院では便や浸出液、血液まみれの男性を洗ってもらい……申し訳なかったです。私自身も〝どうしてこんな目にあうんだろう〟と、つらかった」

男性は医療従事者に対しても、「もっと丁寧に洗え」など要求が激しかった。一方で、自宅に帰れば「寂しい。苦しい」と、繰り返す。本人は「自宅にいたい」と言うが、訪問看護師は「汚い部屋で暴言を受けながら処置をする。このつらさ、わかりますか?」と医師に詰め寄るほど疲弊していた。看護師だけでなく、次第に吉野さんやホームヘルパーも在宅での看取りが厳しいと感じ、本人に施設への入居を勧めることになった。最初は「家にいる」と拒んだ男性も、説得を続けるうちに施設入所を了承。

ところが、施設への入所予定の前日、吉野さんが男性の様子を見に行くと、彼は家の中で亡くなっていたのだ。

「玄関先まで這ったような形跡があり、また男性の表情が苦しそうだったので、その時かわいそうだなと思いました。『寂しい』という訴えに、もっと対応すればよかったんだろうか、とわだかまりが残りました」

吉野さんが出会ってから男性が亡くなるまでの期間は、1か月。もっと早く介入し、生活保護を申請して、看取りまでしてくれる施設に入居させる。あるいは在宅での環境を整え、救急車を呼ばずに訪問看護師が請け負えばよかったのではないかと、気持ちが沈んでいた。

そんな時、訪問看護師やホームヘルパーとカンファレンスを開いた。するとこの男性患者に対し、皆が想定以上に働き、業務範囲外まで請け負っていたことがわかったという。

「皆がつらかったんだと思い、この結果にも納得することができた気がします」

医療職・介護職は何とか気持ちにケリがついても、本人が苦しみながら、孤独に耐えながら不快な環境で命尽きたかと思うと胸が痛い。

東京都内で、常時1000人超の在宅患者を診療し、年間200人もの看取りを行う在宅診療所があると聞いた。2018年10月に診療を開始し、開院4年目にもかかわらず患者数も、職員数もぐんぐん増えているという。

医療機関の名は、「しろひげ在宅診療所」といい、院長は山中光茂医師。かつて全国最年少市長として三重県松阪市長を務めたり、アフリカで医療支援を行ったりした経験もあるユニークな医師なのだ。私は山中医師に尋ねたいと思った。「家で死ぬ」ことを希望する人が多いのに、なぜ在宅死が進まないのか。そしてなぜ在宅死には悲惨な例が多いのか。

「〝なんちゃって在宅診療所〟が90%以上」
――しろひげ在宅診療所・山中光茂医師

――開業してわずか3年半で、職員数が120人と聞きました。その中で医師が13人いらっしゃる。すごい人数です。失礼ですが、それで経営が成り立つのでしょうか?

山中 当院には、ドクター(13人)、看護師(20人以上)のほか、栄養士、ケアマネ、相談員、(訪問診療の際の)運転士など多職種のスタッフがいて、「訪問診療(在宅医療)」「訪問看護ステーション[※1]」「居宅介護支援事業所[※2]」などの事業を行っています。毎月職員を新規採用していますし、平均して月の人件費が5000万くらいかかっています。しかも訪問診療以外は基本的に赤字です。例えば他の事業所ではケアマネが一人につきだいたい40〜50人の利用者さんを担当すると思うのですが、当院では上限20人までとし、他が受けないような困難事例（要するに手がかかる利用者）も請け負っています。つまり人件費のほうが高くなる。訪問看護も一人に時間をかけ、平均して1日3件の家に行くくらいなので赤字。けれども「訪問診療」以外は全て赤字でいいと思っているんです。ここは東京都江戸川区ですが、地域でマイナスになる事業を当院が担っていこうと考えています。

——逆にいうと、それだけ訪問診療は黒字になる。

山中　そうです。ドクターをはじめ職員には十分な給与を、さらに昇給もボーナスも全ての常勤職員に支払っています。いま近くに土地を購入し、新たな広い診療所も建設中です（2022年11月開院予定）。それでも毎月、3000万〜4000万円の純利益が出る。また、当院は医師会に加入していませんが、その理由は、医師会に入ると一般的に「診療報酬を上げてほしい」という要望を出しますよね。私は下げてほしいと思っているんです。お話ししたように、訪問診療の利益が出すぎている。政策によって在宅医療を始めやすくはなりました。しかしだからこそ、1日15件から20件くらいをばーっと診てお金儲けをし、フランチャイズ型の在宅医療を広めていくという診療所が少なくない。フランチャイズに投資する、つまり新規の事業所を増やすと、1か所で診療を始めるのに5000万から1億かかりますから、見た目の利益は下がります。だから税金を増やさずに、資本規模は大きくなっていく。むしろチェーン展開ですから事業の規模は大きくなってもクオリティは落ちやすい。在宅医療のクオリティをあげるためにお金が使われるのではないのです。

——衝撃的です。ほとんどの在宅医療の質が悪いと?

山中　90%以上が在宅医療の体をなしていないと言っていいでしょう。「24時間体制」と形だけ整えれば、けっこうなお金になります。もちろん少数ですが真面目にやっているところもあります。けれども、それ以上に補助金を自身の利益のためだけに使っている診療所、事業所があまりに多い。だから在宅医療がいい・悪いという議論がよく起こりますが、「本当の在宅診療」をやっているところがまず少ないことを頭に置いてもらいたい。当院も完璧とは程遠いですし、課題は山ほどあるんです。それでも他よりマシ。だからこそ9割以上が現場を知る地域の介護職、ケアマネ、地域包括支援センターからの紹介で、常時1200人の患者さんを抱え、毎月50~70人くらいの新規患者さんが入ってくるんです。

※１　訪問看護ステーション――病気や怪我などにより看護が必要な人が、在宅療養できるよう24時間体制で看護師が対応
※２　居宅介護支援事業所――ケアマネが居宅介護支援を行う。介護保険、要介護認定、ケアプラン、介護用品、住宅改修などの相談に応じる

バイトドクターと救急搬送に頼る診療所

――国の誘導により「在宅医療」を掲げる事業所は増えているけれども、実際にはちゃんとした診療をしていない、と。具体的にはどういうことでしょうか。私が取材した方々は、「医師が来てくれない」という人がとても多くて。

山中　そこなんです。来てくれないんです。フランチャイズ型の経営は、トップの院長だけ正規職員として置き、あとはバイトドクターを中心に担っているところがとても多い。日中と夜間を分離するスタイルが増えています。非常勤、バイトありきで、主治医制ではない。バイトドクターからすると、夜間に往診に行く際は、その費用が発生しますが、夜勤の給料もあるわけですからできる限り患者の家には行きたくない、ラクをしたいと思うわけです。

だから困ったら救急車を呼ぶ。あとはコールセンターで患者さんからの電話を受け、バイトドクターを派遣するようなスタイルですね。でも、とても遠かったりして、すぐ駆けつけられない。すぐに行けないという点では「外来型」も同じ。日中は診療所で外来をして、空いた時間で訪問診療をする。それで患者さんに対して責任をもてればいいですが、夜間や緊急時に往診に行かず、ただ救急搬送をするだけというケースも少なくありません。

そういったやり方は「医師のワークライフバランス」とか「診療所の持続可能性」という意味ではいいのかもしれませんが、患者さんにとって良いことは一つもないでしょう。当院では患者さんから電話がかかってきて「行かない」ということはあり得ません。

——山中先生のところでは全員が常勤医師なのですか？

山中　例えば急に辞められたりして、一時的にバイトドクターを使わざるを得ないことはあります。でも今いる13人の医師は全員常勤で、主治医制です。フランチャイズ型のような大規模な医療法人では曜日ごとに違う先生で、昼と夜は分業制。昼診ている先生は夜に一切診ないことがほとんどです。

——たしかに自分が大変な状態になっている時は〝いつもの先生〟に来てほしいです。

山中　そうでしょう。例えばいつも診てもらっている月曜日ならその先生がいるけど、それ以外の曜日はその先生がいないわけですよ。それって在宅医療といえるんでしょうか。当院は常時1200人の患者さんがいますから、一人の医師で90人くらいの患者さんを受け持つことになりますが、それぞれが患者さんに対して責任をもっています。また、毎朝全体ミーティングを1時間近く行っていて、状況変化があった患者さんの情報を共有しています。

でも実はドクターが13人稼働するようになったのはつい最近のこと。開業して半年間、医師は自分だけ。今年の初夏まで夜勤は週の半分以上を僕が請け負っていました。特に開業して最初の2年間はきつかったですね。いつ患者さんから緊急コールがあるかわかりませんから、講演会やこういったメディアの取材は断っていましたし、会食も100％断っていました。

「在宅で診る」は「高度医療」

――それは……ワークライフバランスとは対極にありますね。

山中　死にかけました（笑）。在宅医療は給料がいいのでお金目当てでくる医師もいますが、それだけでは続かない。よく「外科でバリバリやっていたのですが、疲れたからゆっくりしようと思って在宅に」と、面接を受けにくるドクターがいるんですよ。悪意はないんですけどね。ですが本来、在宅医療はその業務自体、とてもハード。なぜなら「病状」で断らず、すべての疾患に対応しなくてはいけないからです。当院ではがん末期や難病の方はもちろん、酸素管理、人工呼吸器管理をしながら家にいる患者さんも請け負っています。

僕が考える在宅医療の条件は二つあります。一つは、24時間365日、患者さんを診ること。その基本は常勤ドクターが夜間も診ることだと思います。もう一つは、できる限り病院と同じクオリティで重症度の高い人が家にいられるようにすること。

――なるほど。よく言われるような、ただの往診、僻地医療などとは違うわけですね。

山中　違います。普段は安定している人のところに医師が訪ねて、「おじいちゃん、大丈夫?」という声かけが在宅医療ではありません。例えば腰が痛い人に整形外科で検査をしてくれと言ったり、誤嚥性肺炎だから救急搬送しようなどとしたりすれば信頼が一気に落ちます。多くのドクターがこれまで使ったことのない薬や医療用麻薬、ステロイドの使い方、ポンプ管理の仕方をイチから学びます。褥瘡《じょくそう》(床ずれ)に対する外科的処置や胃ろうの交換も行います。また精神科の患者さんは診ないという医療機関が多いのですが、がん末期などの終末期に精神面は切り離せないので、うちのドクターは全員精神科を勉強してもらいます。友達か、恋人かというくらいの頻度で患者さんから電話がかかってきますよ(笑)。

――謙虚な姿勢で診療できる医師でないと、務まらないですね。

山中　はい。患者さんや家族にとって「自宅」はホームタウンなので、病院にいるよりちょっとした要望、つらさなども言いやすいんですよ。そういう思いを聞いて対応できるドクターでないと難しい。また看護師や介護職、事務職に対しても上下関係なくフラットに話し合える間柄でないと続かないと思います。

ですからそういった現場の診療に対する医師の姿勢は、ケアマネや訪問看護師、ホームヘルパーなどが詳しいんです。先ほど「救急搬送をすれば信頼が落ちる」と言いましたが、それは介護職からの信頼もあります。だから在宅医療を選ぶコツは、「介護職」や「地域包括支援センター」に聞くのがいいと思います。病院から在宅に移行する際、病院側はどこの在宅診療が良いかなんてわからなくて、手広くやっているところに何となく頼みます。病院の紹介患者ばかりで、介護職をはじめ地域からの信頼が得られていない在宅診療所は問題ありの可能性が高いともいえるでしょう。

――あとは「看取り率」ですね。在宅医療なら、最期まで請け負ってくれるんですから。

山中　そうですね。ひどいところは看取り率が50%台で、つまり最期を診ていないのに「24時間365日の在宅診療所」をうたっているところもあります。

「家族ががんばらないといけない」はウソ

――重い人でも、在宅医療が受けられることはわかりました。それでは独居、いわゆる〝おひとりさま〟はいかがでしょう。

山中　在宅医療の〝超適応〟だと思います。自分たちが行くことでとても喜んでもらえる。動けない、寝たきりの方であれば、朝・昼・晩にホームヘルパーさんが入ります。動ける時はデイサービスやショートステイを使いながら、最期は自分たちが家族の代わりに写真を撮ったりして良い時間を作りたいという思いで診療しています。

――1日に3回もホームヘルパーさんが来てくれたら「孤独」も感じないですね。でも、お金がないと難しいですよね？

山中　そこは誤解が多いところです。私たちは金銭面において医療や介護ができないと思ったことはありません。一人暮らしでお金がないという方も多いですが、けっこう精一杯のサポートができています。介護保険制度を使えばだいたい1割負担ですし、上限がありますからね（月々の負担額が一定の上限を超えた場合、超過分が払い戻される）。年金内で十分まかなえます。

――それでは反対に「家族の負担」についてはどうでしょう。本章では老老介護で、ご主人が痛みを訴え、介護する奥さんが疲れ果てた話も載せました。

山中　そういう実態があるのは理解していますが、当院では「家で看るようになって大変」という人はいません。「これまでよりラクになりました」というご家庭ばかりです。ドクターやケアマネなどの介護職が家族の負担を感じさせない、そういった環境を整えるのが本来の在宅医療だと思います。心身のゆとりがある環境で、ご家族が患者さんに愛情を注げるといいですよね。

家族が病院に戻したいと訴えたり、家で過ごすことに負担を感じたりするのは、在宅医療に関わる人たちが環境を整備していないからだと、山中医師は繰り返し指摘した。しかもそれは机上の空論ではなく、現制度で実現可能なことであることは取材からうかがえた。しかし現実には、多くの患者や家族がつらい目にあってきた。

そこで次章では、まさに「今の現場」を記していく。家にいる良さと今の問題点がより具体的に感じられるだろう。

第2章 今、現場では何が起きているのか

具体的に「家で過ごすこと」の何が大変なのか。

関西地方で認知症の母（80代）を介護する娘（60代）のもとを訪ね、その胸の内を聞いた。

認知症の母を介護する娘

「ほら、食べて」

のぶよさん（87歳）が、取材で訪れた私に、冷奴を勧めてくれる。でも私はあいまいに笑い、それに手を出せずにいた。のぶよさんが豆腐パックをひっくりかえして、自分と私の皿に中身（豆腐）を出した――まではいいのだが、そこに彼女はどぼどぼとポン酢をかけた。〝ポン酢の海〟に浮かぶ豆腐。食べなくても、それがどれだけしょっぱいか想像がつく。

「冷えてておいしい」

自分の分の豆腐にもしっかりとポン酢をかけ、それをほおばり、のぶよさんはうれしそうに言う。

ふと台所に立っていた扶美さん（62歳）が振り返った。扶美さんはのぶよさんの一人娘。

テーブルの上の私の冷奴に目を留め、「もう〜、海になっているじゃない」とぶつぶつ言いながら、流しでポン酢を切ってくれ、再び私の目の前に冷奴を置いてくれた。ようやく安心して私はそれを口に入れる。「おいしい」とつぶやくと、目の前ののぶよさんがニッコリ笑った。

のぶよさんは46歳の時、14歳年上の夫を亡くした。扶美さんが20歳の頃のことである。以来、のぶよさんは夫の事業を引き継ぎ、50代後半まで社長として懸命に働いてきた。再婚をせず賃貸住宅に一人で暮らしていたそうだ。

しかし２０１０年の年末、のぶよさんはがんを発症し、７時間におよぶ大手術を受けた。そして翌年は療養のため、娘の扶美さん、扶美さんの夫、夫妻の子どもたちとの同居生活……。子どもたちといってもこの頃、すでに成人しており、高齢者と孫の生活リズムが合わない。次第に家庭内に不穏な空気が漂うようになった。

結果的に3年後の２０１４年、のぶよさんは一人暮らしに戻った。扶美さんの家から徒歩10分程度の賃貸マンションである。しかし、それから「認知症」の症状が少しずつ表れ始める。娘の扶美さんのもとに、母ののぶよさんが住む家の光熱費の督促状が届くようになったのだ。のぶよさんの住民票には、扶美さん宅の住所が記載されていたからである。

「本当はその数年前くらいから認知症の症状があったのかもしれません。振り返れば同居していた頃も、認知症のような症状が軽くありました。ただ明らかになったのは、そのあたりからで。母には父の遺族年金（恩給※）もありますし、十分な生活費があるはずなのに、督促状が次々に届く。当然、母を問い詰めました。でも公共料金が払えないということを本人は理解できなくなっていました。『私のお金、勝手やろ』と言うんです。いろいろ調べるうちに商店街で着物の帯を60万円で購入し、その支払いを1万円しかしていないこともわかり、もう返品もできないのだと知りました」（扶美さん）

医師から診断を受け、扶美さんは成年後見制度を利用することにした。成年後見制度とは判断能力が不十分で、契約行為や財産管理などを行えない人に対して後見人が代理で手続きをし、本人を保護する制度である。家庭裁判所に申し立てをし、扶美さんはのぶよさんの後見人になった。

「母が購入した帯は私が払ってしまおうかと思ったのですが、それはダメで、本人が年金内で少しずつ返済していくように裁判所から指導されました。でも私が母の財産を管理して2年程度で帯の代金は完済しました。あれから5年ほど経ちましたが、ようやく100万円程度の貯金もできて。その間、母の食費や光熱費は、私の主人が多少援助しましたけどね」

毎年裁判所に報告し、のぶよさんにも見せている「収入」と「支出」を扶美さんが教えてくれた。

のぶよさんは、自身の年金が年間100万円近くと夫の恩給約50万円、合計で年におよそ150万円程度の収入がある。月平均12万7000円の収入だ。

それに対し、例として2022年6月の支出を以下に記そう。

◎家賃　6万330円
◎電気・ガス・水道代　6880円
◎食料・日用品　1万2590円
◎デイサービス　7420円
◎ショートステイ　2万1337円
◎介護用品代　872円
◎携帯　1519円
◎新聞購読料　2143円

◎衛星放送受信料　6529円
◎趣味・交際費　4741円
▽合計　12万2030円

――年金からあらかじめ徴収されているもの
◎介護保険料　5800円
◎医療保険料　2900円

※恩給――旧軍人が公務のために死亡した場合、忠実に勤務して退職した場合において、これらの者およびその遺族の生活の支えとして給付される国家補償を基本とする年金制度

月12万7000円の収入に対し、12万2030円の支出。年間を通しても、1か月の生活費は12万4000円が平均であるから、現状は予算ギリギリだ。

支出にある「デイサービス」とは通所介護で、施設に通って入浴や食事、趣味などの活動、運動、レクリエーションなどを行う。「ショートステイ」は、施設に泊まる短期宿泊サービ

スで、介護する家族の休息が主な目的。このほかリハビリと日常生活の自立支援が目的の「デイケア」もある。デイサービスとデイケアは日中を施設で過ごすのが基本で、施設ごとの雰囲気や特徴も異なる。子育てに例えると、自分の生活スタイルや価値観、子どもの性格にあった幼稚園や保育園を親が選び、子どもを通わせるようなもの。介護もそれと同じように介護者やその家族の生活に合わせてデイサービス先を選択する。

のぶよさんは今、デイサービスに週２回通い、ショートステイを毎月１週間程度利用している、と扶美さんが説明する。

「２０１９年秋から、母の家に私も同居しています。母がショートステイに行っている間は、一か月のうちで唯一、解放感がある時ですね。でもその１週間で布団を干したり、掃除をしたりするので忙しいのですけれど……。普段は私も仕事をしていますし、用事が多いですから、母は家に一人でいるかデイサービスに。入浴もデイサービスでしてきてくれるので助かります。ただ要介護度があがるにつれて、利用料が高くなるんです。母は昨年、要介護２から３にあがりました。最近は月数千円の増額です」

特別養護老人ホーム（特養）に申し込みをした

私はのぶよさんに「いま楽しみなことはなんですか？」と尋ねた。するとﾞ、デイサービスで取り組んだという塗り絵を見せてくれた。鮮やかにきれいに塗られている。「きれいですね。すごいですね」と褒めると、満面の笑みでうなずく。その表情が素敵でかわいくて、これはどこにいっても愛される人だろうなと思った。人見知りをしないのだ。

それは認知症の発症と関係なく、もともとの性格なのだという。「母は〝あんたの友達は私の友達〟みたいな感じなんです」と扶美さんが笑う。

「よく食べるし、よく寝るし、おしっこやお通じもすごくいい。あと新聞を読んだり、BS放送や韓国ドラマを見たりするのも大好きなんです」

本当によく食べる人なのだ。私も食事を共にしたが、冒頭の冷奴だけでなく、宅配の冷凍おかずセット、そして炊飯器で炊いたごはんをぺろりと平らげていた。

扶美さんは、少し前まではこの生活を続けるつもりだったという。自分が母とこの家に住み、家族の住む家には毎日通いで家事を行って見守る。成年後見人として煩雑な事務手続きや財産の管理をする。たしかに、現状をみればそれでまわっていきそうだ。

しかし昨年の秋、のぶよさんは大きく体調を崩した。デイサービスにいる間、たびたび意識を消失してしまったのだ。

扶美さんは「あの頃の母は生ける屍《しかばね》のようだった」と振り返る。

「生きる気力、活力がないようでした。あまり食べないし、おしっこもそのへんに漏らしてしまったり、タオルに便がついていたり……その処理をするのが私もつらくて。病院で詳細に検査してもらいましたが、身体に異常はみられませんでした。自律神経の問題と言われたんです。たびたび意識を失うので、デイサービスからは預かれないと言われますし、かといって私が24時間見ることはできませんし……。結局理解のあるデイサービスに移るとともに、母の症状は自然と落ち着きました。ただ、あの時にもうダメだなと思ったんです。その前も、私が目を患って体が弱くなり、自分の子どもたちにもいろいろ問題が起きて、主人は定年ですし、そのうえ母の介護など無理をしすぎているかもしれないと感じてきました。そこに昨年の秋、実際に母が体調不良に陥り、とどめをさされたようでした」

２０２２年春、扶美さんは特別養護老人ホーム（特養）に申し込みをした。特養は「要介護3以上」で常時介護が必要な人のための公的施設である。医療ケアは弱いものの、低コストで日常生活全般にわたって手厚い介護が受けられるため、どの地域でも入居待ちの待機者がかなりの数にのぼることが知られている。

「ケアマネさんから『特養は入居まで4、5年かかるかもしれないし、申し込んでみましょう』と勧められました。近隣で何か所かに申し込んでいます。特養なら母の年金内で十分にやっていけるんです」

母への恩返しのつもり

実はのぶよさんは3年前に、賃貸マンションから現在の貸家（戸建）に引っ越した。以前の賃貸マンションではデイサービスなどの送迎が玄関ドアまでは不可という条件の下、段差で骨折する事故や、熱中症を発症したこともあり、のぶよさんの身に危険を感じていたからだ。今の家は道路から少し中に入るため静かで、木々に囲まれた落ち着いた雰囲気の戸建だ。

私もこの貸家にうかがったが、地方であることをふまえても6万円はかなり安いと思った。3LDKで、1階にのぶよさんがいる部屋とキッチン、そして2階には扶美さんの部屋と、のぶよさんの荷物置き場として2部屋ある。

家中のあちこちに貼り紙があった。2階にあがる階段には「のぼらない！」、冷蔵庫には「開けないで！　娘を待つこと」「マーガリンは冷蔵庫へ」、玄関には「他人様の家の花壇の花や葉をとらないで　そのお家の人がお金をかけて育てた花にさわらない！　ドロボーになる」などと記されている。私がそれらを眺めていると、「もう、いろいろあったから～」と扶美さん。文面から察するに、近隣の庭から花をとってしまったことがあるのだろう。

「でもここは近隣の人もいい人ばかりで。母の病状に理解を示してくれる人が多いんですよ。夜中に出歩くなど、おかしな言動があればこっそり私に教えてくれます。それに、ケアマネさんもよく相談にのってくれ、力になってくれました。あと地域の包括支援センター（包

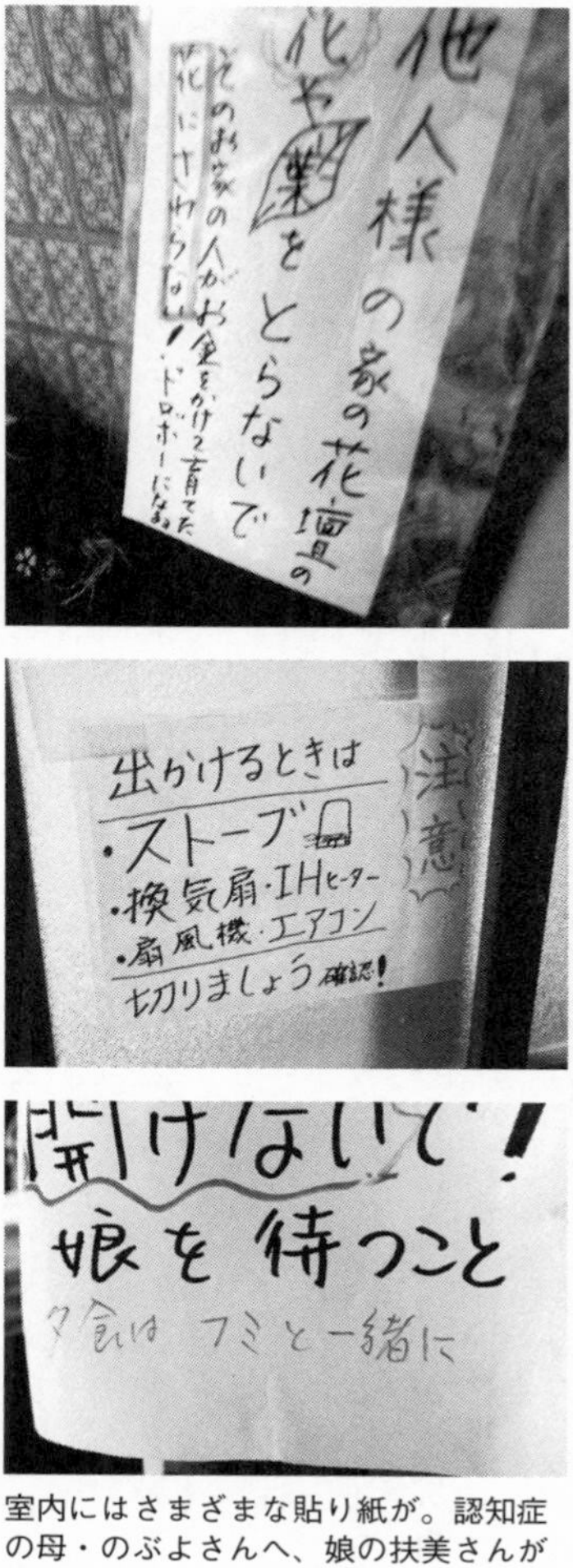

室内にはさまざまな貼り紙が。認知症の母・のぶよさんへ、娘の扶美さんが記したもの

括）も。過去に義父が介護サービスを受けた際、地域の拠点としてその存在を知ったんです。今回も母がお金の管理ができなくなった時点で、包括に相談にいきました」

それでは、もしのぶよさんがいつの日か特養に入れることになったら、この住まいの賃貸契約を解約するのだろうか。

「そうですね……」と、扶美さんが言葉を選びながら応える。

「そうしたら、今自分たちが住んでいる持ち家を子どもに譲り、私たち夫婦がここに住むかもしれませんね。母の荷物をすぐには片付けられませんし。それに賃貸のほうが、後々自分たちが介護される側になって施設に移る時、ラクじゃないですか」

今の40代から60代くらいまでは子どもの世話になりたくないという人が圧倒的に多いように感じる。それが「介護を経験したから」または「介護する人を見たから」という理由であれば悲しいことだ。それだけ「家族の負担がある」ということである。

だが扶美さんとのぶよさんのやりとりは、見ているだけで楽しかった。まるで親と子が逆転したかのようで、そこに悲愴感はない。

冷凍のお弁当を電子レンジで温めている時、レンジの中の様子を指差し、のぶよさんが言った。

「まわってる……」

「まわってるねー」と扶美さんが微笑む。

のぶよさんは食事の前に「いただきます」を、食べ終われば「ごちそうさまでした」を手を合わせて言う。

扶美さんが「あら、のぶよさん、洗いものそのままじゃない。やってくれる?」と声をかければ、のぶよさんが立ち上がり、ゆっくりとお皿を洗う。それをみて扶美さんが「上手上手、じょうずよー」と励ます。

私は最後に扶美さんにこう質問した。

もし特養が決まった時、のぶよさんが入りたくないと言ったらどうするのか、と。

扶美さんは「家で看るしかないでしょう」と即答した。

「実は私の子どもは病があるんですね。だから主人は、このうえ母を家で看るとなると私がオーバーワークになるってよく言うんです。主人も母をよくサポートしてくれていますが、足が悪いし、私もここ数年、目の病気で手術をしていますから。でもね、父が亡くなってから40年、ずっと母と支え合って生きてきたという思いもあるんです。また母は、私が子育てで最も大変な時に同居してくれて、懸命に孫の世話をしてくれたこともありました。だからもし母が特養がいやだと言ったら、恩返しだと思って看るしかない。それに……何だか恩返しが終わらないと特養に入居できないような気もするんです」

そう肩をすくめて扶美さんが言う。

このまま家にいられないかもしれない。けれども今は一日一日を母と娘が力を合わせて生活している。その光景を垣間見て、私はなんだか胸が温かくなった。こんな日々があるのなら、この先のぶよさんが施設に入ることになっても、きっと母娘は幸せに生きていけるのではないかと感じた。

コロナ禍での孤立――ケアマネの視点

一方で〝支援する側〟の立場では、「コロナ禍」でさまざまな問題が噴出していた。

コロナ第6波の真っ只中である2022年1月下旬、介護の専門家であるケアマネジャー（介護支援専門員＊略称・ケアマネ）の渡辺孝行さんの訪問に同行させてもらった。待ち合わせ場所に行くと、「また職員に濃厚接触者が出てしまって、しばらく欠勤が続くみたいで……」と、渡辺さんの顔が曇っている。この頃、コロナ治療の現場で医師や看護師が足りないという悲鳴を聞いたが、在宅の現場もまた圧倒的に人手不足だった。

ちなみにケアマネは、患者や家族にとって介護全般をサポートしてくれる、相棒といっていいほど大事な存在だ。要介護者に対し、家族と相談しながらケアプラン（どのような介護サービスをどれくらい利用していくかという計画）を作成する。そのほか利用者や家族から相談を受け付けたり、助言をしたり、サービスが適正に提供されているかなどをチェックする役割もある。前項の扶美さんも「ケアマネの存在が大きかった」と述べている。

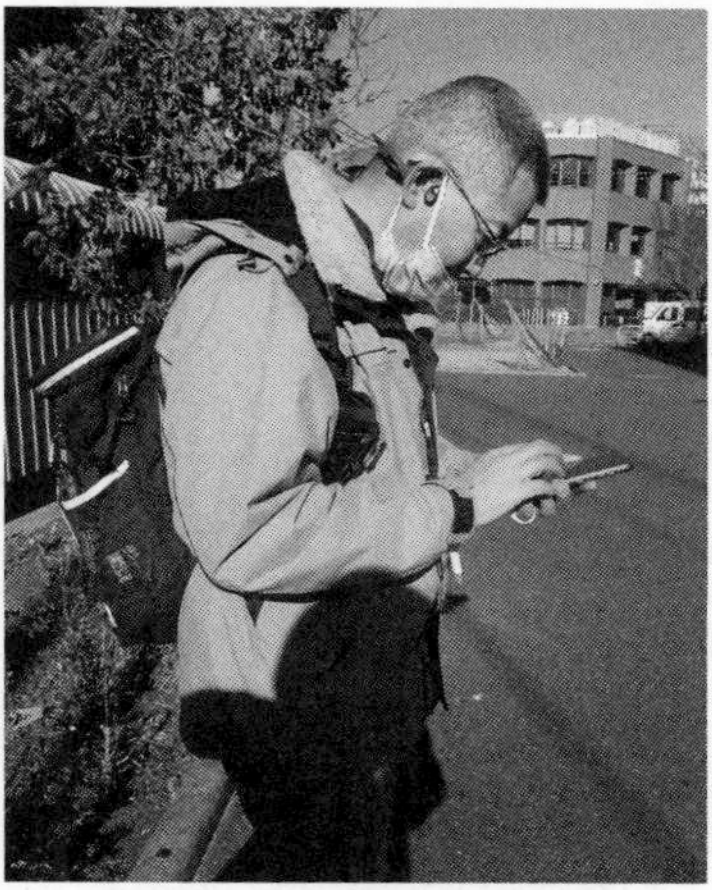

コロナ禍の人手不足で頭を悩ますケアマネの渡辺孝行さん

訪問1件目は、90歳の母親と65歳の息子が二人で暮らす家だった。渡辺さんが母親の支援のため訪問するうち、息子のほうも次第に生活が困難になり、要介護の支援につなげたという。

「息子さんは糖尿病や手足のしびれ、排便に問題があり、いろいろな病院にかかっていました。科が違うと医師ごとに指導もずれてきて、しかも今回のようなコロナがあると、もうどこにかかっていいかわからなくなり、高齢者にとっては混乱しやすいですね。全身を診る『総合診療』が大事だと思いました。息子さんは2021年夏から急に歩くことが難しくなり、通院できない状況だったので、要介護認定を受けました。今日は彼が整形の手術を受けるため、入院手続きに同行します」（渡辺さん）

玄関を開けると、母親が入院準備を整えているらしく右に左に動いていた。そして母親が息子のベルトを手にして何か声をかけている。息子がうなずく。どうやら90歳の母親が65歳の息子のズボンのベルトをつけるらしい。どちらが〝介護者〟だかわからなくなる。

準備を整え、渡辺さんは自転車で、私は男性と一緒に介護タクシーで入院予定の病院に向かうことになった。家を出る時、玄関先まで心配そうな顔つきで見送った彼の母親の顔が忘れられない。

病院に着くと、入院病棟を前に男性は不安そうだった。しきりに荷物を気にしている。やはりコロナ禍のため入院エリアに私たちは入ることができない。男性は渡辺さんに「手術で自分が死んだ場合の連絡先」などを事細かに伝える。このまま帰れないかもしれない、母親と会えないかもしれないという恐怖心が伝わってきた。渡辺さんは努めて冷静に彼の話を聞いた後、看護師に男性を託し、笑顔で別れを告げた。何歳であっても、誰一人知る人がいない環境で手術を受けるのは心細いだろうと思う。

２件目は外国人の女性宅。彼女の母親は数年前から認知症を患っていたが、２０２０年春に娘がいる日本を訪れた。一時的な旅行だったのが、コロナが発生して帰れなくなってしまったのだ。国の行き来に「長期の隔離期間」が伴うため、母親の病状を考えると容易《たやす》く帰国に踏み切れないという。渡辺さんが訪れると、娘である女性がカタコトの日本語で母親の〝介護の大変さ〟を訴える。

「（母親の）足腰はダイジョウブ。でもイタズラが多い。ウンチ、ふかない。私の仕事、増えた。ストレス」

週４日、母親がデイサービスに行っている時だけ心身が休まるという。

この親子の母国語を話せる人は周囲におらず、しかも母親は日本語を全く聞き取れない。娘がすべての状況を把握し、やりとりを担わなければならないのは考えただけでも重荷である。

女性は今後、母親を日本の老人ホームに入居させたほうがいいのか、悩んでいた。こんな時の相談相手も、渡辺さん以外にいないようだ。渡辺さんは女性に、「お母さんにとって話せる環境がベストだとは思うけれど、今は〝お母さんの生活を大事にする〟と考えて、入浴やトイレを丁寧にケアしてくれる施設に入れるのも一つの選択だと思いますよ」と、ゆっくり話しかける。

その家を出た後、渡辺さんがつぶやく。

「本人や家族にとってのベストは何だろうといつも考えます。本人にとって何がいいか、本人がどうしたいか、まずは聞きます。でもそればかりに気持ちを向けて注力していると、家族が疲弊してつぶれてしまうこともあるから……」

そして渡辺さんは「自立している高齢者」も、案じていた。

「基本的に介護保険を使っている、要介護の人は、訪問看護・介護の方々がみんな休まず働いて訪問していますから大丈夫です。それに対してもともと元気だった高齢者は、(コロナ禍で)定期的な集まりがなくなったことで、行く場所がなくなって鬱っぽくなったり、足腰が弱くなったり、認知症が進んでしまう人たちが増えています」

医療機関はコロナ対応で手一杯で、病院の外で孤立した〝面倒な患者〟を受け入れきれない。だから在宅を支える介護職が業務の範疇を超えて、必死にサポートをしていた。コロナの感染拡大防止という名目で、人と人とのつながりが失われ、まして病気の人やその家族が孤立しやすい。

のだろう。

すえた臭いの漂う家での老老介護――訪問医の視点

続いて医師や看護師による訪問の模様をレポートする。彼らは患者の家を訪れ、何をするのだろう。

2022年3月、長年在宅看取りを担う千場純医師（まちの診療所つるがおか）の訪問診療に同行した。がんや認知症など誰もがかかる可能性がある疾患を抱えながら、家で過ごす方たちを取材したいと私からお願いしたのだ。千場医師は「現代では高齢者の孤立が課題だから、ぜひその現場を見てほしい」と話す。その日、妻を介護する3人の夫に会った。そこには〝三者三様の孤独〟があった。

とりわけ一人目の男性は、突然在宅介護が始まり、部屋の状況も、本人の精神状態もひどいありさまだったので記したい。

この家には今年2月から関わり、今日で「4回目の訪問診療」という。

妻は他院の整形外科や内科に通っていたが、昨年の終わり頃から原因不明で次第に起き上

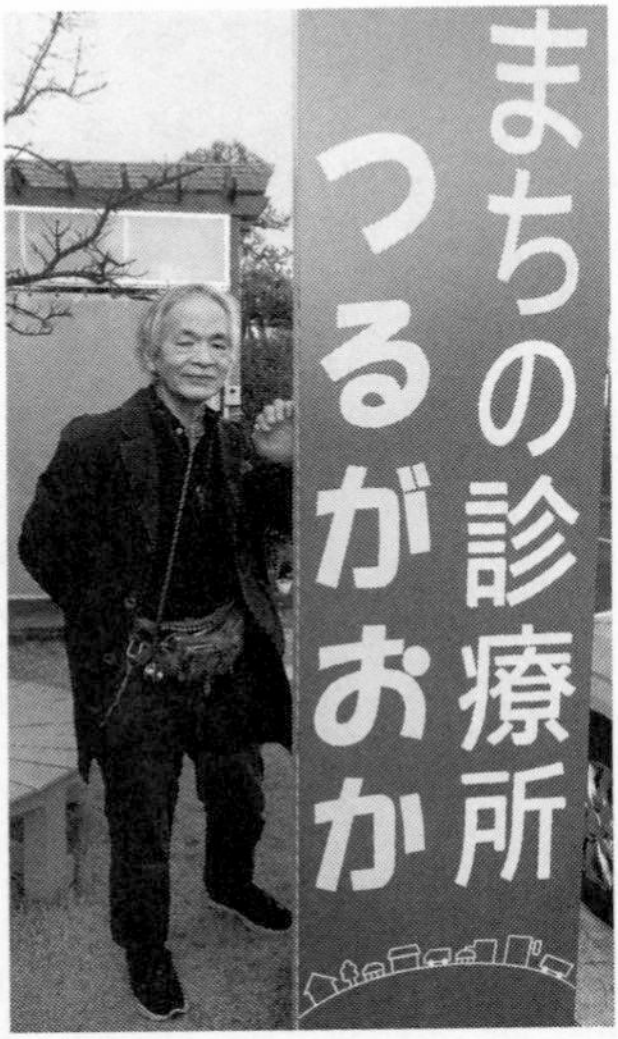

神奈川県横須賀市で「在宅看取り」の普及に取り組む千場純医師

がれなくなった。定期的に外来に通うことが難しいと判断され、訪問診療を請け負う「まちの診療所つるがおか」に紹介があったのだ。認知症もしくはうつ病などのような精神疾患が隠れているのではないかとみられ、専門病院で検査を進めると同時に、千場医師がこうして家まで診療に通っている。

「ゴミ屋敷の一歩手前」と聞いていたが、たしかに室内に一歩入ると、すえた臭いが漂っていた。物がそこらじゅうに散乱している。

リビングらしき場所の中央にベッドが一つ置かれ、そこに高齢の女性が目をつぶって横たわっている。顔をしかめていて苦しそうだ。

「元気でしたか？　……具合悪い？」

千場医師がベッドの脇に立ち、女性の顔をのぞきこむ。その日、同行していた看護師も

「こんにちはー」と和やかに話しかける。

女性は何も言わない。年は80歳前後という。ベッドの真上にある蛍光灯が女性の顔を照らす。茶色がかっていて、しわが深く刻まれ、手も足もガリガリだった。枕元には、菓子袋やペットボトル、パック詰めされた惣菜が食べかけの状態で置かれていて、衛生的とはいえない環境だった。

「昨日の午後までは良かったんですけど、夕方からまたパタッと食べなくなって……」

出迎えてくれた夫が代わりに答える。夫のほうはややふっくらした体形で、妻と同じく80歳前後と聞いたが、見た目は70代前半くらいに見える。足取りもしっかりしていた。

「最近、食べない？」

「いや、食べるようになりました。昨日まではレトルトのおかゆを1パック食べたのね。いい調子だと思っていたんですけど、昨日の夕方からまた調子が悪くなって……急に体調が変わるから」

妻を〝心配〟しているというより、夫は〝苛立って〟いた。千場医師が「こういうことは昔から？」と尋ねると、「『こういうこと』ってどういうことですか？」と強い口調で詰め寄る。「こういうこと＝体調に波があること」と理解すると、「今年に入ってからですよ」と投げやりにつぶやいた。〝もう勘弁してくれ〟という感じだ。

千場医師は自身のスマホを取り出し、その画面を横たわる女性の目前に差し出した。

「これ見えますか。僕が言ったことがここに表示されますからね」と千場医師が説明する。

耳が聞こえづらい患者の時に使うらしい。女性は目を開けて「はい」とうなずいた。

「おなかが痛い?」――〈おなかがいたい?〉と表示される。

「痛くないです」

しっかりした口調だった。続けざまの質問にも、すぐに文面を読み取って答えていく。

〈いま困っていること、つらいことはなんですか?〉――「何となく気持ちが悪い」

〈気持ちが悪いのは食べた後?〉――「ずっと」

〈検査をする気はありますか?〉――「はい」

〈例えば入院して検査をしたりとか〉

その文字が表示された瞬間、女性が「えっ」と驚いた声を上げる。

そして「入院は、いやです」と眉を寄せる。

千場医師は穏やかな笑みを浮かべ、今度は変化球の質問を投げかける。

〈ところで、いま一番、世の中で大切なものは? と聞かれたら、なんて答えますか〉

女性は「うーん」としばらく考えた後、「猫です」と言った。散らかった室内の片隅にでっぷりと太った猫がいて、こちらをじっと見つめている。以前の訪問診療中にこの猫が屋外で飛ぶ鳥をつかまえて室内に運んできたそうだ。その際、千場医師が鳥を逃がしてあげようと奮闘したという。その話を聞いていて、実際に目にすると、たしかに闘いに強そうな猫だと感じた。女性が猫を残して老人ホームなどの施設に入っても、十分生き延びられそうではある。

千場医師は笑っていた顔を引き締めると、続けてこう聞く。

〈最後の最後、おうちにいたいという人と、施設がいいっていう人がいます。どちらですか？〉

女性は千場医師の顔を見上げて「うちにいたい」と即答する。「最後の最後まで？」となおも聞くと、女性は何度もうなずく。

〈誰と一緒に？〉――「猫といたい」

〈猫のほうがご主人より大事？〉――「大事です」

夫は「はー」と大きなため息をつく。そして「いや、びっくりしないですよ……」と寂しそうに笑った。

私は女性の夫に話しかけた。

「今、一番望まれていること、こういう生活をしたいということは？」

するると夫はしばらく考えたのち、

「いつからだったかなぁ。昨年の10月すぎくらいから（妻が）『調子が悪い』と言うことが多くなって、３食ともこっちが作っているんだよ。それはまだよかったんだけど、今みたいな状態だと、病人用にも、自分用にも食事をつくらなきゃいけない。無駄な時間だし、負担なんですよ。俺だってこの間、道を歩いていたら意識が遠くなって倒れて、出血して、頭を縫ったんですよ。だからさ、一緒に食事をしてさ、調子が悪ければ寝ていればいいんだけど、普通の生活ができればなあって。朝の時間になったら起きてもらいたいし、朝飯はちゃんと一緒に食べてもらいたいね」と淡々と言う。

夫の答えを聞いて、その生活があまりに普通のことで、悲しい気持ちになった。

この家は物が散乱して、絨毯には汚れがこびりついている。さまざまなものが腐敗した、汚れ物の臭いが鼻につく。だが室内を見回すと、部屋の片隅に薬が一回分ごとに小さなプラスチックケースに収まっていることに気づいた。妻のために夫が仕分けしているようだ。

夫は妻に対して、愛情がないわけではないだろう。こうして訪問診療ともつながるし、たとえスーパーのできあいの惣菜でも、妻のために買い、食事を与え、薬も準備しているのだから。

しかし一方で、妻のほうはどうだろうか。30分間、その家にいたが、妻が夫を見ることは一度もなかった。

その家を出てから千場医師はこう言った。

「おそらく奥さんは鬱が強い状態だと思います。その鬱が認知症からきているものなのか、それとも、もともと精神疾患的要素があって加齢とともに強くなっているのか。またはご主人との関係性で鬱になってしまったのか。一番可能性があるのは、認知症からくる鬱だと思いますが、でも実際に奥さんと話すと、認知症という感じがしないんですよね」

たしかにスマホに文字を表示すれば、十分コミュニケーションがとれるのだ。

今回4回目の訪問診療と述べたが、「今ようやく訪問診療の形が整ってきたところ」と千場医師が続ける。

「あの旦那さん、最初は僕たちを全く受け入れようとしなかったんですよ。入ってほしくないという、攻撃的な姿勢が強かった。あれでもだいぶ和らいだほうですよ。僕たちは今日を除く3回の訪問診療で、医療、看護、ヘルパーさんによる介護、ケアマネなどの必要性を一つ一つ説明して、何が急ぎで、何が急ぎでないかという交通整理をしてきました。旦那さんは奥さんの介護に疲れきっていますから、これから病名を診断し、双方の意見を聞いて、一旦施設に入るか、このまま家で過ごすか、結論を出していくところです」

イギリスの研究によると、「患者が医師との信頼関係を築くのには、はじめて会ってから少なくとも7~8回を要する」という。だから2週に一度、訪問診療を行うとして、およそ3か月をめどに方向性を決めていく、と千場医師。

「訪問診療の当初の目的は、風を入れること。つまり、それまで窓は閉め切られている。僕たちの仕事は風通しをよくすることです。風通しがよくなれば、生活環境が整ったり、心理的にも落ち着いたり。医療が一番入りやすいんです。介護保険を使用する場合は、本人と家族との契約になりますから、人によっては出費を抑えようとします。正直、財産がある家であれば、受けるサービス回数を減らしたりして、患者さんの死後に残る財産を減らさないように考える人も実際にいるのです」

風を入れ、交通整理を行う。

特に日本の男性高齢者は、定年後に仕事以外の人脈がなく、愚痴を吐き出せる場もないため、この男性のように孤立しやすい。そしてこれからどうなっていくのかという恐れや不安から、医療従事者にも攻撃的になってしまう。

だから医療や介護の問題以前に、訪問診療という形で第三者が「家に入る」意味は大きい。千場医師の言葉通り、息が詰まるような密室に風が入るのだ。これにより少なくとも「ゴミ屋敷」「孤独死」「介護殺人」といった最悪の事態は避けられる可能性が高くなる。

「亡き妻に早く会いたい」一心で山奥に暮らす男性
——訪問看護師の視点

訪問看護とは看護師が患者宅に訪問して、その患者の障害や病気に応じた看護を行うことだ。健康状態の観察や、病状悪化の防止、療養生活の相談にのりアドバイスをする。家で死ぬ時に限らず、子どもから高齢者まで、症状や障害が軽くても重くても、医師の指示があれば訪問看護が受けられる。

ちなみに訪問診療に同行する看護師は医師をサポートする業務が主となるのに対し、訪問看護師は訪問看護計画に基づき単独で患者宅に行って業務を行うのが基本である。

兵庫県豊岡市で訪問看護ステーション「ひかり」を営む、訪問看護師の小畑雅子さんのも

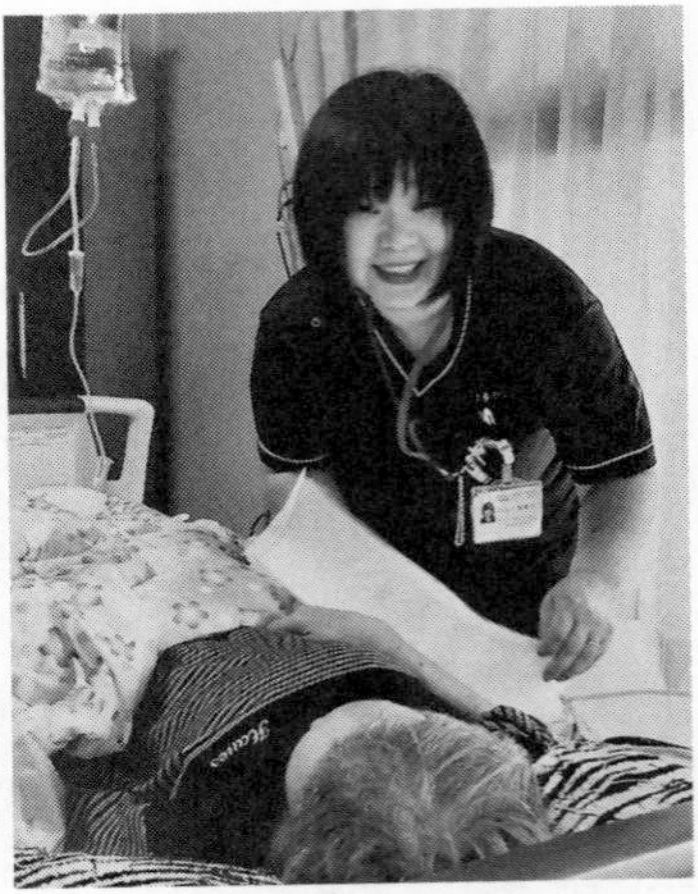

いつも笑顔で、時にはユーモアを交え、患者や家族を支援する訪問看護師の小畑雅子さん

とを訪ねた。豊岡市は急性期病院が少ないため、人口3万人から20万人未満の自治体の中では全国的にみても自宅看取り率が高く、往診可能な診療所も多い。

小畑さんは患者や家族によく話しかけ、ともに涙ぐみ、笑い飛ばす、柔らかで温かな女性だ。私が取材した「家での看取り」がうまくいかなかったケースを話すと、「患者さんの苦痛が強い時には、家で上手に緩和できる体制であるかが重要です」と、説明してくれた。

「例えばがんの末期でも本当に穏やかに逝ける場合もありますが、がんの病状によっては最期にもがくように苦しまれる方がいます。亡き義兄もそうで、即効性のある経口麻薬が服用できず、緩和が難しかった経験があります」

患者本人が家でラクに過ごせるように、そして最後まで自分のやりたいことが叶えられるように、また家族が疲労してしまわないように、在宅で過ごすための支援をしたいと小畑さんは語った。開設した訪問看護ステーション「ひかり」は、今年で11年目を迎える。

小畑さんの仕事に数度、密着取材した。

訪問看護には「寄り添ってぎゅっと抱きしめる」ようなきれいな仕事はあまりない。オムツ交換はもちろん、寝たきりの患者の便を出す業務もある。小畑さんや、同ステーションの若い看護師が患者の肛門に指を入れて刺激し、便を出す現場を見た。

１週間分たまっている時などは、１回や２回、肛門を刺激しただけではすんなり出ないこともある。オムツを何枚か重ねて広めに敷き、何回も患者の肛門に指を突っ込んで便を出す。便は少しずつ出るから、室内に便の臭いが充満していく。看護師の顔から汗がしたたり落ちる。

そしてたくさんの便が出た時に、「出た！」と家族と一緒に喜べる人でないとこの仕事は務まらない。見た目は全く美しい光景ではないが、患者や家族には心から感謝されているのが印象的だった。

患者に関わっている密度も濃いが、期間も長い。小畑さんのステーションでは、数年にわたって訪問看護を請け負うことが少なくない。

「でもコロナ禍では最後の短期間、週単位で訪問看護を利用される人も増えました。つまり看取り目的の短期集中型ということです。病院では〝10分だけ〟などの面会制限があって、『最後くらいはおうちに帰りたい』とご本人や家族が希望し、病院側も『希望されるなら……』と退院を支援されます。ただ、看取りが近いとされていた老衰や認知症の方の場合は、家に帰ったら案外元気になってしまって、〝最期〟にならなかったりもしますが」と、笑う。

小畑さんの訪問看護の中で、私が最も印象に残っているのは、山奥に一人で暮らす加悦隆夫さん（当時80代後半）だ。

2018年の夏、小畑さんと一緒に加悦さんの家を訪ねた。小畑さんはもう5年もここに通っているという。

「加悦さん、こんにちはー」

勝手知ったる我が家のようにガラガラと戸を開け、小畑さんは室内に入っていく。加悦さんは糖尿病が進行して目がほとんど見えない。10日前に風呂場で転倒し、風呂場のガラスに頭を突っ込んで大怪我をしたそうだ。電話をもらった近所の人が駆けつけた時は、あたり一面〝血の海〟だったという。今日も頭頂部に大きなガーゼが貼られている。

小畑さんが血圧を測りながら「腕が細くなったなぁ」と声をかける。

「うん、足も細くなった」と加悦さん。本当に全身がやせ細り、ガリガリだ。目が見えないため、買い物や食事、洗濯は、ホームヘルパーが行うという。医師や小畑さんは1〜2週間に1回訪ねる。相当な山奥だから近所に店はなく、ふらりと遊びに出かける場所もない。

「何か楽しみはありますか？」

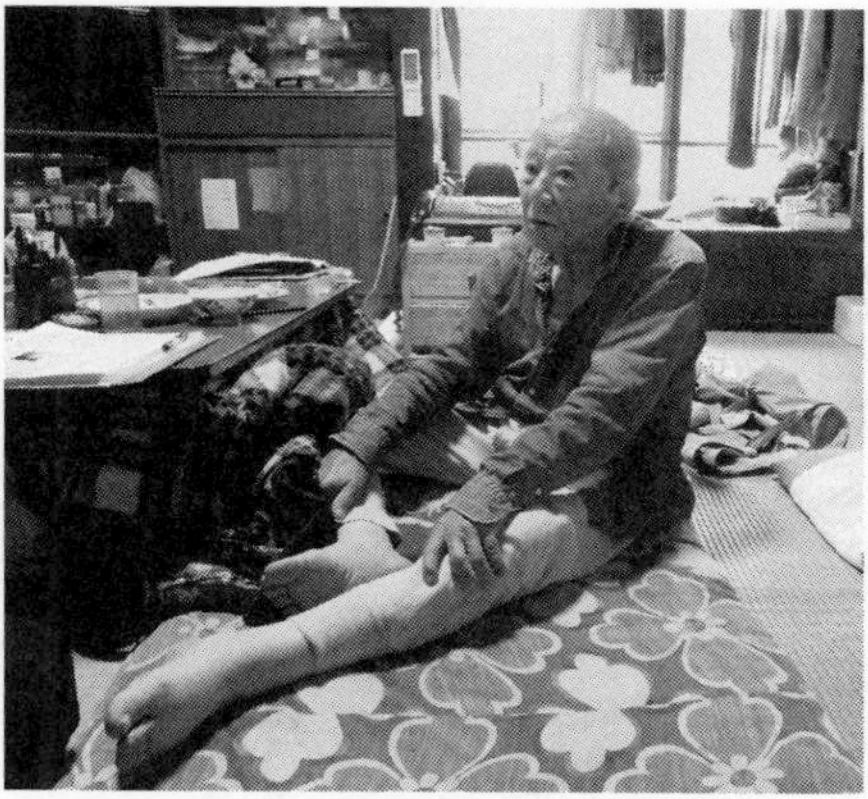
生前の加悦隆夫さん。この時は風呂場で転倒して大怪我をし、頭頂部にガーゼが貼られていた

と、私は質問した。

「ないなぁ……うん、何もない。月に1回、子どもが来てくれることだけ」

カレンダーのほうを見ながら加悦さんが言った。子どもといっても、60歳近い娘が来るのだという。「27」の日に丸がついているのだが、まだあと10日ある。その間、医療職や介護職が訪ねてくる以外、加悦さんの用事は何もなさそうだ。

だが月に1回の子どもの見舞いがうれしいらしく、「家内はワシより早く死んだけど、子どもらがよくしてくれるから……」とつぶやく。

「それではつらいことは何ですか？」

と私が聞くと、

「風呂場で転倒してから腰や足が痛い」

と、加悦さん。筋力低下で不安定なため、トイレに行くのに這っていくという。時々間に合わないことがある、と苦笑いする。

「心残りはないし、いつ死んでも構わないけど、こっちが死にたいという希望を出してもなかなかね」

「ずっと前から希望は出しているのになぁ」と小畑さん。

「家内に早く迎えに来てくれって言っているんだけど……」

加悦さんがうつむく。亡き妻から夫の厳しさを聞いていた小畑さんは「怒りすぎたんちゃう？」と笑いながら突っ込む。

妻が存命中は縦のものを横にすることもなかったそうだが、今は仏壇にソーメンが供えてある。３食、自分が食べる前にまず妻の遺影の前に置くのだという。四つん這いでしか移動できないから、かなりの労力がかかる作業だ。

静まりかえった広い家の中で、朝起きたら「おい起きたで」、夜寝る時は「もう寝るで」と妻の写真に声をかける。その様子は幸せそうには見えないが、かといって不幸にも見えなかった。

そして2020年2月12日、加悦さんは亡くなった。享年88。その6日前まで家で過ごしていたという。

小畑さんが訪問看護に訪れると、心不全が悪化して息苦しそうな加悦さんの姿があった。それでも「死ぬのを待っているからこれでいい。早く妻に会いたい」と繰り返す。

しかしそれから1週間後の2月6日、近所に住む親戚が訪ねると、室内で加悦さんが倒れていた。

「意識が朦朧としていたので、このまま家に一人、置いとけれへん（置いてはおけない）」という親戚の強い希望があった。加悦さんは病院に運ばれ、そのまま1週間後に亡くなったそうだ。

「加悦さんは『仏壇の世話をしないといけないからここにいる。それがワシの仕事だ。ここにおりたい。ここがええ』と言いながらも、内心は一人で生活することにとても不都合を感じていて、不安は強かったと思います。ですから最後は病院に行ってよかった。その2年前の夏にも医師が訪ねた際、熱中症のような状態だったんです。医師が入院を勧めると、ほっとした顔をしていました。その頃は、私が訪ねると『あんたもう帰るんか』と寂しそうな目でこちらを見てくるし、私も帰るのが忍びなくて毎回契約時間をオーバーしていました」

小畑さんはそう言って、「どんな選択も間違いではない」と付け加えた。

「在宅、病院で迎える死、いずれも患者さんとその人を大切に思う方が望まれたならば、そこが〝希望の場所〟だと思います」

「希望の場所」――という言葉が胸に響いた。孤独感も幸福感も本当のところは本人だってわからないかもしれない。ただ加悦さんにとって、亡き妻と暮らした家でお迎えが来るまでがんばることが希望だったのだ。あなたにとって希望の場所はどこだろうか。

「しろひげ在宅診療所」のある一日

ここからは、東京都江戸川区を拠点とする「しろひげ在宅診療所」の訪問診療を取り上げよう。第1章では同院院長の山中光茂医師が「〝なんちゃって在宅診療所〟が90％以上」と語ってくれた。

2022年夏、山中医師の訪問診療に密着取材した。診療にまわったのは全部で9件。どこも私にとって勉強になる事柄があった。他の診療所と何が違うのか、伝えられたらと思う。

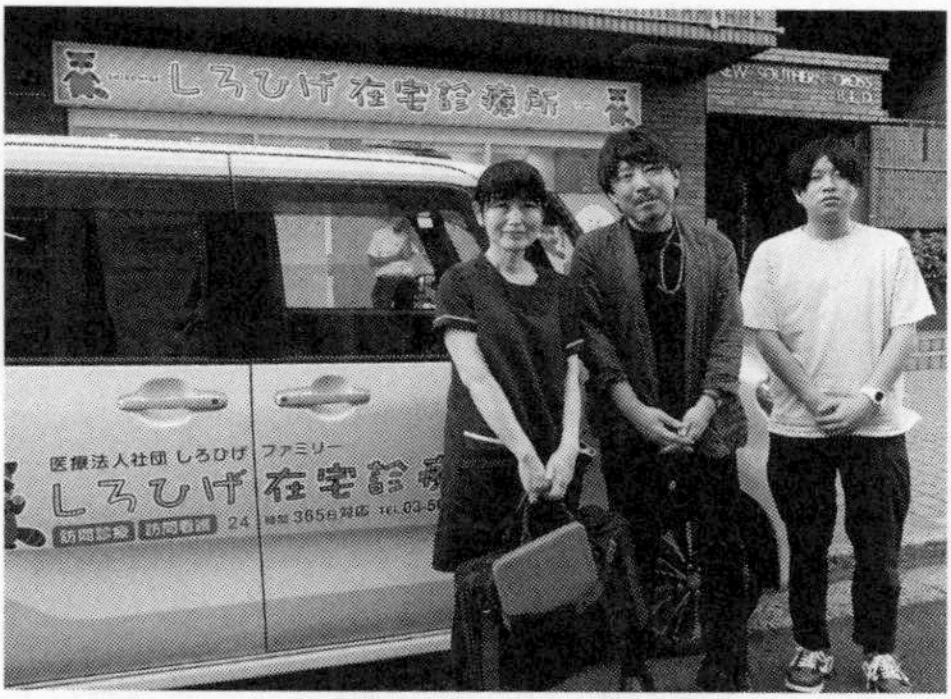

（左から）武田里絵看護師、山中光茂医師、ドライバーの所遼太さん

「おはようございます！」

朝7時50分頃、私が「しろひげ在宅診療所」を訪れると、行き交う職員の人が皆にこやかに挨拶をしてくれた。普通の医療機関であれば、この人は医師だろう看護師だろう、事務の人かな、などと想像がつくが、ここでは誰がどのような職種なのか、さっぱりわからない。そして人の顔が覚えられない。

それもそのはず、同診療所には現在およそ120人の職員がいるのである。しかも医師、看護師、栄養士、ケアマネ、相談員、事務員、運転士と実に幅広い職種だ。

「ですので、こんなふうに貼っています」

と、同診療所広報の山田真喜さんが壁を指差す。両手を広げたくらいの大きな模造紙に、職種別に職員の顔写真と名前がぺたぺたと貼られている。保育園の入園式のようなかわいい雰囲気だ。これが開院して10年、20年と経過した診療所であればまだ納得できる。けれどもしろひげ在宅診療所は2018年10月開院で、当初は山中医師をはじめ数人の職員によるスタートだったと聞いている。

「私も入社は1年半前くらいなんです」と、山田さんがニコニコして言う。

たった3年半でここまでの職員数、そして常時1200人の患者を抱えているというから驚きだ（図A参照）。東京でも患者1000人規模を診る在宅診療所はまだまだ少ない。

午前8時すぎから全体ミーティング。診療所内には職員全員が入りきらないため、一旦外に出て、また違う建物の1室に。ミーティング用のスペースを別に借りているらしい。

そこには100脚程度の折りたたみ式パイプ椅子がずらりと並ぶ。中央の壁にスクリーンがあり、患者の名前と顔、経過が映し出される。室内中央に医師が、後方には看護師、ケアマネ、相談員、栄養士、運転士が座る。たしかに〝全体〟ミーティングだ。医師が順にマイクを回しながら、自分が担当する患者について説明を行う。

「去年すい臓がんと診断された××さん。バイタル（心拍、呼吸、血圧、体温など）良好。ＡＤＬ（日常生活動作）自宅内自立。問題は食欲低下。食べられるものを食べるように伝えました。痛みに対するカロナールと医療用麻薬を導入しました」

また別の患者について。

図Ａ●患者数

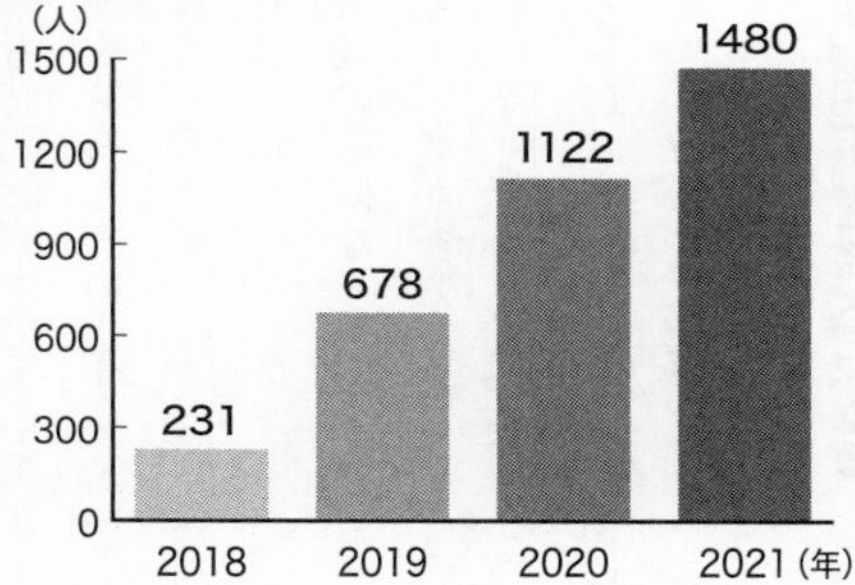

「ご本人は笑顔ですが、母親から乱暴な言動が多いと指摘されました」と、ある医師が報告すると、山中医師が「あそこ、お母様が厳しいですよね。薬を調整してほしいとよく言われますが、それほどではないという気がします」と意見を述べるシーンもあった。医師以外の看護師や相談員がマイクを持つ時もある。

ミーティング後、山中医師がこう説明する。

「主に新規患者さんや変化のあった患者さんについて話します。今年６月頃まで火曜日以外はすべて自分が夜勤（患者からの緊急連絡に備えて待機）をしていました。でも今は、ローテーションでいろいろな先生が夜勤をしますし、また日中も訪問診療中で主治医がすぐに駆けつけられない時がありますから、全体で患者さんの状態を共有しています。若いドクターにとっては、先輩医師の処方の仕方が参考にもなるでしょう。ミーティング後は医師同士で教え合ったり、ディスカッションできるという意義もありますね」

普通の病院なら医師が自分一人で把握、また訪問に向かう医師と看護師が個別に話す、というケースが多いだろう。そのなかで職員数も職種も多いこの診療所では、顔を合わせて確認する時間を大切にしている。前述したように患者数が多いのだが、顔写真とセットでスクリーンに映し出すことで記憶にも残りやすい。主治医制をとりながらも、全体で患者を支える姿勢がうかがえた。

医療用麻薬は延命になる

午前9時近く、いよいよ訪問診療に出発だ。「しろひげ在宅診療所」が有する車はなんと20台。それぞれの車が医師と看護師を乗せ、各自のルートで患者宅を訪れ、診療する（訪問診療以外にも、訪問看護師やケアマネ、栄養士が単独で車を使う場合もある）。私も山中医師、随行看護師の武田里絵さんとともに、ドライバーの所遼太さんが運転する車に乗り込んだ。

1件目は90代の女性。子どもがいないため、いとこなどの身内が常に付き添っているという。

「こんにちはー」

白衣を着ず、黒の上下に濃い色のデニムのシャツを羽織った山中医師を先頭に、武田看護師、私が入室する。目を閉じる患者の顔を見つつ、「具合どう？」「何か困っていることある？」と山中医師が声をかける。血圧などひととおりの診察後、服薬の確認。

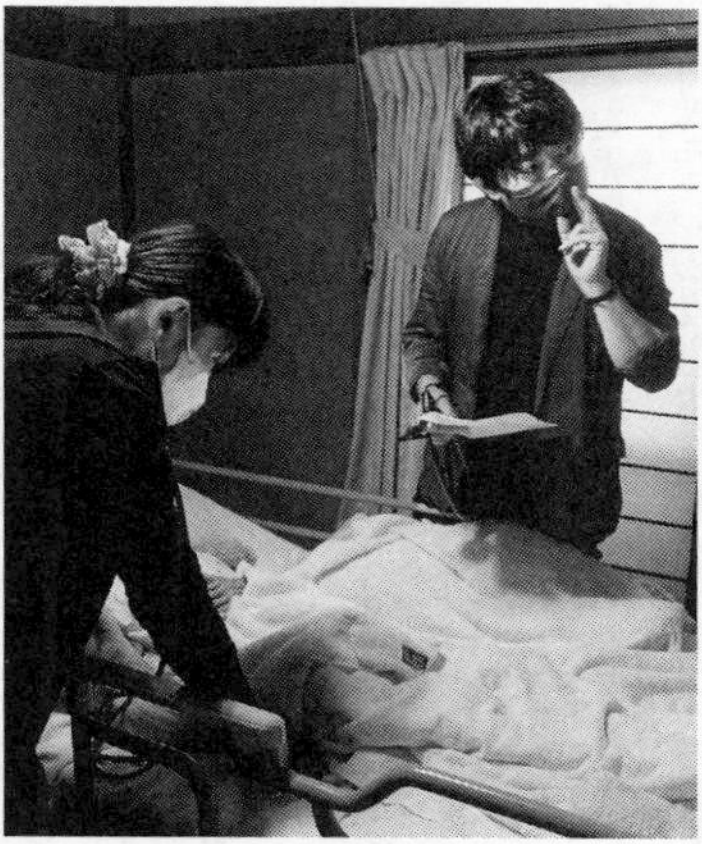
患者の様子を聞く山中医師

「睡眠薬2種類、飲んでいますか？」

「飲んでも効かないから、飲んでいません」と、付き添っていた高齢女性が答える。山中医師は「そうか……」と少し考え、「でも貼り薬は安定するから貼っといてね」と穏やかに言う。

「貼り薬は大丈夫。ヘルパーさんにお願いしているから」と、付き添いの女性。

「落ち着いてるね」

山中医師が患者の手首に触れながら言う。

「先生はいい時に来るから。私たちの苦労、知らないでしょ」

付き添い女性の不満そうな声。

「ごめんね、わからない。お医者さんが来る時は安定しているってよく言われるんだよね。お医者さんはいい時に来て、元気だねって言うだけだよね」

朗らかに笑った。

「でも先生の笑顔が栄養剤よ。いざという時は聞けるし、それはやっぱり栄養剤よ」

付き添いの女性も笑った。武田看護師も「うれしい」と微笑む。

診療が終わって車に戻ると、山中医師が「薬が効くとか効かないとかいう判断は、一般的には難しくて……」と説明する。

「今日の人は飲ませていない、ときっぱり言ってくれたからまだいいけど、隠して飲んでいなかったり、飲んだり飲まなかったりという人もいます。本当は自己判断は危ないところで、今の方には背中に統合失調症の治療薬を貼っています。それで随分状態が安定しました。在宅の現場では今、貼り薬が主流なんですよ」

2件目は60代後半の女性。ベッドに寝たきりだが、意識はしっかりしている。それどころか肌がつやつやし、50代といっても通りそうな若々しい人だった。およそ7年前に脳梗塞を発症後、頻脈、吐き気、めまいなどが起きるようになり、徐々に外出が困難になったという。

「でも血液検査の結果は優等生なんだよなあ。悪いところはないんだよ。××は飲んでいる？」

精神を安定させる薬だ。女性は首を横に振り、「気持ちが悪くなるから……」と答える。女性の夫によると、山中医師が処方するメンタル系の服薬に抵抗があるそうだ。薬がないといられなくなる状態、つまり依存するのが怖いとのこと。気持ちはわからなくもない。私だって精神安定剤や睡眠薬を飲むことに抵抗がある。山中医師は女性の枕元にしゃがみ、目線を合わせて言う。

「気持ちと体はつながっているから。飲んでラクになるなら飲んだほうがいい。強い薬、依存性のある薬は出さないようにしているから大丈夫」

またも患者の手首に触れながら話しかける。女性はあいまいな表情でうなずいた。

あとから「医療用麻薬」についても質問してみた。がんの終末期などに鎮痛剤として服薬するのだが、例えばよく知られるものとしてモルヒネを服用することに抵抗がある人が少な

くない。これに対して山中医師は、

「家にいても、体が痛い、苦しいというのは100%とれるんです。ですから抗がん剤で苦しむ患者さんはたくさん見ましたが、がんで最後まで苦しんでいる人はほとんど見ないですよ。心身の苦痛を和らげる〝緩和ケア〟って生を諦めたように思われがちですが、実は延命でもあるんです。痛みにあった医療用麻薬を適切に使うと、逆に行動も活発になるんです」

と、答えてくれた。

医療用麻薬が延命になるとは知らなかった。しかしその〝適量〟は、医師の判断により分かれるという。

これまで他での取材では、服薬量が少なくて痛みに苦しんだ患者もいるし、逆に服薬量を増やしすぎて意識が朦朧としてしまった患者もいた。また意識を失うことを恐れて、医療用麻薬を使いたがらない患者もいた。

山中医師がうなずく。

「よく聞く話ですね。そういった痛みをとるケアは通常の病院の先生は苦手だったりするんです。意識がある状態を保ちながら、痛みをとるのはすごく大事なことなんですけどね」

「薬一つですごく変わる」

3件目は40代半ばの男性。統合失調症を患っていて、肺がんの末期でもあるという。他院で「余命3か月」と宣告を受けた時から山中医師が訪問診療を開始したが、かれこれ「1年」になると聞いた。

男性は、母親と二人暮らしなのだそうだ。山中医師が玄関を開けると、人の良さそうな母親が笑顔で迎えてくれ、玄関入ってすぐの6畳程度の部屋に患者である男性があぐらをかいていた。山中医師と武田看護師が部屋に入る。私は開け放たれた部屋の扉近くの廊下で、3人を見つめていた。

なぜか男性患者の顔がこわばっている。

「本、読んでいる?」

山中医師が男性の背後にある本棚に目をやりながら声をかける。

「読んでない。……はっきり言ってダメっすよ」と、男性。

「ダメじゃない」

「幻聴が聞こえる」

私の隣で同じように室内を見つめている母親が「最近、笑顔が少なくなってねぇ」と嘆く。

男性は「なんで（デイサービスが）15時半なのか」「やっぱり（精神障害者保健福祉手帳が）1級がいい」とぶつぶつ。大好きなデイサービスに以前のように16時半までいたいのに、コロナ禍で時間が短縮になったこと、また精神障害者保健福祉手帳が1級から2級になったことが不満のようだった。本人にそれほど不利益があることとは思えないが、心を支えている何かがあるのだろう。山中医師は一つひとつ、男性と、母親に状況を確認していく。

「尾崎豊、聴いている？」

山中医師が自身のスマホを取り出し、男性患者が好きらしい尾崎豊の曲を流す。3人が円座になってそれに聴き入る。男性は身を乗り出し、一心にスマホを見つめ、やがて歌詞を口ずさんでいた。曲が終わると、

「また来ますね。尾崎、時々聴いてね」と山中医師。

武田看護師も「明日デイサービス、楽しんできてね」と声をかける。

母親が玄関先まで見送り、「先生が来ると喜ぶんです」とか細い声で言った。山中医師が「何かあったら言ってくださいね」と優しく声をかけ、玄関の扉を閉める。

私は「最近、笑顔が少なくて」という母親の言葉が気になり、車に戻っていく山中医師に尋ねてみた。「うーん」と、先ほどのことを思い出すように視線を宙に泳がせる。

「波があって、オンオフがけっこうあるんですよね。薬はテキメンに効くのですが、量を増やすと日中も寝てばかりいたり、活気がなくなったり。今日は迷いましたが、本当は量としてはもっと薬を減らしたいくらいなんです。今でもけっこう飲んでいますから。それに、今日はたしかに笑顔がなかったし、怖い言葉も言ったけれど、それなりに落ち着いているので、もう少し様子を見たいと思いました」

武田看護師も口をはさむ。

「私は彼の調子、いいと思いました。お話をしてくれるし、表情も出ていました。調子が悪い時は動かないし、かたまっちゃうし、本当に〝無〟なんですよ」

あれだけ患者がいるのによく覚えているし、見ているのだなと感心した。

「在宅医療において内服薬の調整はとても重要です。先生方は普通の外来なら全部自分一人で決めるでしょう。でもうちの診療所は、私たち看護師にも相談してくれるので、自分も一緒にかなり学んできました。薬をどれにするか、ある薬を選択して処方して、次回の訪問診療で続けるか変更するか、また量を増やすのか減らすのか。薬一つですごく変わるのを目の当たりにするから、やりがいを感じるんです」（武田看護師）

ドライバーがいるからこそ

患者宅への移動は、所さんが車を運転する。その間、山中医師はパソコンを膝の上にのせ、カルテ整理をし、武田看護師は大抵電話応対している。患者やその家族から、ひっきりなしに携帯へ連絡がくるのだ。

武田看護師の口からは「違うわよ。お母さん」「お父さんがやることは……」という言葉が出てくるので、最初はてっきり身内と話しているのかと思った。

「武田さんの場合、患者さんや家族と友達みたいだからね」と、山中医師が苦笑い。けれども真剣な口調でこうも言う。

「心配もしているんです。開院して2年くらいの間は当直を僕一人で背負ってましたね。それで往診はいいのですが、実は電話がけっこうストレスで。武田さんはそこを引き受けてくれたから助かっています。彼女が患者さんからの電話を全部受けてくれ、そのあとに自分が出動、という体制。二人でやってきたんです。だから愛人料でもこんなに払うかなというくらい、しっかり（お給料を）払っていますよ」

そこにつながるのか、と笑ってしまったが、仲の良さにうらやましくなった。

「院長、奥様より私と話す時間のほうが長いですものね」と、電話を終えた武田看護師が笑う。

「でもなぜか妻はほかの女性には嫉妬するんですけど、武田さんには嫉妬しないんだよなあ」

「ほんとそれ、どうなんですか。今度はっきりさせようかと思うんですけど」

車内で笑い声が響く。

なんてことのないようだが、こういった会話が成り立つのはドライバーの存在が大きい。私は他の医療機関でも複数回訪問診療に同行したことがあるが、大抵は医師や看護師が運転を兼務している。人件費の削減にはなるが、そうなると車内でコミュニケーションをとることが難しい。もちろん患者からの電話にも出られないだろうし、道順を間違えて、訪問の予定時刻に遅れてしまうことも実際にあった。「しろひげ在宅診療所」は、患者に対しては決まった医師（主治医）、看護師の体制をとりながら、内部では分業制が進んでいるのだ。

そんなことを考えている時、今度は山中医師の携帯が鳴った。

地域のケアマネからで、会話の途中から車内の皆に聞こえるようにスピーカーにしてくれた。コロナの疑いのある老夫婦を診てもらえないか？　という依頼だった。

最初に山中医師が「うちは緊急対応はしません」ときっぱり言う。

「でも、もしその夫婦が今後、在宅でということであれば責任をもって対処します」

緊急対応はしない、というのは一回限りの救急処置はしないという意味だ。その人を最期まで責任もって診る姿勢を貫く。

すると、「在宅に導けるように努力する」というケアマネの言葉があり、午前中の最後、5件目にその家に向かうことになった。武田看護師が患者宅に電話を入れる。

「しろひげ在宅診療所で看護師をしています武田と申します。これからうかがう時にコロナの検査をさせていただくということで、防護服を着用して入室させていただきます。お部屋の中の換気をお願いしていまして、換気扇をまわしたり、窓を開けていただきたいんです。そしてもう一つ、ゴミ袋を用意していただいて、私たちが着ていた防護服の処分をお願いできますでしょうか」

ケアマネからの情報によると、夫妻は糖尿病や認知症を患っている可能性が高いという。突然舞い込んだ案件に、密着取材中の私はドキドキしていた。

「家で診られる状態じゃない」の嘘

4件目は独居の60代後半女性。実は最初に寝たきりの女性を見た時には80代だと思ったので、あとから年齢を聞いて驚いた。しかも寝たきりになった原因は「老衰」という。

「医学的に血液検査や画像データには問題がありません。昔は人の体って50代くらいから弱ってきましたよね。今の時代は90歳でも老衰にならない人がいる一方、昔の人と同じように早くから弱ってしまう人もいるんです。この方も徐々に弱って寝たきりになり、要介護になってヘルパーさんだけは生活介助に入っていたようです。でも訪問看護や医師のような医療職は入っていなかった。そこで状態が悪くなり、地域のケアマネが我々につないでくれました」

独居で寝たきりの患者宅を訪れる場合、家の鍵はどうするのだろうと思ったら、暗証番号を入力するキーボックスで保管しているらしい。武田看護師がカルテを見ながら操作し、家の鍵を開ける。

「こんにちはー」

3人が挨拶をしながら、部屋の中に進むと、寝たままの姿勢で女性がにっこりと微笑む。3か月前に残りわずかの命と言われて、一切食べられなくなったが、今は口から食べられるようになったそうだ。

女性の鎖骨付近には直径3センチ程度の丸い埋め込みがある。「ポート」というのだと教えてもらった。
「口から摂取するのが大変になった人が、鎖骨付近の静脈からカテーテルを挿入し、ポート本体を埋め込み、栄養や薬を入れるんです。ここから針を刺すんですけど、仮に抜けたとしても血が流れることはないし、トラブルも少ない。在宅では使いやすいんですよ。ただ、この方の場合、当初は2週間程度家で点滴をしたんです。それで良くなった時に病院でポートをつけてもらい、家で最期を迎えるということで帰ってきました。でも、そしたら家で口から食べられるようになったんですよ」（山中医師）
　部屋の隅に点滴スタンドが置いてある。

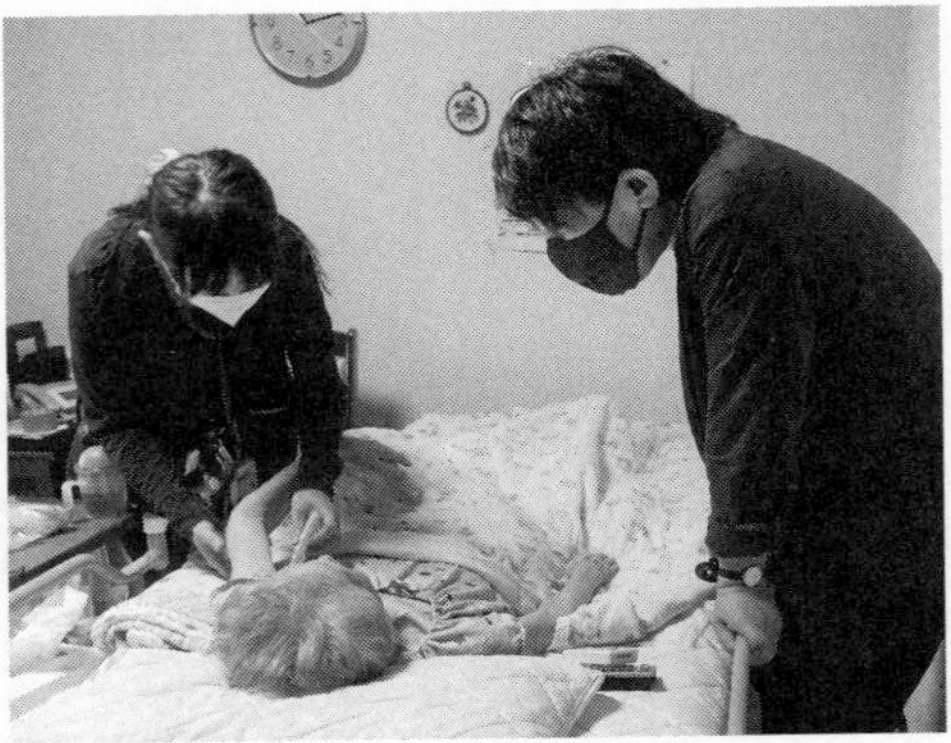
独居で寝たきりだが、患者に笑顔が見られた

　女性はくりくりとした目で、こちらを見上げる。山中医師が聴診器をあてながら尋ねる。
「美人な顔がまた美人になって。体の痛みはどう？」
「足と膝が痛い」

「元気になってくると痛みが出るね。夜は眠れてる？」

「寝つくけど朝早く起きる」

血圧を測りながら、その会話を聞いていた武田看護師が「すっごく声が出るようになってびっくり」と目を丸くする。山中医師も「今は口から食べられるんだもんね。声も出なかったのに出るようになって元気になったね」と笑う。

「ベランダからディズニーランドが見えるの。いいよ、見て」

と女性がこちらに顔を向けていい、私は「失礼します」と、ベッドが置いてある隣の部屋に足を踏み入れ、そこに面したベランダから外を眺めた。目の前に川があり、遠くにディズニーランドのビッグサンダー・マウンテンがあった。

「いい景色ですね」

私が振り返ってそう言うと、女性がまたにっこり笑う。実年齢より年をとってみえるが、目鼻立ちがくっきりした、きれいな人だった。

女性のそばに戻ると、山中医師は痛み止めの薬を出すかどうか悩んでいた。医師として薬を増やす、処方するのは簡単だろう。というより出しておいたほうが患者からの訴えが減り、管理がラクになるはずである。ところが最終的に、山中医師は薬を増やさなかった。痛み止めの薬を処方することで、せっかく戻ってきた食欲が失《う》せるのが心配なようだった。

帰り際、玄関でピンポーンと鳴った。ヘルパーさんだという。

在宅ではこうして入れ代わり立ち代わり人がやってくる。寝たきりであれば1日に複数回は誰かがくる。孤独……ではないのかもしれない。

これだけ重い病気だから、家族がいないから、家にいられるはずはないという指摘がよくされるが、それは本当なのだろうかと密着取材中何度も感じた。この女性を見ても、改めてそう思った。ベッドに横になりながら、窓の外を眺めていたその姿に、寂しさを全く感じなかったのだ。

「家で診れるはずがないと言うドクターはよくいます。そして困ったら救急搬送。ただ本来は、例えばこういう風に看護師を入れよう、ヘルパーさんにお願いしよう、点滴しよう、入浴サービスを入れようと調整するところまで含めて在宅医療の役割だと思います」（山中医師）

コロナで自宅療養――介護職が命をつなぐ

さあ次はいよいよ本日5件目、コロナ感染の疑いのある夫婦である。4件目の診療中にドライバーの所さんが道順を確認し、診療所にいる事務職とやりとりをし、時間通りに到着する。

道端で山中医師と武田看護師、私の３人が防護服に着替える。道ゆく人がちらちらとこちらを見ているのを感じた。

「笹井さん、（コロナに）抵抗ないの、すごいですね」

山中医師が私を見る。「コロナ禍の救急医療を密着取材していましたから」と言うと、あぁそうか、とうなずき、続いて「細かいことを気にしていたら訪問診療はできないんですよ」とつぶやく。それはそうだろう。ゴミ屋敷のような家も少なくないと聞いている。

古びたアパートの１階がその家だ。

まず山中医師が入り込む。続いて武田看護師がシューズカバーをして、部屋にあがる。私もそのカバーをもらって室内へ。

２部屋あり、室内あがってすぐの茶の間では妻がムスッとした顔で座っている。奥の部屋では夫がベッドに腰かけており、「のどが痛い」と山中医師に向かって言う。武田看護師はカバンを開き、診療の準備をする。妻は手持ち無沙汰な私を見て、なぜか偉そうに「これ！」と紙くずを差し出してきた。私が手袋をした手でそれを受け取ると「そこに捨てて！」と怒鳴る。

山中医師がまず夫の鼻に綿棒を入れ、コロナ検査。すぐさま陽性反応が出現。続いて妻。武田看護師が丁寧に「マスクを下げて、お鼻だけ出してもらっていいですか。お鼻から綿棒入れますね」と説明したのだが、少し綿棒を入れただけで「いってええな！」と、妻がまたもや怒鳴る。子どもがいやいやをするように、首を横に振る。武田看護師はめげずに頭をおさえて、綿棒を入れる。妻のほうもうっすらコロナ陽性反応が出た。

「二人ともコロナ陽性でしたので、保健所に報告します」と山中医師。

「薬を出します。解熱剤も。今日中に届けてもらいましょう。そして今後、月2回ずつ定期的に状態確認にきます。次回は来週訪問し、その時血液検査もさせてくださいね。もしそれまでに状態が悪くなったら、連絡もらえれば飛んできますので」

患者の立場で、医師に〝飛んでくるから〟なんて言われたら、自分ならうれしい。夫のほうは「うんうん」とうなずいている。しかし妻のほうは「ちょっと！　玄関のドア、閉めてくれないかな。風が入ってくるんだよ！」と怒っている。山中医師が「お母さん、また来るからね。薬だしとくね」と、肩に手を置く。妻はふてくされたような態度をとりつつ、「はい」と大人しく言った。

テーブルにはソース漬けのウインナーが食べかけのまま置かれている。そばにはスナック菓子やジュースも散乱していた。ケアマネも疑っていたが、糖尿病を発症してもおかしくない。山中医師の見立てでは、夫婦どちらも認知症ではないかということだった。

いずれにしても来週から訪問診療が始まり、医療職の目が行き届く。これで一件落着のはずだった。


しかし、この事例はのちにケアマネから山中医師に連絡が入った。

「濃厚接触者などの欠勤で、夫妻のもとに週末入れるヘルパーが足りない。病院への入院対象としてもらえないか」という相談の電話だった。ヘルパーとは要介護者（あるいは要支援者）に対し、食事や排泄、入浴などの介助をする介護のプロだ。

山中医師がやや大きな声で「もう少しがんばりましょうよ」と、電話口に向かって言う。コロナ禍で、動けるヘルパーの数が減っている。だからといって在宅の現場で困ったら病院に入院させてしまえ、救急車を呼んでしまえ、なんてことは絶対にできない、と繰り返す。

この日は金曜日。山中医師や武田看護師はさまざまな方面に連絡し、何とかこの夫妻のもとへ週末に生活援助に入ってもらう人を見つけようとする。介護によって生活がまわらない、すると命が守られない、だから介護によって命が守られていると言っても過言ではないのだ。

山中医師も強調する。

「在宅で患者さんの命を守る重要性を占めるのは、8割が介護職だと思います。医療職は2割程度。患者さんに接する時間も、医療職と比べて介護職のほうが圧倒的に長い。それなのに医療職は優先的にワクチン接種ができ、コロナ禍では『お医者さんありがとう』と言うでしょう。違和感がありますね。介護職の方々はものすごい危機の中で仕事をしているんです」

その通りだと思った。

1時間後、ケアマネが手を尽くして対応できるヘルパーを探し出し、この夫妻は入院せず、週末も家で過ごせることになった。

「24時間対応」を掲げるなら、仕事をせよ

密度の濃い午前中の診療を終了し、山中医師が武田看護師、ドライバーの所さん、そして私にまで蕎麦をご馳走してくれた。注文した品が来るまでの間も山中医師はカルテ整理を行う。武田看護師はまたもや患者家族からの電話応対に追われている。ドライバーの所さんは

駐車スペースを探していたため、遅れて店にやってきた。ちなみに所さんは訪問診療から帰るたびごとに「お疲れさまです」と声をかけてくれ、全員の飲み物やトイレ休憩まで配慮してくれる。合間合間に皆が真剣に各自の業務を行っているのだ。

ところで先ほどコロナにかかった夫婦に「今日中に薬を届ける」と聞いた。

在宅医療が普及するなかで「24時間体制」「配達」を掲げる薬局がぐんぐん増えてきたが、看板に偽りあり、が多いという。

「24時間対応といいながら連絡がつかなかったり、日曜日の配達はできませんと言ったり。区内で数百の薬局が24時間配達を掲げていますが、ちゃんとやっているところは数件ではないでしょうか。できないのであれば、24時間開局に伴う加算や、在宅患者訪問薬剤管理指導料はもちろんとってはいけません。でも在宅診療所の医師が来ないというトラブルと同様に、現実的には薬局でも法体制が機能していないのです」（山中医師）

薬剤指導を伴うため、配達は薬剤師が行う。だから当然、24時間開局であれば人件費が多くかかるだろう。だがそのための報酬増額ではないのか。

「在宅診療所」を掲げるなら、患者から呼ばれれば医師が往診する、「24時間開局で配達可能な薬局」を掲げるなら、常時薬剤師が薬を届ける。そんな当たり前が現実的に機能していないと知って愕然とした。

「国が制定した在宅診療所の評価基準が低すぎるのです」と、山中医師が指摘する。

24時間365日体制で往診可能で、看取り経験が豊富な医師がいるとされる「在宅緩和ケア充実診療所」は、いくつかの条件を満たすことが求められるが、「過去1年間の緊急往診の実績が15件以上かつ在宅での看取りの実績が20件以上」など、条件のハードルが低い。

しろひげ在宅診療所では年間およそ200件の看取りがあるという。この10分の1の「20件」が最高基準であれば、その何倍がんばろうと、それらの診療所がすべて同等の扱いということである。おそらく緊急往診も15件程度の基準であれば、同診療所なら1週間程度でクリアしているだろう。

ちなみに「訪問診療」と「往診」は別モノで、訪問診療は「毎週×曜日×時」と約束し、医師が定期的に訪問して診療することだ。対して「往診」は突発的・緊急的な病状の変化に対して、医師がその都度、診療を行うこと。なかには訪問診療だけの実施で、往診を行わない在宅診療所もあるとか。

「よくあるのは、在宅診療所で外来を併設し、外来中に往診ドクターを置いていないところです。そして患者さんから連絡があっても、うちの外来に来なさいとか救急車を呼んでくださいと平気で言う。それは在宅医療とはいえません」

同感である。

24時間３６５日、誠実にがんばっている在宅診療所が報われてほしいと思う。正しい評価がされれば、法の目をかいくぐって利益を追求するところは淘汰されるはずだ。

家族の負担は「ゼロ」でいい

６件目の訪問診療では、「重度の褥瘡」を目にした。褥瘡とは一般的には〝床ずれ〟と呼ばれる。同姿勢で長時間寝ていると、同じ所が長く圧迫されてしまい、血流が滞る。すると皮膚とその下の皮膚を支える組織が壊死《えし》してしまう。赤くなる、少しのただれ程度であれば、これまで目にしたことはあったが、皮膚がただれて穴が空き、周辺組織が壊死してしまう重度の褥瘡を目の当たりにしたのは初めてだった。

その家は、もともと長男夫婦と、長男の母親の三人暮らしだった。しかし長男が早くに亡くなってしまい、その後母親が寝たきりに……。そのため長男の嫁が姑を介護している。

家に一歩入ると、暗い雰囲気を感じた。実際に光が入らず暗い戸建なのだが、それ以上に空気が重い。玄関に入ると、すぐ正面に2階へあがる階段がある。階段には物が山積みでとても上れそうにない。玄関すぐ横の右側の部屋には介護ベッドが置いてあり、そこに患者である90代女性（母親）が寝ている。ベッド周辺には高さ60センチくらいの大きな人形がのっしりと2体立ち、大型の箱がそこここに転がっていて、足の踏み場がない。このような家に、介護者である嫁も一緒に暮らしているというのが信じられない気持ちだった。この奇妙で重い室内にいると、午前中に訪問したコロナ陽性の面倒な夫妻よりも、嫌悪感が膨らんでいく。1秒でも早くこの家を出たいと思った。

母親は、目をつぶって眠っていた。肌つやは良いが、山中医師が「こんにちは」と声をかけても反応がない。介護者の嫁は「お義母さん、先生だよー」と話しかける。母親への口調は優しいが、山中医師に対しては「腸は動いていますか?」「××の薬を使ったほうがいいのではないか」などピリピリとした詰問調だった。

そしてその母親には、足と仙骨部に大きな褥瘡ができていた。介護者の嫁は「働いているため、日中はデイサービスやショートステイに預けなければならない」と説明する。「そこできちんと洗えていないのではないか」と山中医師。

武田看護師が、その場でしっかりと褥瘡を洗う。見ている私のほうが体が痛くなってくるほど生々しい。けれどもここまで重度だと組織が壊死しているため、本人はすでに痛みを感じないことが多いという。

それでも目をつぶって眠っている女性はぴくぴくと動くから、多少の刺激があるのかもしれない。

嫁は、「お義母さん、がんばれー」と何度も口にする。もし私が母親の立場であれば、施設にずっと預けられるか、家にいる場合も一人でいるほうがよほどいい。嫁の雰囲気が、とても心から心配しているようには見えないからだ。

褥瘡は毎日しっかりと洗うことがポイントとのこと。それは本来、家族が行うことなのだろうか？

患者宅を出てから武田看護師に聞くと、「ご家族ができることではないので、やらなくていいんです」との答え。訪問看護師がしっかりケアをしてくれるそうだ。しかも本来訪問看護師の訪問回数には制限があるが、今回のような重度の褥瘡（真皮を越える褥瘡）の場合、医師が指示を出せば、「介護」ではなく「医療」の扱いで毎日洗浄に通ってくれるという。医療費は1～3割負担であるし、月ごとに自己負担限度額があるから、それほど高額にはならない。にもかかわらず、介護を担う嫁は、姑を「自分で看る」ことにこだわり、触らせない。嫌な言い方になるが、介護をきちんとしないと遺産分割時に影響があるのかもしれない。

けれども、医療が入らないから褥瘡は治らない。どう考えても不幸な例だと思った。

褥瘡に限らず、山中医師は家族に対して「がんばらなくていい。何もしなくていい」と声をかける。

「僕自身は家族の負担はゼロでいいと思っています。患者さんに愛情だけ注いであげてほしい。家族が（介護に）関わるな、という意味ではありません。関われるし、関わらなくてもいい、という選択肢があることが大事。でも実際は『家族がやらなくてはならない』と感じるケースがあるのは知っています。それは介護の仕組みをちゃんと使えていないんです。ケアマネや医師のレベルの問題です」

改めて「在宅医療&介護職チーム」vs.「家族」の負担割合を尋ねると、山中医師が「10対0じゃないですか」と答えた。私は思わず、えーーーっ！　と叫んでしまった。これまで取材したどの医師もそんなことは言っていなかった。「在宅に必要な〝介護力〟を介護保険でどれくらいカバーしているかというと、一般的には半分くらい」と答える医師が多い。

半分は介護保険、もう半分を家族が行うか、お金を出して介護サービスを受けるか、というイメージだ。しかし山中医師はそうではない、と言う。家族の負担はゼロで、現状の制度のなかで介護力をまかなえるという。実際に多くの家族がしろひげ在宅診療所で介護負担が軽減されているのだ。その事実が私にはただただ驚きであった。

往診数が少ない理由

同診療所では患者数１２００人のわりには往診数が少ないという。

「昼夜分業制の場合だと、自分が昼に担当していたら、夜は夜勤の先生がいるし、別にいいやと思うのかもしれない。言葉を選ばずに言うと無責任になってしまうというか。でも自分が主治医であると、夜に電話がかかってこないように昼間にちゃんとコントロールしようという意識が強く働いたり、あとは夜に苦しさが出た時に飲んでもらう薬を前もって出しておくなどの対処をします」（山中医師）

武田看護師も「自分の職場を褒めるのもどうかと思うのですが……」と言いつつ、これに同調する。

「訪問診療をやっているところは夜になるとまったく違う先生がきたり、週末に呼ばれそうな患者さんはあらかじめ病院に入院させてしまったり。でもうちは全部自分たちで診ているから、それぞれの先生が主治医としての責任感をすごくもっている。医師同士の申し送りもきちんとしますし、何があっても対応できる状況を作っているのがすごいなと思います」

医師が夜間や休日に呼ばれないように、あらかじめ緊急時の薬を処方していると書くと、人によってはラクをしているように受け取るかもしれない。けれども私はこれが双方を幸せにする方法だと思った。患者側も自分が起こり得る事態を把握できるからだ。

そして、どんな職種の人も生き生きと働いているように私には見えた。

武田看護師の言葉が心に残っている。

「私は一般的な病院とクリニックの勤務経験しかなかったので、在宅診療所で看護師がやることって何だろう、ラクなのかなと思っていました。実際に働いてみると、病院での外来と、在宅はもう全くの別もの。同じ看護師でも職種が違うという感覚です。医療的な大変さは少ないかもしれませんが、薬についても勉強するし、患者さんやご家族と関われるのが何より楽しい。私と話して『安心した』と思ってもらえれば、うれしいんです」

患者数や仕事量を増やしても、おそらくここでは褒められない。患者に対して「自分が何をしたか」が問われている。患者に直接は関わらないドライバーであっても、重視されるのは仕事の質だ。

同診療所で楽しそうに働くスタッフを見て、私も最後まで、できれば家で何らかの方法で取材を続け、原稿を書く仕事をしたいと初めて思った。今まではさまざまな理由で「それは無理だ」と思うから、そういう希望をもたなかったのだ。

家で過ごす、病院で過ごす、その先に～をやってみたい、～は最期まで続けたい、ということが誰しもあるはず。それが自分の生きる希望になるなら、患者や家族はその想いを伝えたほうがいい。「診てもらっている」とか「迷惑をかけている」と思うのではなくて、私たち患者側、家族側はもっと希望を訴えていいのだと思った。


本章の最後に、山中光茂医師について特筆したい。

私はこれまで多くの医師を取材してきた。

訪問診療を行う医師に限らず、救急医療、内科、外科をはじめ、ひととおりの各科専門医にインタビューし、さまざまなテーマのもとに記事を執筆してきた。その経験をふまえて山中光茂医師に会った時、この人は別格だと感じた。彼は細やかな気遣いとタフさ、情熱的な面とユニークな面をあわせもち、一人の人として面白い。けれども別格だと感じたのはそこではなく、どこまでも相手目線であることだった。相手とは、患者や家族、職員、社会だ。己を犠牲にし、常に誰かのために思考し、動いているように私には見えた。

多くの在宅診療所がこうであったらいいと思う。しかもそれは現実的に不可能ではないことなのだ。患者にモノ言わせない空気はない、それでいて職員の情熱に頼りきらない、患者と医療介護従事者の双方がハッピーになるスタイルを「しろひげ在宅診療所」は築いている。

だが、それを真似るには、医師が〝多少は〟己を犠牲にしなければ難しいのかもしれない。

第3章 「家で死ぬ」ために知っておきたいこと

人が死に向かう過程はさまざまで、マニュアルなどない。壁にぶつかったら、その都度医療や介護の専門職に相談するのが一番であるが、ここでは基本事項を押さえておきたい。自分の親が介護生活になった時を、もしくは自分や家族の未来を具体的にイメージできるだろうか。

困った時は地域包括支援センターへ

介護の問題、高齢者の困りごとがあれば、各自治体にある「地域包括支援センター（包括）」でまずは相談を。どんな小さな自治体にも必ず設置されており、対象地域に住んでいる65歳以上の高齢者、またはその支援のための活動に関わっている人が利用できる。相談は無料。包括がどこにあるかは、各自治体の老人福祉関連部署に問い合わせてもいいし、厚生労働省の介護サービス情報公表システム（https://www.kaigokensaku.mhlw.go.jp）でも検索できる。

包括には、保健師や社会福祉士、ケアマネジャーなどの専門家が分担して業務を行っている。ファイナンシャルプランナーの内藤眞弓さん（生活設計塾クルー）は「定年を迎える際、居住地の包括を訪ねること」を勧める。

「どの地域に住んでいるかによって使える介護サービスは異なります。ですから一つの目安としては自分が定年を迎える時に、終末期に備えて情報収集することが大切です。予行演習として親の居住地の包括に行ってもいいでしょう。例えば親に認知症の疑いがあって、病院に行きたがらないような場合でも、相談すれば訪問して認知症であるのかどうか、正確な診断へつなげてくれます（認知症初期集中支援チーム※）」

　第2章で登場した扶美さんも「親が金銭管理ができなくなった時点」で、包括に駆け込んでいる。相談する際は、事前に困っていることや解決したいことを具体的に書き出しておくこと。すると、その分野に詳しい専門家につながりやすい。

　さて日常生活で起きた高齢者の困りごとや認知症の疑いがある場合はそれでいいのだが、脳血管疾患など突発的な病気や怪我をした時はどうするか。急性期病院で治療を行った後は、回復期リハビリテーション病院などでリハビリを行い、60～180日程度で在宅へ（高齢者であれば老人ホームも選択肢）。この時は病院を退院する前に、今後介護サービスを受けられるように介護保険（次項）を申請したほうがよい。申請し、介護が必要と認定されれば介護サービス（デイサービスや訪問看護など）を受けられるが、実際に認定がおりるまでには1か月程度かかるからだ。入院中であれば病院の地域連携室や医療ソーシャルワーカー、または包括に相談を。本人が申請できない時は家族が代わりに行うか、それも難しい場合、包括や居宅介護支援事業所で申請を代行してもらうこともできる。

※認知症初期集中支援チーム――医療と介護の専門職（保健師、看護師、介護福祉士など）と認知症専門医が一丸となって、認知症の人やそれが疑われる人およびその家族を訪問して、初期の支援を包括的、集中的（6か月程度）に行い、自立生活のサポートを行うチーム

公的な介護保険の仕組み

介護保険制度は介護における家族の負担を減らし、社会全体で支えることを目的に創設され、2000年4月にスタートした。市区町村が制度を運営しており、40歳になると、この介護保険への加入が義務づけられる。介護保険料は65歳以上（第1号被保険者）は原則年金

から、40歳から64歳〈第2号被保険者〉は健康保険料の一部として徴収されている。その額は自治体と所得によって異なるが、全国平均は月額約6000円。

65歳以上であれば、要介護認定で要介護〈または要支援〉と認定されると、誰でも介護保険による介護サービスを利用できる〈第2号被保険者は、末期がんや脳血管疾患など老化が原因とされる病気〈特定疾病〉により要介護状態や要支援状態になった場合に介護サービスを受けられる〉。

介護サービスにはどのようなものがあるのか。大きく分けると6つ――▽介護サービスの利用にかかる相談、ケアプランの作成▽自宅で受けられる家事援助等のサービス▽施設などに出かけて日帰りで行うサービス▽施設などで生活〈宿泊〉しながら、長期間又は短期間受けられるサービス▽訪問、通い、宿泊を組み合わせて受けられるサービス▽福祉用具の利用にかかるサービスがある。が、行政から声をかけてもらえるわけではないので、まずは自分か家族、または包括の代行などによって「申請」しなければ何も始まらない。

居住地の市区町村窓口で要介護認定を申請すると〈前述したように本人、家族が難しければ包括や、入院中であれば病院の相談窓口でも可〉、市区町村の調査員が自宅や施設などを訪問して、心身の状態を確認するための聞き取り調査〈認定調査〉を行う。また市区町村からの依頼により、医師（かかりつけ医、いない場合は市区町村の指定医）が心身の状況について意見書（主治医意見書）を作成する。これについて自己負担はない。その後、認定調査結果や主治医意見書の一部の項目がコンピューターに入力され、全国一律の判定方法で要介護度の判定（一次判定）、一次判定結果や主治医意見書に基づき介護認定審査会による二次判定を経て、要介護度の判定が行われる流れだ。

認定は、要支援1・2から要介護1〜5までの7段階および非該当に分かれていて、この区分によって介護サービスの内容や利用限度額が異なる。もし判定結果に不満がある場合は、「不服申し立て」や「区分変更の申請」を行うこともできるが、まずは介護サービスを受けるために認定された区分で体制を整えつつ、ケアマネに相談するといいだろう。

〈要介護区分の状態目安〉

「要支援者」→要支援1と2があり、身体・精神障害により6か月にわたり継続して日常生活の一部に支障がある状態

「要介護者」→要介護1、2、3、4、5の5段階があり、身体・精神障害により6か月にわたり、日常生活の一部または全面に介助を必要としている状態（図B参照）

図B ● 要介護状態区分別の状態像

（80％以上の割合で何らかの低下が見られる日常生活能力（※））

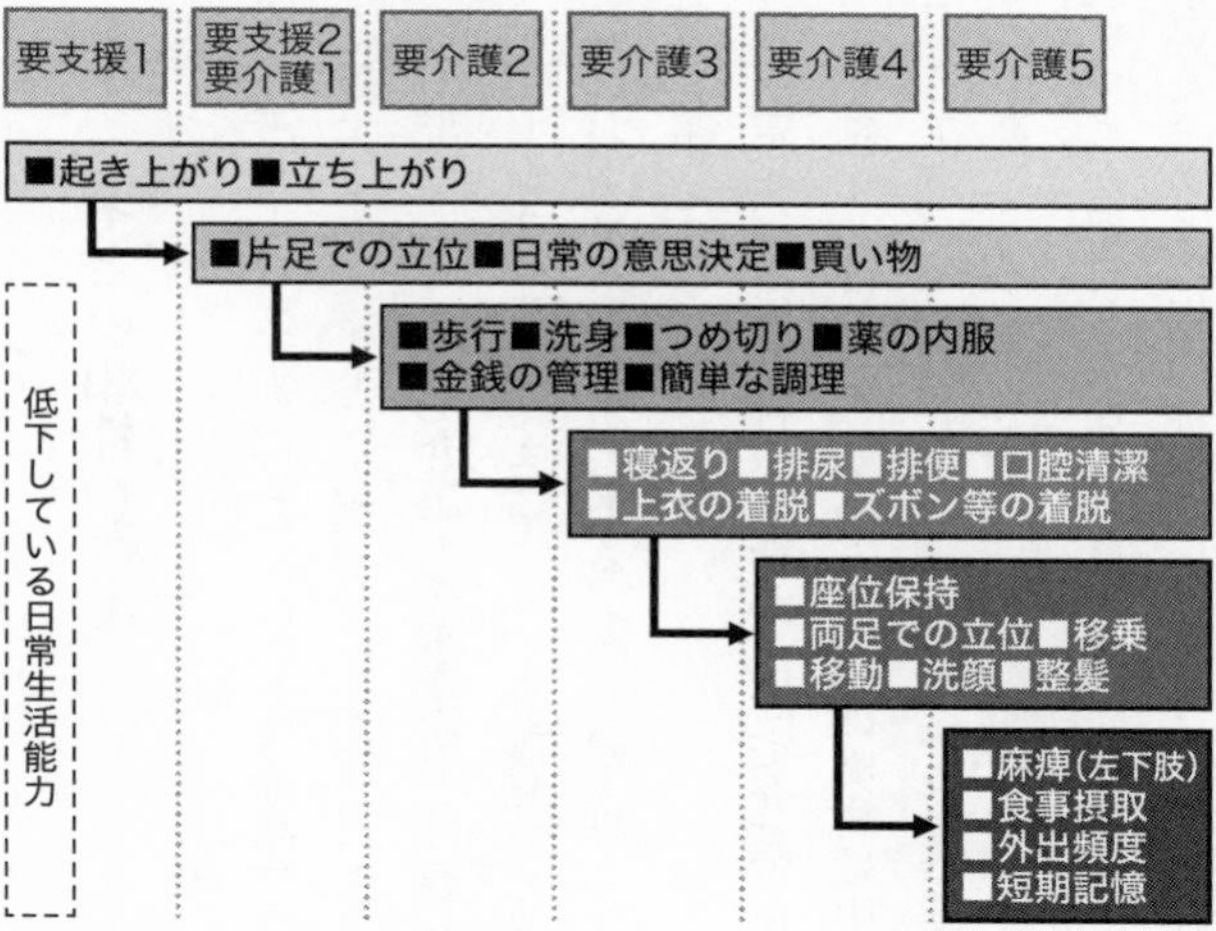

※全74項目の要介護認定調査項目において、
- 介助の項目（16項目）で、「全介助」又は「一部介助」等の選択肢
- 能力の項目（18項目）で、「できない」又は「つかまれば可」等の選択肢
- 有無の項目（40項目）で、「ある」（麻痺、拘縮など）等の選択肢

を選択している割合が80％以上になる項目について集計

注１）要介護度別の状態像の定義はない。

注２）市町村から国（介護保険総合データベース）に送信されている平成26年度の要介護認定情報に基づき集計（平成28年2月15日時点）

注３）要介護状態区分は二次判定結果に基づき集計

注４）74の各調査項目の選択肢のうち何らかの低下（「全介助」、「一部介助」等）があるものについて集計

（厚生労働省老人保健課資料より）

ケアマネとの相性

実際に介護サービスを受けるには、「要介護」認定された後、地域の「居宅介護支援事業所」に在籍するケアマネにケアプランを作ってもらわなければならない（要支援の場合は包括の職員が担当する）。居宅介護支援事業所とは要介護認定を受けた人が自宅で介護サービスなどを利用しながら生活できるよう、介護相談や必要なサービスの紹介や調整をする事業所で、全国におよそ4万か所もある（要介護1以上の認定を受けた人は、介護保険で支払われるため、無料で利用できる）。

要介護認定後、市区町村や包括から居宅介護支援事業所の一覧をもらい、ここに在籍するケアマネを選ぶわけだが、公的な施設の職員は中立の立場であるため「ここの事業所がいい」というアドバイスはしない（――というのは建前で、実態は優劣を含めた紹介もしてくれる包括が少なくない。診療所にいる医師の専門性、雰囲気など、臆せず聞いてみよう）。

これまで私が取材したなかでは事業所の選び方として「自宅から近いところ」を選ぶという人がいた。あとは専門性の高い人材の確保や24時間体制で相談を受け付けるなど質の高いケアマネジメントを実施している「特定事業所加算」を受けている事業所を選ぶという方法もある。

そして一番大切なことは、〝ケアマネ個人との相性〟だろう。ケアマネは経歴や介護に対する姿勢がさまざま。元看護師でケアマネの吉野清美さんからこんな話を聞いた。

「良かれと思っているのでしょうが、時々、本人ができることまで、なんでもやってしまうケアマネがいます。すると必然的にケアマネへの依存度が高くなり、無理な要求もするようになります。すると今度はケアマネ側の負担が重くなって『もう限界。担当を代わってほしい』と、他のケアマネにバトンタッチということに……そんな無責任な仕事の仕方があるでしょうか。これでは本当の優しさとはいえません。私たちはあくまで自立を支援する、本人の力を引き出すことが仕事です」

適切なケアマネジメントとは何か、考えさせられる言葉である。

自分にとって本当の意味で〝合う人〟は、もちろん最初はわからない。そのため要介護の判定結果に不満がある時と同様に、まずは最初に出会ったケアマネの手によって介護サービスを受けることをお勧めする。しばらくして不満に思うことがでてきたらそこで変更をすればいい。ケアマネの所属する事業所に連絡をして、別のケアマネに代えてほしいと言ってもいいし、事業所そのものの変更も可。包括に相談することもできる。

家で受けられる介護サービスとは

介護サービスは老人ホームなどの施設に入居して利用するものと、自宅での生活を基盤としながら利用するものがあるが、本書のテーマである自宅で生活しながら介護サービス（居宅介護サービス）を受ける場合はどんなものがあるだろうか。

「訪問介護、訪問入浴、訪問看護、訪問リハビリです」

と、説明してくれたのは前出のファイナンシャルプランナーの内藤眞弓さん。

「訪問介護では、定期的にホームヘルパーが自宅を訪れて身体介助や生活援助を行います。身体介助では食事介助、着替え、排泄介助などがメインとなり、生活援助は買い物、部屋の清掃、衣服の洗濯、通院の付き添いなど多岐にわたります」

ただし生活援助に関しては健康な同居家族がいると利用できないケースが一般的。ホームヘルパーは、要介護者の生活に直接必要がないものはサポートできない。室内の一般的な掃除はできても、例えば換気扇を掃除したりエアコンのフィルターをきれいにしたり、庭の草むしりなどは通常行えない。どうしてもの場合は全額自費になるが、シルバー人材センターなどに頼むほうが安価であることが多い。

そして在宅介護で受けられるサービスには、外に出て行って受ける「通所系サービス」というものもある。通所系サービスは、デイサービス（通所介護）、デイケア（通所リハビリステーション）、ショートステイの３つ。

「デイサービスではレクリエーションや食事、入浴などが利用できます。デイケアは機能回復訓練（リハビリ）に特化したサービスで理学療法士や作業療法士などの専門家が常駐し、体調や運動能力に応じた指導に当たります。ショートステイは集中的に機能回復訓練を行いたい時や家族が数日間家を空けなければならない時に短期間（最大で連続30日）施設に入所できるサービスです」

そのほか訪問・通い・宿泊を組み合わせる「小規模多機能型居宅介護」などもある。

デイサービスとショートステイの費用

デイサービスの費用は、地域や事業所の規模、滞在時間などによって異なるが、その仕組みは基本的に共通だ。介護保険が適用される「利用料」と「サービス加算（入浴介助加算、個別機能訓練加算など）」＋介護保険が適用されない「食費」「実費（オムツ、歯ブラシなど）」の合計が請求金額である。

通常規模のある事業所における利用料をみてみよう。

7時間のデイサービス（介護保険1割負担の場合）
要介護1　686円
要介護2　810円
要介護3　938円
要介護4　1067円
要介護5　1195円

ここに食費670円（実費）がプラスされた金額が1日あたりの請求金額である。入浴加算をした場合は日額105円。

このデイサービスで、利用料＋食事＋入浴のすべて合わせた1日あたりの利用者負担は、要介護1で介護保険1割負担の場合「1461円」になる。

こういったデイサービスを入れるのか入れないのか。入れる場合も週に1回、もしくは2回入れるのかは本人の希望や家族を含めた生活スタイル、経済状況、何より心身の状況にあわせてケアマネに相談するといいだろう。

ショートステイの費用も同じ仕組みで、介護保険が適用される「利用料」＋介護保険が適用されない「食費・居住費（滞在費）・実費」の合計が負担額となる。費用は居室や施設の種類によっても異なり、デイサービスよりも金額が幅広い。1泊2日で4000〜10000円が目安となる。

一例として、要介護1の人が5日間入所（個室）した場合、

利用料　611円×5日間＝3055円（介護保険1割負担の場合）
滞在費　3500円×5日間＝1万7500円
食費（3食）　1890円×5日間＝9450円
電気代（1日）　110円×5日間＝550円
テレビ貸出料（1日）　310円×5日間＝1550円
▽合計　3万2105円（1日あたり6421円）

といった具合だ。

自己負担には上限額がある

要支援・要介護度に応じて受けられる介護サービスは、支給限度額が決められている（左頁の表参照）。このなかで利用者の負担割合は40～64歳は1割、65歳以上は所得や世帯構成によって割合が変わり1～3割負担となる。この負担額は、利用した介護サービス費が要介護度に応じた範囲内に限るもの。支給限度額を超えてサービスを利用する際は全額自己負担になる。また、1割、2割、3割負担の「負担率」でもかなりの差がある。

「例えば要介護5の人が在宅で介護サービスを利用する場合、1か月の利用限度額の目安は36万2170円。自己負担割合が1割であれば3万6217円、3割であれば10万8651円となり、その差は7万円を超えます。ただし1か月あたりの介護費用の自己負担金が一定の上限を超えた時、高額介護サービス費として払い戻される制度がありますので実際にはもう少し負担が抑えられます（154頁の下表）」（ファイナンシャルプランナー・内藤さん）

● 要介護度別の限度額

要介護度	1か月の利用限度額	自己負担額（1割）
要支援1	5万320円	5032円
要支援2	10万5310円	1万531円
要介護1	16万7650円	1万6765円
要介護2	19万7050円	1万9705円
要介護3	27万480円	2万7048円
要介護4	30万9380円	3万938円
要介護5	36万2170円	3万6217円

※地域ごとの介護サービスの単価に応じて若干変わる

現役世代並みに収入があると上限額が高くなるが、課税所得380万円未満であれば1か月あたり4万4400円が上限。意外と現実的な費用で少し安心する。だが、これまで述べてきたように食費や生活実費など、介護保険対象外のサービスは全額自己負担だ。

利用者負担割合の判定チャート

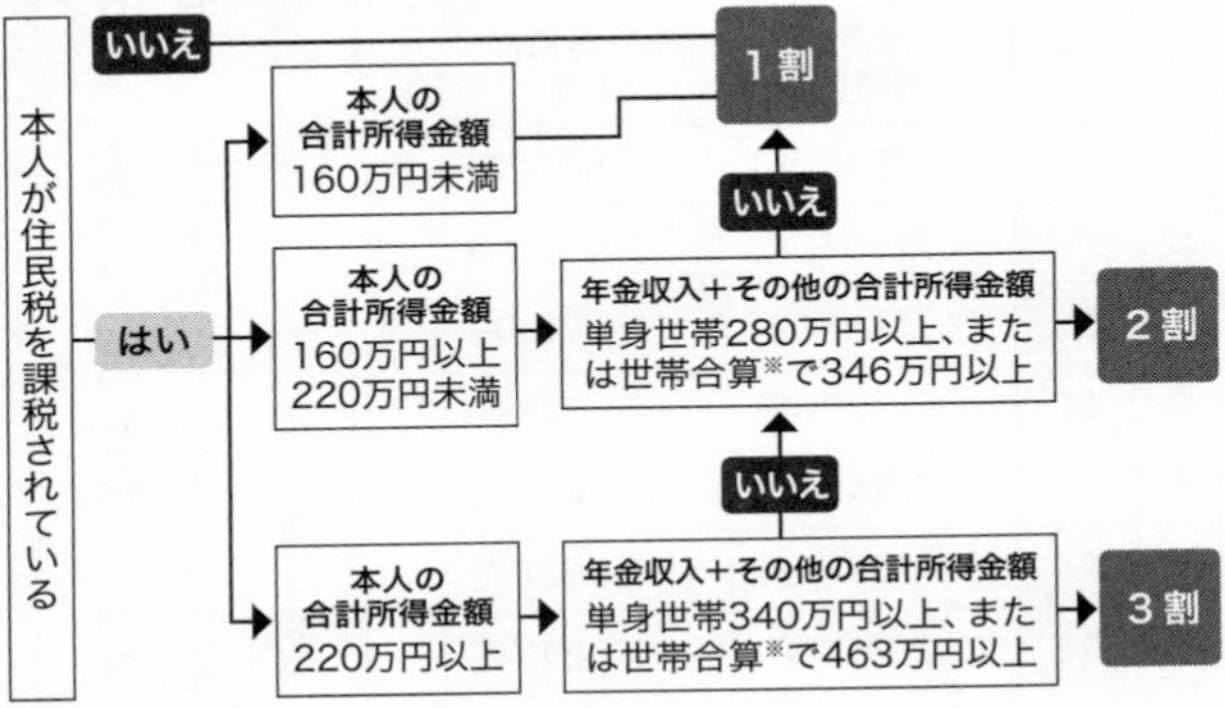

※65歳以上の人が2人以上いる世帯の、65歳以上の人の所得等を合算

高額介護サービス費

収入要件	世帯の上限（月額）
課税所得690万円（年収約1160万円）以上	140,100円
課税所得380万円（年収約770万円）以上～課税所得690万円（年収約1160万円）未満	93,000円
市町村民税課税～課税所得380万円（年収約770万円）未満	44,400円
世帯全員が市町村民税非課税等	24,600円
世帯全員が市町村民税非課税かつ「前年の公的年金等収入金額＋その他の合計所得金額の合計が80万円以下」等	24,600円（世帯） 15,000円（個人）
生活保護受給等	15,000円（個人・世帯）

※世帯とは、住民基本台帳上の世帯員で、介護サービスを利用した人全員の負担合計の上限額。個人とは、介護サービスを利用した本人の負担上限額

（上図、下表ともファイナンシャルプランナーの内藤眞弓さんより提供）

介護保険では自宅で要介護者が住みやすくするための段差の解消、手すりの取り付け、引き戸などへの扉の取り替えなどの「住宅改修の補助」も受けられる。支給限度基準は20万円で、例えば改修費が10万円で自己負担割合が1割なら1万円。そのほか自宅で介護を行いやすくするための福祉用具貸与（特殊寝台、床ずれ防止用具、手すり、車椅子、歩行器など）もある。また腰掛け便座や入浴補助用具など入浴や排泄に用いる商品は1年間に10万円まで購入費が支給される。2万円の浴室の椅子を購入するなら、介護保険1割負担の場合2000円ということだ。

こちらも介護サービスの中から本人の希望や状態に合わせてケアマネと相談しながら選択したい。

老人ホームに入るという選択

本書は「家で死ぬ」ことにフォーカスしているが、施設についても簡単にふれておきたい。

公的施設で数が多く、最も広く知られているのが「特別養護老人ホーム（特養）」だ。入居対象者は「要介護3以上」で、常時介護を必要とする高齢者のための生活施設。入居費が発生せず、月々の費用がおよそ年金でまかなえるくらいの安価であるため人気が高く、入居待ちになることも多い。そのほか医療ケアを重点的に行う「介護老人保健施設（老健）」「介護療養型医療施設」は、終身制である特養と違い、回復を目指す一時的な意味合いが強い。特に老健は原則3～6か月間の入所で、あくまで〝家に戻るためのリハビリ〟という位置づけだ。

介護が必要であるのにこれらに入れない場合は、民間の「有料老人ホーム」が選択肢にあがる。老人ホームでは大きく二つのタイプ――要介護度が低く自由度が高いかわりに外部の事業所と別契約する「住宅型」と、施設スタッフが24時間体制で介護サービスを提供する「介護型」に分かれるが、家にいるよりも当然コストはかかる。ファイナンシャルプランナーの内藤さんは「お世話代と安全代」と説明する。

「施設入所の場合、施設の種類別、要介護度別にかかる費用が決まりますが、そのサービス費用の1～3割と食費、居住費、日常生活費が利用者の負担になります。療養型の病院でも、高齢者施設でも、人にお世話をしてもらい、安全面、セキュリティが配慮されていますから、そのぶん割高になります」

気をつけたいのが、「将来は周りに迷惑をかけたくないので施設に入りたい」と希望する、わりと経済的に余裕のある男性。内藤さんのもとに相談に訪れる人の中には、「施設に入居してからの自分」をイメージできていない人が多いという。

「話をうかがうと、お金のかわりに手厚いケアが受けられて美味しいものが食べられて……というイメージなんですね。もちろんそういったメリットもあるかもしれませんが、施設は楽しむ場所というより日常生活を送るところです。まして集団生活で〝人付き合い〟があることを忘れてはいけません。どこでも楽しめる、みんなから愛される、人気者になるようなタイプはいいのですが、こだわりが強い人は家を改造して、施設と同じようなサービスを家で受けることをお勧めしています」

それでも施設入所を希望する場合はもちろん自由だが、もし退所を希望する事態になった時にどの程度のお金が戻ってくるか、そしてそういった費用を失っても、今後の生活がまわっていくのかをあらかじめ計算したい。

「失敗した時のキャッシュフローを把握してから施設に入居することが大切です。また施設により値付けはいろいろ。手厚い看護と引き換えに入居金や月々の利用料が高かったり、介護度が高い人に合わせて、介護度が低い時も高い利用料を払わなければいけなかったり、もしくは介護を要する人と自立した人の費用が異なるところなどがあるので、月並みですがよく検討してください」

家で死にたいと思ったら

ところで内藤さん自身は現在、「家で死にたい」という意思があるという。

「実は子育て期は老人ホームに入る気満々だったんです。それは今考えれば家事がいやで、上げ膳据え膳の環境に憧れていたのかもしれません。でも子どもの手が離れて、自由な時間ばかりになってくると、この生活を手放したくないと思うようになりました。私は自営業の期間が長く、年金額が少ない。ですから働ける限りは働いて年金受給を後ろ倒しにして、介護サービスと自費を組み合わせて家で死ねるように、と計画しています」

そして「家で死ぬ」際にお世話になるのが、これまで記した包括、ケアマネ、ホームヘルパーに加えて、「訪問医」と「訪問看護師」の医療職だ。どう探すのがよいだろうか。

「私はこれまでとても健康で大病もなく、60歳を超えてもかかりつけ医がいなかったのです。けれど先日、突発的な疾患になり、偶然行った近所の病院がよい先生で、しかもその先生が訪問診療をしていることを知りました。これは本当にたまたまなので、医師を探すにはワクチン接種をクリニックで受けてみるとか、特定健診に行ってそこで医師や職員の対応をみて考えるのがいいかと思います」

もちろん包括で情報収集をしたり、市区町村の窓口で相談してもいい。入院中だったり、通院している病院があれば、そこの相談窓口（地域医療連携室）にいる医療ソーシャルワーカーが、在宅医探しに協力してくれるだろう。また、現場をよく知るケアマネやヘルパーなどの介護職に尋ねるのも良い。

さて、介護保険についてはこれまで説明したが、実は医師に自宅まで診療に来てもらう往診や訪問診療は基本的に「医療保険」が適用される。ただし医療の専門家（医師や薬剤師、管理栄養士、歯科衛生士など）が定期的に訪問し、療養上の健康管理や健康維持について指導や相談にのる「居宅療養管理指導」とよばれるものは介護保険が適用される。一方で訪問看護は介護保険が優先されるが、特定疾病に認められると医療保険の適用のもと利用回数が増えたり、終末期でも医師が判断すれば医療保険を利用した訪問看護を受けることができる。

このように家で死に向かう際は、医療保険と介護保険を使い分けて医療や介護のサービスを受けることができる。そして頭に入れておいてほしいのは、介護サービスと同様、保険適用の医療費にも自己負担の限度額が決められていることだ。

「医療費の場合は、高額療養費制度というものがあり、所得によって自己負担限度額が月ごとに決められています。現役世代の方は、自分のことだけでなく親に関して医療・介護ともに1割、2割、3割負担といった負担率・負担額の上限がいくらになるのか、確認しておいてください。現在の70歳80歳ですと、終末期のことを尋ねようとしても『保険に入っているから』『ちゃんと迷惑をかけないようにしているから』などとあいまいな返答になりがちです。親が元気なうちに年金や預貯金といった手持ちの財産でどの程度まかなえるのか、施設や家にいたいなど希望はあるのか、きょうだいが集まった時に聞くといいでしょう。『亡くなってほしいわけではもちろんなくて、お父さん、お母さんが今まで貯めてきたお金を望むような形で使いたいから教えてほしい』と切り出すといいのでは」(内藤さん)

そして子どもが年老いた親の願いを叶えたいと思っても、親の介護は基本親のお金でまかなうこと、もしお金が最低限しかない場合は〝ないなりのプラン〟を立てることが重要だ。ないなりのプランとは、入院であれば個室を使わない、介護で施設入所を検討する場合は特養を選択肢に入れる、介護サービスは支給限度額以内で優先順位を工夫する、どうしても不足がある場合はきょうだい間でいくらまで援助できるか話し合うなどといったことである。

おひとりさまの備え――自分の判断が不十分になった時のために

未婚率の増加や核家族化の影響で単独世帯、いわゆる「おひとりさま」が近年、急激に増加している。総務省の推計では２０４０年には単独世帯の割合が40%に達するとされている。もし自分が一人きりになった時、心配になるのはさまざまな判断能力の衰えである。第２章冒頭ではのぶよさん（80代）が財産管理できなくなった時、娘の扶美さん（60代）が後見人になった。このケースは本人の判断能力が衰えた時に、扶美さんが家庭裁判所に申し立てをして認定された形だが、本人の判断能力が衰える前に、本人が自分の意思で財産管理や生活上の事務を任せる任意後見人をあらかじめ決めることもできる（任意後見制度）。

しかし、将来的に「判断能力が衰えた時」が、自分ではわからない。

「ですから、任意後見契約を結ぶ際、『見守り契約』も締結しておくと安心です。毎月数千～数万円のコストがかかりますが、本人の健康状態を把握し、いよいよ判断能力が不十分になった後に任意後見人が定められた事務を行うのです。ただ亡くなった時点で任意後見契約が終了してしまうので、おひとりさまの場合は、死後の事務処理を取り決める死後事務委任

契約もされたほうがいいと思います」(内藤さん)

死後事務委任契約は、死亡届や年金受給の停止、葬儀、埋葬の手配、相続人や関係者への連絡など、委任したい内容を生前に決めておける。家族や親族がいない、あるいは頼れない場合、行政書士や弁護士といった専門家に依頼しておくといいだろう。

在宅を支える人たち

ここまで事務手続きを主に取り上げてきたが、ここからは「在宅を支える人」を紹介しよう。家で死ぬ時には、医師、看護師、ケアマネ、ホームヘルパーがコアに関わる。

【医師】

まずは「医師」についてだが、前述したように医師が行う「訪問診療」と「往診」はその意味合いが異なることを知っておきたい。

「訪問診療」は定期的かつ計画的に医師が患者の自宅を訪問して診療すること、「往診」は急変時などの緊急事態に、患者や家族から依頼があった場合に訪問して診療することである。

訪問診療は、「在宅診療」を掲げているところであればやってくれるだろう。問題は、突発的に発生する「往診」である。ここで来てくれない医師が多いということも、すでに述べた。しばしばメディアでは〈3人以上の在宅医が勤務していて、往診や看取りの実績がある「在宅療養支援診療所」か「在宅療養支援病院」を掲げる医療機関を選ぼう〉と報じられるが、そういったところでも本当に夜間に連絡がとれるのか、そのうえ往診までしてくれるのかと考えると心もとない。けれども、現状では「これだ」という選択肢はなく、患者や家族が根気よく探すしかないのだ。

しろひげ在宅診療所の山中光茂医師は、在宅を支える理由として二つの思いを述べていた。一つは年を取ったり、病状が重くなって「病院に行くのが大変な患者」を支援すること。当たり前に感じるだろうか。現状は〝支えられていない患者〟が多数である。

「病院の先生は例えば『放射線治療のために毎日来てね』と軽く言う。それに対してある患者さんが『受診するのが大変なんです』と打ち明けたら、『人によっては病院の近くに泊まってでも来るよ』と医師が答えたそうです。病院側はどんな病状でも来させる、来ないなら寿命が縮まるかもね、という言い方をけっこうします。けれども在宅診療は本来、高度医療。

診られなくなったら病院に搬送するとか、画像検査に行ってと安易に専門領域に渡すのではなくて、どんな病状でも訪問して診ていこうという思いを私たちはもっています」

もう一つは、「いつも同じ人が診る」ということ。

「自分の家族だったら、当然昼も夜も同じ先生に診てもらいたい。日頃から状態をわかっているドクターが、また一時的なバイトではなく責任感をもったドクターがその人を診る、責任をもって看取るというのが一番本人を幸せにすると思います」

医師も人間だからミスをするし、感情的になったり、性格が合わない時もあるだろう。パーフェクトな人はいない。それを理解した上で、自分の身を託せる医師を探してほしいと私は思う。死ぬまでに時間が限られていても、だ。

ちなみに、定期的に訪問して診てもらっている医師がいるなら、家で一人で死んでも「不審死」にはならない。その医師が死亡診断書を書いてくれる。かかりつけ医がいなかったり診療を受けずに死亡した場合は、医師による検死や、死因を特定するために死体検案書が発行され詳しく調べる流れになる。

【訪問看護師】

次に、医師に付き添って、あるいは単独で患者宅を訪れる看護師の役割は何だろうか。

看護師による「訪問看護」とは、患者宅に訪問して、患者の健康状態の観察や、病状悪化の防止や回復に向けた措置のほか、訪問医の指示を受けて点滴・注射などの医療措置や痛みの軽減、服薬管理、リハビリなど、療養環境を整えるサポートをすること。子どもから高齢者まで、病状や障害が軽くても重くても、医師の指示があれば訪問看護が受けられる。もし「家で最期まで」と考える際に訪問看護をお願いするなら、24時間３６５日体制の訪問看護ステーションに依頼するといい。

受けられる回数は、介護保険の場合と医療保険の場合とで変わるが、訪問看護に関しては介護保険が優先される。介護保険の場合はケアプランに沿って1回の訪問は20分、30分、1時間、1時間半の4区分。医療保険の場合は通常週3回までで、1回の訪問時間は30分から1時間半程度だ。ただし厚生労働大臣が定める疾病等や特別訪問看護指示書が発行されると回数制限はない。

病院勤務の看護師としてキャリアを積んでいた小畑雅子さんが在宅療養を支援しようと思ったのは、実父の正彌さんの死がきっかけだった。

まだ介護保険がスタートする前の1994年のことである。

「私が初めて父の病気に気づいたのはお正月に帰省した時でした。『ここ（肝臓）が腫れるのはおかしいんか？』と父に聞かれたんです。外から触れると、硬くて大きなものがあってショックで。翌日、病院でがんと判明、今日明日に何かあってもおかしくないと言われました。母は肝臓にたくさんの腫瘍があるCTを見せられて〝もうアカン〟と思ったそうです」

原発不明の多発性肝がんだった。

このとき雅子さんは初めて家族として医療現場に入り、看護師や医師の姿を見たという。

「父は残された時間を家で、家族と一緒に過ごしたいと望んでいると感じました。ですが痛みの緩和や急変時の問題、当時は往診を依頼する医師もいない、病院から家までの距離が車で40分と遠いことも不安でした。主治医はそんな気持ちに理解を示してくださり、座薬での鎮痛、輸液指示と点滴を私が実施することの許可を出してくださいました。また何か起これば優先的に入院できると約束してくれました。医療者側の配慮と励ましで、父を家に連れて帰る決心ができたのです。私も職場の理解と協力を得て休暇をもらい、父を看護する覚悟を決めて帰省しました」

しかし、進行がん末期の正彌さんは衰弱が進み、次々に苦痛症状が現れた。

「少量しか食べられず、どんどん痩せていく父の姿に不安は増していくばかりでした。これからどうなるんだろう、私は父を苦痛からまもれるんだろうか、と。やがて父に激しい倦怠感や血尿、転移したと思われる鎖骨部には〝キリで刺されるような〟痛みが出現しました。当時の鎮痛剤による緩和が限界になったのです。普段穏やかな父が痛みでイライラし、私に対して『(看護師の)お前でもどうにもならんのか!』と言い放った時は涙が出て……。病院ならば、父はもう少しラクに過ごせるのではないかと、幾度も自問しました。主治医へ相談すると、『ご家庭では限界なので入院しましょう』と勧められましたが、父はそれでも『家にいたい』と言いました。けれども入院を選びました。もし在宅で緩和ができていれば、父を入院させることはなかったと思います」

正彌さんが入院すると、雅子さんは高熱を出して2日間寝込んでしまった。入院することで自分一人で請け負う体制から逃れられ、ほっとして気がゆるんで、高熱が出てしまったのだ。当時の日々をこう振り返る。

「看護師の自分でも、訪問看護師からサポートを受けられない現実は体調を崩すほどにハードでした。あの時、支援を受けられたなら、医療上の悩みや迷いを共有でき、不安や負担が軽くなったに違いありません。そして今は在宅で緩和ケア(医療用麻薬の使用)が実践できるようになり、穏やかに過ごせるケースがほとんどです」

正彌さんはそのまま病院で最期を迎えた。がん発覚からわずか1か月、65歳だった。最期は大きな息を吐き、泣き顔のように顔をゆがめて、両目から涙が流れたという。

「筋肉の収縮により起こったといわれればそうかもしれませんが、私には父が別れがつらくて泣いたのではないかと感じられました。でも息を引き取った後の父の顔は、安らかな優しい顔でした。在宅でも病院でも最期ができるだけ苦痛なく、穏やかであることが大切だと感じる契機になったと思います」

在宅支援を始めて今年で11年になるが、「実は家での看取りを勧める気持ちは全くないんです」と言う。

「その人が望まれたところで最期を迎えられるのが幸いだと思います。だから最期の時を大切に生きてもらえるように、その時々のさまざまな選択を助けることも、私たちの重要な仕事だと思っていて、どっちが良いとか、どうあるべき、という主観をもたないようにしています。そして最期の時期に心は揺れて当たり前で、悩みも不安も全て肯定し、対話することに努めています」

患者本人がラクに過ごせるように、そして最後まで自分のやりたいことが叶えられるように、また家族が疲弊してしまわないように、雅子さんは支援を続けている。

【ケアマネジャー】

ケアマネジャー（ケアマネ）も在宅を支える核となる職種だ。「要介護認定（あるいは要支援認定）を受けた人」に必要なことを見極め、医療従事者とつなぎ、各種介護サービスも利用できるように全般的な支援を行う。余談だが、ケアマネやヘルパーは「患者さん」ではなく、「利用者さん」と呼ぶ。〝介護保険を利用している〟という意味なのだろう。

ケアマネの吉野清美さんは元看護師であるが、「私は看護師よりフリーで動けて楽しいと感じる」と話す。

「訪問看護師の場合は週何回、何時間訪問と、要介護度などに応じて定められますが、ケアマネは利用者さんと月極契約し、支援を行います。ですから業務範囲も人によってさまざま。そのぶん仕事が無制限に増えやすく、〝困った時の雑用係〟ともいえますが、一人一人と密に関われます。お医者さんや看護師さん、ヘルパーさんは利用者さんと〝治療やケア、家事をしながら〟話しますが、私は目と目を合わせて話を聞くのが仕事。そういう中で『あなたに会えて幸せだった』と、利用者さんやご家族から言われるとありがたいなーって思うんです」

ここにいられて、ケアマネの仕事ができて、社会にとって役立ってうれしい――吉野さんは幾度もそう繰り返す。彼女には、そう感じる原点があった。

吉野さんは20代の頃に看護師として病院で勤務していたが、現場がいやでたまらなかったという。

「消化器内科の配属でした。そこはがん患者の人が多く、20年以上前のことですから、当時は助からない人が少なくありませんでした。患者さんたちは吐血したり、下血したり治療に苦しんでいて……家に帰りたいと言っていました。けれども当時の医療は〝長く生かすこと〟が目的。もう助からないと思われる人に対して心臓マッサージを何十分も行い、家族がそれを見て『止めてください』と叫ぶケースも。壮絶な最期を目にしました。だから当時から患者さんを家に帰す仕事がしたいと思っていたんです」

やがて吉野さんは在宅を支える訪問看護ステーションに転職し、さらに2000年、介護保険制度創設とともにケアマネの資格を取得する。

さまざまな利用者と関わり、ケアマネとしてのキャリアを10年以上積んだ頃、吉野さんはある日突然、道端で倒れた。今から8年前の年末、47歳の時のことだった。

「貧血性のショックでした。あとから検査で、正常値の半分くらいのヘモグロビン濃度（貧血の目安となる値）であることがわかりました。実はその日の朝、トイレであれっ、色がおかしい、下血しているかもしれないという気がしたんです。今思えば、その前夜に忘年会でアルコールを飲んだので、刺激したのかもしれません。とはいえ年の瀬で忙しくしていた時だったので、その日は普通に仕事に出かけたんです。そしたら倒れてしまって、道ゆく人が救急車を呼んでくれました」

だが救急隊員が近隣の病院に連絡しても、年末のためどこの病院も通常診療を受け付けてくれない。受け入れてくれる病院が見つからず、救急車の中で時間だけが過ぎていく。しばらくして血圧などの状態が落ち着き、吉野さんは「自分で病院を探します」と救急隊員に告げ、救急車を降りた。

そして医師会が運営する休日診療所を受診し、「大きな病院に紹介状を書いてほしい」と頼んだ。

医師からはこう言われた。

「見た目、元気そうじゃない。大丈夫でしょう。年明けの受診にしたら？」

吉野さんはしばらく考えて、医師の目を真剣に見つめた。

「先生、私は年明けまで生きていますか？」

するど医師がしぶしぶ紹介状を書いてくれたという。

「その時は脈も速いし、（体の中で）出血しているんだろうなと思っていました。その後、大きな病院で採血をしたらひどい値で、その日のうちに内視鏡検査をすることになりました。案の定、胃から出血していて……。消化器内科に勤めていましたから、画像を見て、胃がんで、それもすごく悪い状態だとすぐにわかったんです。先生もストレートに告知してくださいました。外科の先生からは『もううちには帰せないし、すぐ入院して絶対安静だ』と言われたのですが、私はケアマネの仕事があり、たくさんの利用者さんを抱えていたので、『家に帰って仕事を片付けたいです』と言いました。すると内科の先生が『帰っていいよ』と許可してくれました」

その年末年始、吉野さんは猛烈な勢いで抱えている仕事を片付けた。自分が担当している利用者（患者）をすべて別のケアマネに申し送りしたという。

年明け、胃の全摘手術を受けた。そして1か月の入院を経て帰宅。

「転移はなかったのですが、非常に悪い状態だったので、知り合いの先生から『吉野さん、今年の夏までもたないいんじゃないの？』と言われました。その時、私には高校2年生の子と中学3年生の双子がいて、まずは中学生の子どもたちの卒業式を見届けよう、それから高校生の子どものため大学受験の準備をしようと決めて、家で過ごしながらやることをどんどん進めました」

夏が過ぎたら、今度は次の目標を立てて日々を過ごす。気づいたら、それから8年経っていた。その間、「来年はないかもしれないから」と、いつも1年早く動いていたのだ。

「病院ではやりたいことや仕事はできませんよね。だから家に帰りたかったですし、たとえやることが終わっても、子どもとの生活、飼っている犬や猫の世話がありましたから、病院にいるのは嫌だと思いました」

病院では〝レールの上に乗せられて、物のようにさばかれていく感じだった〟という。

「医療従事者は身体面だけでなく、もう少し全人的に患者さんを診るべきです。そして患者さんも、もっと自ら『こういう生き方をしたい』と医療者に言ったほうがいい。8年前に自分が倒れた時、『年明け受診では間に合わないかもしれない、今日受診したいです』と言わなかったら、私は死んでいたかもしれません。胃がんとわかって医師に勧められるまま入院して二度と家に帰れなかったら、後悔が残る人生だったと思います。あの時、『私、家に帰ります』と言えてよかった。自分の思いをきちんと伝えることが大切だと思います」

家で死ぬことの良さは、患者本人が「やりたいこと」ができることだ。今、この状態で吉野さんのように道端で倒れ、そのまま病院で最期を迎えるとしたら——私もやっぱり一度は家に帰りたい。生活の締めくくりはできれば自分の手で行いたい。吉野さんの話を聞いて、心からそう思った。

【ホームヘルパー】

家での療養中、最も日常生活を支えてくれるのが訪問介護（ホームヘルプサービス）だ。訪問介護とは文字通り、ホームヘルパー（ヘルパー）に自宅に来てもらって、必要な介護サービスを行ってもらうこと。その介護サービスは、大きく分けると「身体介護」と「生活援助」がある。キャリア17年の坪井貴昭さんが説明してくれた。

「身体介護はお風呂に入れたり、オムツを替えるなどの排泄介助ですね。認知症がある方の着替えを手伝ったり、デイサービスのお迎えバスに連れて行ったり、そのほか服薬や食事の介助もあります。生活援助は掃除、洗濯、調理といった身体に触れない範囲の身の回りのお世話があります」

介護保険によるサービスになるため、基本的にはケアマネが計画したプランに沿って行うが、「介護保険の適用外」を頼む人も少なくないという。

「よくあるのが掃除。介護サービスでは、掃除機をかける、テーブルを拭く、床にフローリングモップをかけるといった程度なのですが、エアコンのフィルターのほこりをとってほしいとか、換気扇の掃除、庭の草むしりをしてほしいといったことを頼まれることがあります。もちろん呼吸器に問題がある人で、そういった指示がケアプランに盛り込まれていればいいのですが、大抵はそうではないので、説明してお断りします。もしくは全額自費で承ることもできますが、高くなってしまうので……」

介護保険で自己負担が1割の人であれば、掃除1時間でおよそ300円。しかし換気扇や庭を掃除してほしくて、全額自費で一時間掃除してもらうとなると、これが3000円になってしまう。それならばシルバー人材センターなどに頼んだほうが安価ではあるが、「知らない人よりは」ということで、ヘルパーに頼む人もいるそう。私も自分が高齢になって、もし下の世話までヘルパーにしてもらうようなら、その方にお願いしたいと思うかもしれない。ただし、ヘルパーは介護職であって家事代行ではないことを忘れずに。つまり、〝家事のプロ〟ではないということだ。先日も、坪井さんのもとに新人ヘルパーが作った「オムライスがまずい」という苦情がきたという。

「すぐにその利用者さんのおうちにうかがいました」と、坪井さん。

「その方から『なんでこんな人をよこしたの？　まずいから食べてみて』と言われました。たしかに見た目が悪かったですし、食べてみてもおいしくありませんでした。ヘルパー側の反省点としては、途中で味付けや調理法を利用者さんに確認しなかったことです。オムライスといえばケチャップとごはんをあえるものだと僕は思うんですが、そのオムライスは玉ねぎと鶏肉とごはんを炒め、そこに卵をのせて、その上にケチャップ。人によってオムライスというものの認識が違うんですよね。ですので、それをしっかり相手に確認しなかったのはヘルパーの落ち度。しかし一方で、利用者さんのほうも〝ふわとろ〟のオムレツが良かったというので『それはできません』と説明しました。本格的なオムライスを食べたいのであれば、テイクアウトにしてほしいことを伝えたんです」

調理に限らず、例えば買い物で「牛乳を買ってきてほしい」と頼まれた時、ヘルパーが利用者に「どんなサイズや種類がほしいのか」を細かく聞かないと、後々買い直しになってしまう。何度注意しても、そういった点を気をつけないヘルパーがいる、と嘆く。

坪井さんは家業の酒屋を継ぐ予定だったのが、父親の病と事業の先行きに不安を感じて、介護の専門学校に通って資格を取得、2005年からヘルパーとして働いている。その間、数え切れないほどの人がこの仕事を辞めていったそうだ。

「この仕事を10年続けている職員なんて、ほとんどいないと思います。僕が知り合ったなかでは最短〝2時間〟で辞めた人がいますよ。『なんか思っていたのと違うので無理です』って。偏見かもしれませんが、男性のほうがすぐ辞める印象です。女性はそれなりに人生経験を積んだ方が応募してくるからか、簡単には辞めませんね。実は今、47歳の僕が職員で最年少なんです。もう一人、50代の職員がいて、あとはみんな60代や70代。コロナが発生した当初、『利用者さん宅にいくのが怖い』と、５人一斉に辞めてしまいました。その時、今後が不安になりましたね。仕事の需要はあるのですが、人手を確保できるのかって。そういった意味では今も厳しい。特に夜間や日曜日の対応が長年の課題ではあります。掃除、洗濯、入浴ならまだしも、『日曜日はオムツ交換できません』とは言えないでしょう。けれども現実的には、日曜日の人手が全く足りない状況です」

排泄介助というのは、普通に考えて大変な仕事だと思うが、坪井さんは業務そのものに抵抗がなかったのだろうか。

「なかったですね。それより最初は自分の手際が悪くて毎回緊張していました。『明日から来なくていいよ』と、利用者さんに言われたこともあります。けどそういう経験を積みつつ、暴言を吐くようなちょっと難しい方のケアをちゃんとできた時、なんだか一人前になったような達成感が味わえました」

そう言って照れたように笑った。

ホームヘルパーとして訪問した際、坪井さんはこれまでに2度、「死」を目撃している。それにより「人ってほんとに死ぬんだな」と、実感したという。だから「利用者さんにいい時間を過ごしてほしい」と考えている。

「毎日行っていると、どうしてもルーティンワークになりやすく、僕も業務に対してナアナアになってしまいそうになった時期がありました。そんな時こそ介護保険でやっているサービスであることを考えるようにしています。介護保険だからこそ、ただの話し相手、ちょっとしたサービスになってはいけない。今も98歳の方が住む家を訪問しているのですが、その方はとっても元気なんです。元気なんですけど、ご年齢から急に何があるかわからないでしょう。そう気持ちを引き締めて、その人が今日という日を気持ちよく笑って過ごせるように、支援したいと思っています」

月に1回のケアマネや、治療と看護を行う医師や看護師よりも、ヘルパーという存在はやっぱり一番身近に違いない。時には利用者の弱音や要望も聞くという。

家で死ぬ時は治療で、看護で、生活で——案外、多くの人に支えられているのだと思った。

第4章 家で看取れてよかった

最終章である本章では「家で看取れてよかった」というエピソードである。
前半は医療従事者の目から――。

寝たきりでもビールが飲める

訪問看護師の宮本直子さんが受け持った80代男性の最後の日々が印象的だ。過去に勤めていた職場で出会ったという。

「認知症を患ったおじいちゃんだったのですが、転んで大腿骨の骨折をして寝たきりになってしまいました。独身だったので面倒みてくれる人がいなくて……。親戚は時々訪ねてくる姪っ子さんぐらい。でも本人や姪っ子さんの希望で、家で過ごすことにしたんです」

だがしばらくしてその男性は認知症、骨折に加えて、誤嚥性肺炎も発症してしまった。点滴で栄養を補給し、ゼリーのみOKという、ほぼ絶飲食の状態に。

男性の88歳の誕生日、宮本さんが訪問すると、普段ははっきり話さない彼が驚くほどしっかりこう言った。

「私はもう一生、何も食べられないんですか？」

宮本さんは内心男性の変貌ぶりに驚きつつ「何が食べたいの？」と穏やかに尋ねた。

「……寿司が食べたい」

「私はその場で訪問医の先生に電話しました。『本人がお寿司を食べたいと言っているのですが、いいでしょうか』と聞くと、その先生は『好きなようにさせてあげて』と許可してくれて。今度はヘルパーさんに連絡して『先生の許可が出たから、患者さんにお寿司を食べさせてあげてほしい』と頼んだんです。するとヘルパーさんは『宮本さん、まだそこにいてくださる？　私、今すぐ買っていきます！』と言ってくれたんです。本当にまぐろ寿司を抱えて、すぐ駆けつけてくれました。私たちはにぎり寿司1個を包丁で4分の1くらいに切って食べさせてあげました。そしたらおじいちゃんは、むせずに食べられたんです」

男性は寿司を飲みこむと、「あぁこんなにうまいものを……」とつぶやいた。

その様子を目の当たりにした宮本さんは感動した。「好きなものを食べられるのは本当に自由なことだ」と実感したのだという。「ビールも飲んでもらったんですよ。酔っ払っても、寝たきりですから」と、おどけてみせる。

誕生日後、男性は明らかに元気な日が増えた。89歳の誕生日は迎えられなかったものの、それから半年以上経って家で亡くなったという。

「私が関わった患者さんにも、最後に寿司を食べた人がいます」

と、話すのはケアマネの吉野清美さん。

「病院では禁食だった方でも好きなものを最後にいただけた方を何人も担当しています。病院では到底できないケアが自宅では容易にできてしまうことがあるんですよ」

家か病院か——という選択を迫られ、「病院は臭い」といって在宅を選んだ患者がいた。

「その方は70代男性で、大腸がんを発症し、肝臓にも転移している状態でした。ストーマ（人工膀胱：手術によっておなかに造られる便や尿の排泄口）があって入院していたのですが、時々おなかが痛くなってトイレにこもりたい時に、ゆっくりいられないと訴えていました。2時間くらいトイレにいると、看護師さんが心配して来る。有難い反面、自分のペースで過ごすことができない、そして病院は臭い、と。一人暮らしだったのですが退院して家で過ごすことを選びました。この方は音楽が趣味で、夕方になるとヘルパーさんと『夕焼け小焼け』を歌っていたんですよ」

においい、目にするもの、それまでと変わらない空間——家なら、誰にも邪魔されることなく自分のペースで日々を過ごせる。

患者や家族が最後に何をしたいのか。病院で治療を受けるのもいい。けれども、〝望み〟は家で過ごしたほうが叶いやすいかもしれない。

アフターコロナ患者を家に帰した

コロナ発生以降、家に帰りたい人が増えていると複数の医療従事者から聞いた。前出のケアマネ吉野さんも、

「病院側はコロナ禍での人員不足や感染予防に手間暇がかかり、以前のような細かいケアができない状況があります。患者さん側もまた面会制限があって大切な人に会えないですし、家に帰りたいと訴えます」

と言う。そして今後は一層、家で死ぬ傾向が強まるのではないか、とみる。

「超高齢社会で入院患者が多いため、基本的にがんの末期で治療のない方は家に帰されると思います。また緩和ケア病棟での入院は費用がかさみます。医療費だけでなく、個室費がかかる場合も少なくありません。そのためコロナで打撃を受けた業界の方などは経済的に厳しく、すでに病院で死ねない状況が発生しています」

大阪に、アフターコロナ患者を診る病院として活躍した医療機関があった。東大阪徳洲会病院である。

コロナ禍では高齢者がコロナに感染したことをきっかけに体力を消耗し、老衰や疾患が進んで、いつまでも「治療」から抜けられず退院できない例が多発した。

同院院長の橋爪慶人医師は、〝コロナは治ったが退院できない患者〟を一手に引き受けてきた。そして積極的治療をやめるのである。

あるがん末期の80代男性は、このまま積極的治療をしない方針だったが、コロナ禍で大腿骨を骨折し、入院して手術に……。さらにその病院でコロナに感染してしまった。がんでは積極的治療をしていないのに、コロナ治療では人工呼吸器を装着する。家族はそのアンバランスさに疑問をもちながらも、「コロナで死ぬと死に目に会えないから、ひとまずコロナを治す」と治療を優先した。

そしてコロナは治った。しかし本人は昇圧剤（血圧を上げる薬）を使わないと、血圧を維持できない危ない状態だった。家には帰れず、この状態の患者を引き受けてくれる病院もなかなかない。

橋爪医師は、困りはてる患者の家族を呼びよせて、こう説明した。

「急性期の厳しい治療は体力を消耗し、昇圧剤がなければ体がもたないというところまで生命力が落ちてしまいました。当院に転院されると、ご家族で一緒に過ごせますが、これ以上の積極的治療は行いませんし、人工呼吸器を使いません。ですから入院してもすぐ亡くなるかもしれません。もし最後まで頑張ろうということであれば、そのまま急性期病院で治療を続けられたほうが良いでしょう」

家族は「ここに来たい」と、東大阪徳洲会病院への転院を希望した。入院してしばらくすると、家族は看取る前提で患者を家に連れて帰りたいと申し出た。もちろん橋爪医師は快く許可する。

数日後、患者は自宅で家族と過ごすなかで「肉が食べたい」と言った。それが最後の食事となり、家族に見守られるなか安らかに旅立ったという。

「自然な寿命は苦しくないんですよ」

と、橋爪医師が言う。〝自然〟というのは、口から食べられなくなったら「寿命」という考え方だ。

「死が近くなって食べなくなるのは枯れていくためなんです。『食べられなくなる』んじゃなくて『食べなくなる』。ちょっと食べるだけでおなかが大きくなる。それは食欲を満たしながら、枯れていく、死ぬための準備ができる流れですよ。筋肉というのは体を動かすために必要なんでね、亡くなる時はいらないんですよ。最後、亡くなっていく時は心臓もゆっくりした動きになります。いってみれば〝省エネの心臓〟で体のすみずみまで血液をまわすのですから、骨と皮の体になるほうが楽なんですよ。そんな枯れていこうとする体に点滴を何本もうてば、分泌物が増えてゴロゴロして吸引が必要になる。家や施設に帰れないでしょう」

無理に食べさせない。点滴も1本だけ。すると分泌物が減って、食べる力が戻ってくるのだという。

「やっぱり家が一番いいですよ。ただ、いきなり家に帰れない人もいます。だから僕らはそういう人を病院で世話しようと思っています。でも実際はちょっとサポートしたら帰れる人たちがたくさんおるんですよ。それで帰りました、翌日亡くなりましたってこともある。家族はそれでも、本人が穏やかに亡くなるし、良かったよねと言います。死ぬ時に医療はいりません」

家に連れて帰る――というのはある意味、家族にプレッシャーを与えるのかもしれない。その緊張感が患者を不安にさせる面もあるだろう。患者や家族の重荷を分かち合い、東大阪徳洲会病院のように「大変だったら戻っておいで」と支援する病院が増えるといいと思った。

本章の後半は家族の思いを中心に伝えよう。

〝和の鉄人〟道場六三郎が、認知症の妻を自宅で看取ったとき

女性の平均寿命が長いため、妻が夫を看取るより、夫が妻を看取る事例のほうが少ない。それも、「家で」となると少数派である。

そのようななか〝和の鉄人〟として知られる、「銀座ろくさん亭」オーナーの道場六三郎さんが、2015年1月に妻・歌子さんを自宅で看取った。22年夏、看取りを行ったその自宅にうかがうと、「今ちょうど（歌子さんの）墓参りに行ってきたところなんだよ」と、にこやかに六三郎さんが出迎えてくれた。取材には次女の照子さん、道場家を陰に陽に45年間支えてきた「銀座ろくさん亭」の元〝チーママ〟和子さんも同席し、およそ90分、介護の日々を振り返った。

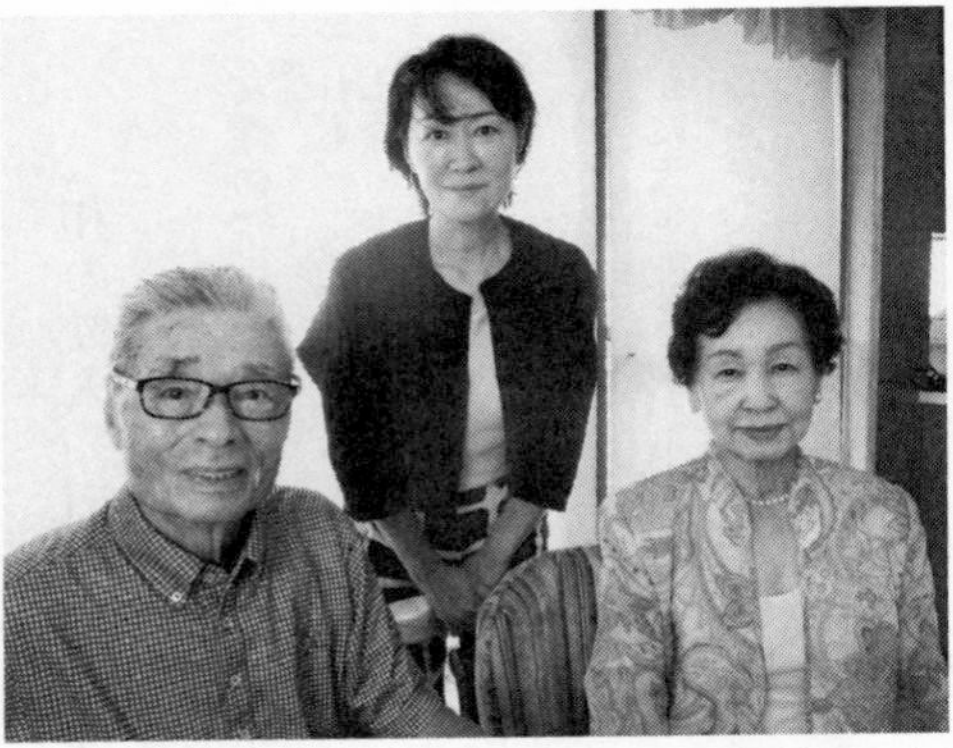
（左から）六三郎さん、次女の照子さん、道場家を45年間支えてきた和子さん

次女・照子　母・歌子が亡くなったのは２０１５年1月。86歳でした。でも様子がおかしかったのはそれよりずっと前、２００８年頃のことだったと記憶しています。当時、母はまだ80歳になるかどうか、といったところ。

　最初に気づいたのは、母と私、私の子どもと一緒にお蕎麦屋さんに行った時のことです。皆でこれがいい、あれがいいとメニューを選び、オーダーし、よろしくお願いします、と店員さんに伝えました。そしてしばらく話をしていたら、母が「オーダーしなきゃ！」と言い出したんです。私が「さっきオーダーしたから」となだめましたが、大丈夫かなと初めて心配になりました。

　その後、母の様子が目に見えておかしくなっていったんです。捜し物が多くなったり、同じ品物を買ってくる。料理は作らず出前で、洗濯物も全てクリーニング屋さん。別々に暮らしていましたが、時々母の家を訪れると、金額がおかしいと、やたら通帳とにらめっこして計算をしているのです。私は古い通帳と、繰越になった新しい通帳を見せて、

「お母さん、××になっているから大丈夫でしょ」

と、説明したのですが、また最初から計算をやり直す。母の目がつり上がっていました。その時、認知症の症状だと思ったんです。けれど、なんて声をかけたらいいかわかりません。母は長年、父がオーナーをしていたお店の経理を担当し、とても頭のいい人だったのです。そんな人が自分の記憶があいまいになっていくのですから、つらそうでもあって……プライドを傷つけるのではないかと、病院に行くことに迷いがありました。

でも結局その年に、私の姉・敬子と一緒に、母を大学病院の老年病科に連れて行きました。判断力や計算はそれほど問題ないようでしたが、案の定「記憶の部分が劣っている」と言われたのです。「認知症」と診断されました。本人も同席していましたが、それをどう捉えたかわかりません。今振り返れば、治す薬があるわけではなく、何の指導もありませんでしたし、受診した意味があったのかな、と……。

当時は父のお店がとても忙しかったんです。私もまた子どもを育てながら、朝から晩までずっと店にいました。朝5時には子どものお弁当作りで起きなきゃいけないのに、自宅に戻

るのが夜の12時すぎみたいな状態で。そこまでお店が忙しくなる前は、しょっちゅう母に電話して食事や買い物に出かけていたんです。なのに父も私も忙しくなって、母は家に一人でいることが多くなりました。するとおかしな言動が多くなり、だんだん弱って、あまり食べなくなって。それで私が時折様子を見に行っても、「ちょっとつらいから寝るわ」と、横になってばかり。のどが渇いたと言うので、水を渡すと、「ああ、おいしい」なんて言っていました。今思えば孤独だったんでしょうね。

夫である六三郎さんも、次女の照子さんも、歌子さんの衰弱に心を痛めていた。しかし双方とも仕事があり、いつもそばにいることはできない。照子さんは目の前にある介護施設に「母を預けようか」と考えたという。

そんな時、銀座ろくさん亭のチーママであった和子さんが〝手伝い〟を買って出た。現在82歳になる和子さんだが、道場家との付き合いは45年前の37歳の時から。歌子さんとともに店を切り盛りし、何十年も苦楽を共にしてきた道場家の一員ともいえる。そんな和子さんの登場によって、歌子さんは元気を取り戻していったのだった。和子さんが当時を振り返る。

和子　今から12年前の２０１０年、ママ（歌子さん）が「具合が悪い」と聞いてね、「それじゃ１回顔を出すね」って言って、自宅を訪ねました。それからお手伝いとして通うようになったんです。ママは私より12歳年上で、当時私は70歳、ママが82歳でした。お店に来てくれた常連さん、実家のことなど、二人でこんなことあったね、そうだったねと昔話をしていましたよ。だんだん食欲が戻ってきて、日中は散歩に出かけたりもしました。

ママは何しろ社長（六三郎さん）が家に帰ってくるのが楽しみだったの。でも疲れてしまうと、すぐ横になりたがるから、「もう社長が帰ってくるから起きて、ちょっとお茶でも飲もう」と無理に起こして。週３回くらい通って、買い物や料理などを少し手伝っていました。

次女・照子　和子さんは朝から晩まで本当によくやってくださいました。それで母が水を得た魚のように活き活きしだしたんです。あれだけ寝たきりで脱水・栄養不足のような感じだったのに、出かける力もついてきて、家族旅行にも行けるようになりました。

ですが、それから数年経ち、再び母に〝人が変わる〟時が頻繁に現れ始めました。徘徊みたいな症状もあって、夜に「××が待っている」「赤ちゃんが泣いている」と言い出したり、だるい感じだったのに急に立ち上がってカバンにお財布を入れて「さあ行かなきゃ」と出ていっちゃう時も……。

六三郎　何回か捜したことあったなあ。

和子　私が買い物から戻ると、部屋にいないこともありました。どこを呼んでも捜してもいない。マンションの管理人さんに聞いても「通りませんよ」と言う。困り果てて階段で「ママ！」と叫んだら、「かずちゃん、こっちにいるよ」って声がかえってきて。「今そこに行くから動かないで」と迎えに行きました。社長に言って、玄関の鍵を二重に付けてもらったんです。しょっちゅうじゃないのよ。普段はとても穏やか。それなのに、時々どうしたの？というくらい人が変わっちゃうの……。

だが、六三郎さんは「僕がいると、とにかく機嫌がよかった。だから機嫌のいい時しか知らないし、認知症って感じがしなかった」という。

それに対し、照子さんは「母も調子がいいんですよ」と打ち明ける。

歌子さんの目の前に、六三郎さんの写真を置いておく。そうすると歌子さんは「この人、誰？」と不思議そうに尋ねるのだという。照子さんが「道場六三郎よ。ばあばの旦那さんでしょう。私のパパでしょう」と応えると、「へー！」と驚いたそうだ。

「にもかかわらず、父が帰ってくると『おかえり』と自然に言うんです。亡くなる1〜2年前から私のこともよくわからなくなっていたと思います。『〜なのね』と話しているのに、急に口調が変わって『〜ですか』と敬語になったり、怒り出したり」

やがて週3回・和子さんに加えて、週2回・姪（頼子さん）、週1回・長女（敬子さん）、週1回・次女（照子さん）の介護体制を整えた。夜に看ていたのは六三郎さんだ。

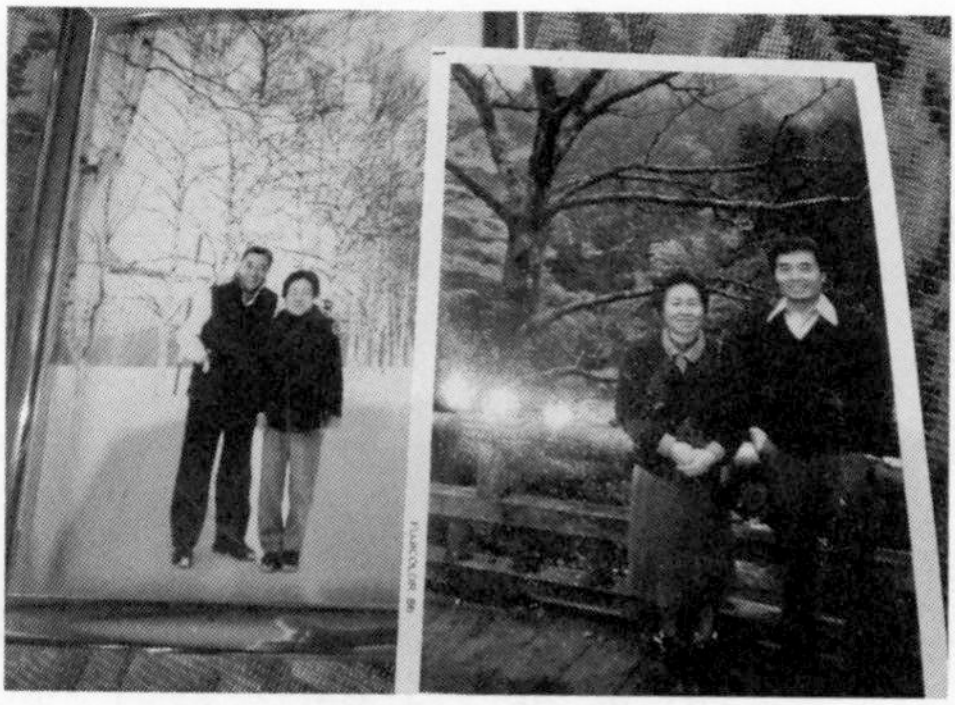
若かりし日の六三郎さんと歌子さん

六三郎　帰ると、「ばあば、帰ったよ」と手を握って、夜はいつも一緒のベッドで寝ていたよ。その時も手を握って。ただね、ばあばは起きると慌てて歩く癖があって、足がついていかなくてバタッと倒れてしまう。ベッドから落ちたこともありました。その時はかわいそうだった。

次女・照子　母は認知症になる前から血液の病気を患

っていて、病院の先生からは「連れてきてください」と言われましたし、私としては入院したほうが安心なところもありました。でも、父が何より自宅で看たいという思いがあって……家から数分の距離のところに父と親しくしているかかりつけの先生がいたんです。その先生が「僕がいますから」と言って、母に熱が出た時は往診してくれたり、便秘といえば浣腸してくれたり、ひどく衰弱した時は点滴もしてくれました。

2008年に認知症の症状が現れ、徐々に衰弱したものの、10年に和子さんが手伝いに来たことによって活力を得た歌子さん。けれどもまた数年経ち、徐々に状態が悪くなり、14年の終わり頃から眠る時間が長くなっていった。そして15年1月、永眠——。亡くなる前日は和子さんがいつものように手伝いに来ていたという。

和子　夜8時までいて、敬子さん（長女）にバトンタッチしたんです。そうしたらあくる朝、「亡くなった」と電話を受けてびっくりしました。たしかにもうずっと寝ているような状態だったけれど……。

次女・照子　私も青天の霹靂《へきれき》でした。その晩は、父ではなく姉が横に寝ていたのですが、姉がうつらうつらして、明け方にハッと起きた時には母の息がなかったそうです。私は亡くなったその日が介護当番の日でした。その数日前に「じゃあね」と母と別れたばかりで、まさか亡くなるとは夢にも思っていなかったんです。あとから、先生に「もうそろそろだ」と言われていたと姉から聞きました。そんなに早く亡くなるなら、泊まればよかったと後悔しています。

でも、だんだん食べられなくなって、お水しか飲めなくなって、痩せていって、そのうちお水ものどに詰まるようになって、最後まで寿命を全うした「老衰」でした。最後のほうは心臓の機能が弱くなったからか、むくみがつらい、足が痛いと言うことはありましたが、母はみんなにケアされて幸せだったと思います。うちは4人体制でしたから。プラス父。これが父と二人きりでしたら、悲惨な結果になったと思います。

取材中、六三郎さんは颯爽とキッチンに立ち、かぼちゃの煮物を作ってくれたり、メロンを切って、私に出してくれた。取材で来ているので最初は遠慮していたのだが、とりわけまでしてくれて、その温かさに心が和み、どちらもいただいた。メロンはよく熟れていて甘く、かぼちゃはホクホク感がたまらない。おいしかった。

死が近くなった頃、六三郎さんはおにぎりを小さくして塩昆布や梅を入れ、食べやすいようにして「はい、ばあば」と言って食べさせたという。「ぱくんと食べてくれた」と笑う。歌子さんが亡くなった時、そして現在の心境を聞いた。

六三郎　痩せちゃったからね、かわいそうだったね。でも悔いはない。ずっと一緒だったから、そりゃもちろん寂しい時もあるよ。でも今も、死んだと思わないのよ。心の中で、話しかけてる。家に帰ると「ばあば、帰ってきたよ」って。「ばあば、幸せだったね。そのうち行くからね」って。最近、知り合いがどんどん亡くなっていく。先日もばあばと共通の友人が亡くなって、

「ばあば、またお友達、増えてよかったね。ばあばの周り、いっぱいだな」って話したよ。

１９５６年に結婚して60年近く、女房に怒ったことは一度もない。浮気はしたことがあるけれど……大昔にね。

僕も家で死にたい。病院にはあんまり行きたくない。家に子どもたちがいてくれて、きょうだい以上のかずちゃん（和子さん）がいて、それがいい。

歌子さんが亡くなって7年――今は照子さんと二人で暮らしている。

「父は寂しがり屋ですから、母が亡くなった時にこのまま一人にしておいたら危ないと感じました。その頃父は不整脈が起きて心臓の手術をしたんです。母がいたベッドに父を寝かせ、今は私が隣で寝起きを共にしています。父は90歳を超えた今も、やんちゃ坊主。血糖値の関係で甘いものを食べちゃいけないと言ってもこっそり食べるし、お酒は飲むし、なかなか言うことを聞きません。父親というよりきょうだいです」

照子さんが笑う。

道場家は、経済的に恵まれた環境と人手があったから、自宅で看取れたというのはあるだろう。けれどもそれだけではなく、介護に関わる誰もが対等で、何となくほわんとした、戦闘態勢でないところも穏やかな最期に結びついた気がする。

「てるちゃん、こんな優しい親、ほかにいないよ」と、和子さん。そうかもしれない。私も料理記事でもない取材先で、手作り一品をご馳走になったのは初めてだ。この家ではきっと、いつ何時も日常生活が続いているのだと感じた。

がん闘病の末、皆に囲まれ笑顔で逝った

「もう十分生きたわ。幸せだった」

6年間がんと闘った柿谷厚子さんは、自宅の、玄関が見える位置に置いたベッドの上でそうつぶやいた。亡くなる前々日、訪問看護師の小畑雅子さんが厚子さんの体をさすっている時のことだった。

「幸せ」という言葉が、小畑さんの胸に響く。

「厚子さんは自分がこの世からいなくなることを理解されていました。しかもがん末期特有のだるさや痛みが相当あり、どんなにか苦しいだろうっていう時です。私だったらそこで『幸せ』って思えるだろうか、言えるだろうか。すごい人だと思いました。恨み言も不安なことも口にせず、最後まで笑顔いっぱいだったんです」

次男である柿谷徹治さんは、身の回りの世話をしていた際、横たわる厚子さんから「ありがとう」と声をかけられた。

「いや、特別なことじゃないから。ありがとうなんて言わなくていいよ」

徹治さんは母親の顔を見ずに、そう答えるのが精一杯だったという。

その翌日の２０１６年10月２日が、厚子さんの命日になった。70歳だった。闘病の日々を厚子さんの夫、柿谷嘉規さん、それから徹治さんに語ってもらった。

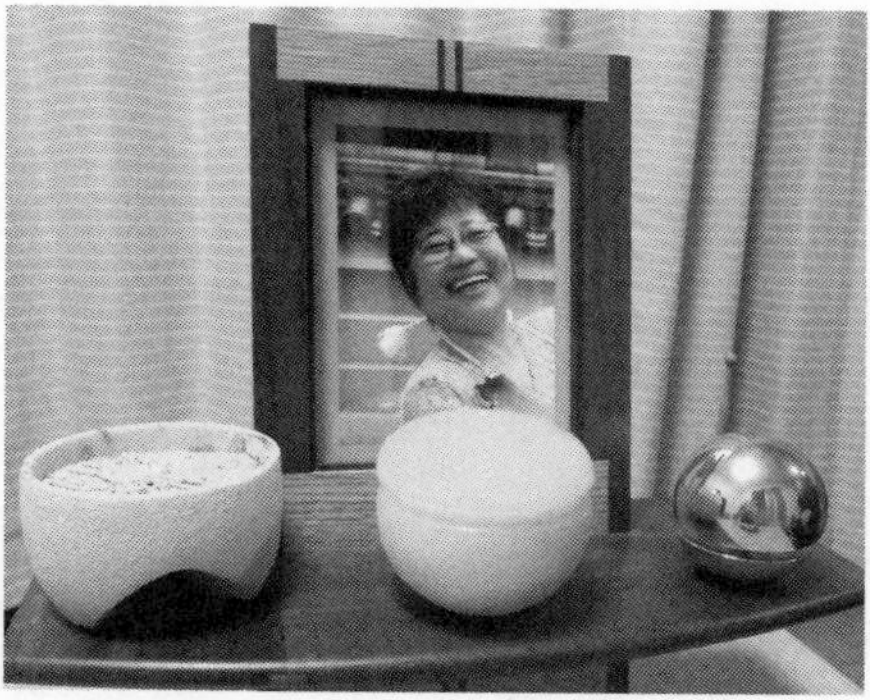

最後まで笑顔いっぱいだったという柿谷厚子さん

夫　女房ががんと診断されたのは、２０１１年11月。「腰が痛い」と、地元の大病院を受診して判明しました。肝臓に４つのがん、尿管に大きながんがあって。がんが尿管を圧迫していて、１つの腎臓が機能していない状態でした。肺にも小さな影がありました。入院し、時間をかけて調べると、大腸がんが原発（最初に発生したがん）でした。肺や肝臓にあるがんは、大腸がんからの転移で、かなり進行した「ステージ４」という診断。その時点で、先生から「治療しても余命３年ですよ」って。実はその年の６月にも腰痛に悩んで、以前大腸ポリープを切除した診療所にかかったんです。

でも診療所の先生は「お年だから」と。女房はその時、65歳でした。あの時もっとちゃんと調べてもらっていたらって……。

でもね、「がん」と聞いても、本人は仕方ないと思ったようです。姪は30歳という若さで胃がんで亡くなっている。それに比べて自分は、子どもたちも大きくなり、孫も見ているしって。

病院で抗がん剤治療を受けました。最初は治療に通うのに、自分で車を運転するぐらい元気だったんですよ。それが新しい抗がん剤を入れた途端に、髪の毛は抜けるし、上の血圧が200ぐらいまで上がるし、全身も湿疹だらけで……。食欲も出なくなっていったんです。大病院の医者は女房の顔を見ずに、パソコンばっかり見ておったから……。

次男　病院に「休薬」を申し出て、都心の病院にセカンドオピニオン（現在診療を受けている担当医とは別に、違う医療機関の医師に「第2の意見」を求めること）をお願いしました。当時は僕も東京にいたし、兄も都会に住んでいましたから、実家がある田舎の病院で受ける治療に不安がありました。都会みたいにいろんな病院を選べるわけじゃないですから。もちろん選べないからこそ、かえってここで頑張ろうと、決断しやすい面もあるかもしれません。でも、あの時は簡単に割り切れませんでした。東京なら病院を選べるのにと思って、「僕の家に来て治療を受けないか」と提案したこともあります。でも、母は「うん」とは言いませんでした。

セカンドオピニオンの結果、現在の治療方針は的外れではないといわれ、再び地元の病院で抗がん剤治療の日々でした。ただし副作用の強かった抗がん剤は変えてもらったんです。たとえ抗がん剤が効いたとしても、ひどい副作用に悩まされるようでは、生活の質が維持できませんよね。そこは本人だけでなく家族が判断し、医師に伝えていく必要があると思いました。実際に母は抗がん剤を変更してたちまち元気になったんです。

その後も抗がん剤の種類を変えながら、それなりに効果が続いていた。

だが4年半後の2016年夏、腫瘍マーカーの値が下がらなくなり、食欲が急激に低下した。

「もって2か月でしょう」

担当医は家族にそう告げた。そして「この後はどうしますか?」と問いかける。「(抗がん剤が）効かないから、次は緩和治療のために緩和病棟に入院してくださいと、流れ作業のように言われたんです」と次男の徹治さんは当時を振り返り、「もっと向き合ってもらいたかった」とつぶやく。

夫　女房に「抗がん剤が効かなくなった」ことを伝えると、「最期は家で過ごしたい」と。女房の母親は病気のためずっと入院していて、手術が終わった後に目が覚めないまま帰らぬ人になってしまったんです。それが本人はすごく悲しかったみたいですね。家族が立ち会えないこともそうだし、最期の瞬間に自分の意識がないまま逝く、というのが嫌だったようです。だから在宅を希望したんでしょう。女房はヘルパーをしていたんで、在宅の状況も、自分の死期もよくわかっていたと思います。本人は緩和治療自体に否定的だったのですが、元同僚のケアマネさんに説得されて訪問看護師の方を紹介してもらい、訪問医にも来てもらう体制を整えました。

次男　兄の奥さんから電話で「もって2か月」という医師の見立てを聞いた時、とても受け入れられませんでした。それでその日のうちに長年勤めていた会社の上司に状況を話し、休職を申し出て実家に戻ったんです。変な話ですが、あの時は家族みんながいいタイミングで。もしその1年前だったら仕事が忙しくて休職は厳しかったです。当時は仕事が一区切りつき、ある程度蓄えもあって仕事を休んでも辞めてもいいという状況だった。独身だったから身軽でしたしね。兄も転職して実家近くに帰ってきたところで、父も独立して自営業だったのでサポートに加われました。「家にいたい」という母の希望を、みんなが無理なく支えられる状況だったと思います。

そこから亡くなるまでの２か月間、母は起き上がれず、自宅でほぼ寝たきりの生活でした。この時に出会ったのが、訪問看護師の小畑さんです。母が頼りにしているのがわかりました。ケアマネさんもさまざまな手続きを進めてくれて、車椅子や介護ベッドもすぐに用意してくれました。私たちを遠慮なく呼んでください、使ってくださいと言ってくれたんです。

朝は兄の奥さんが野菜ジュースを作って、孫が運んでいく。その時、孫は小学１年生でちょうど夏休みだったんですよね。兄の家族も、僕も仕事を休み、みんなが介護に集中していました。トイレは兄の奥さんを含む３人がかりで車椅子に乗せ、母をトイレに運びました。兄の奥さんは、介護に関わる身内で唯一の女性。母親とはいえ女性ですからやっぱり僕には女性特有のことはわからないこともあるし、女性同士だから話せることも頼れることもあるでしょう。そういう意味でも兄の奥さんがいてくれたのは心強くて助かりました。

夜は僕が母の隣に寝て、寝返りがうてない母の体にクッションをはさんであげたり、痛みでうんうん唸っている時は足をさすったりしました。

亡くなる前日、厚子さんは一言、二言会話をした時もあったが、やがて目をかっと見開いて苦しそうな様子に変わっていったという。

「寝ていても目が開いていて……薄めでなくギョロ目で目が合うんです。でももう意識がないようでした」（徹治さん）

日付が変わって午前0時半頃。顎で呼吸する下顎呼吸が始まった。厚子さんの隣で寝ていた徹治さんは、ひとつ屋根の下に眠る父親の嘉規さん、兄夫婦を起こしにいく。4人が見守るなか、それから30分程度で厚子さんは眠るように息を引き取った。

夫　最後はとても穏やかな顔で、顔の相が変わったような感じで、人間死ぬ時は穏やかな顔になるんだと思いました。

女房は、僕の母親、つまり義母の七回忌ができましたし、それに孫の入学式も見られた。息子二人と嫁にも介護してもらって、幸せやったと思います。みんなから忘れられないように、自分の誕生日と同じ「2」の日に亡くなっていますから。

次男　母が亡くなり、訪問看護師の小畑雅子さんに電話で知らせると、深夜にもかかわらず

30分程度で駆けつけてくれました。小畑さんは母の体をきれいに拭き、事前に本人と決めていた着物を着せてくれました。僕も着替えを手伝ったのですが、その時母のやせ細った体が目に入ってつらい気持ちになりました。でもそこで小畑さんが、「２か月間寝たきりだったのに、褥瘡（床ずれ）がない。これはご家族がしっかりケアしたという結果ですよ」と言ってくれたんです。

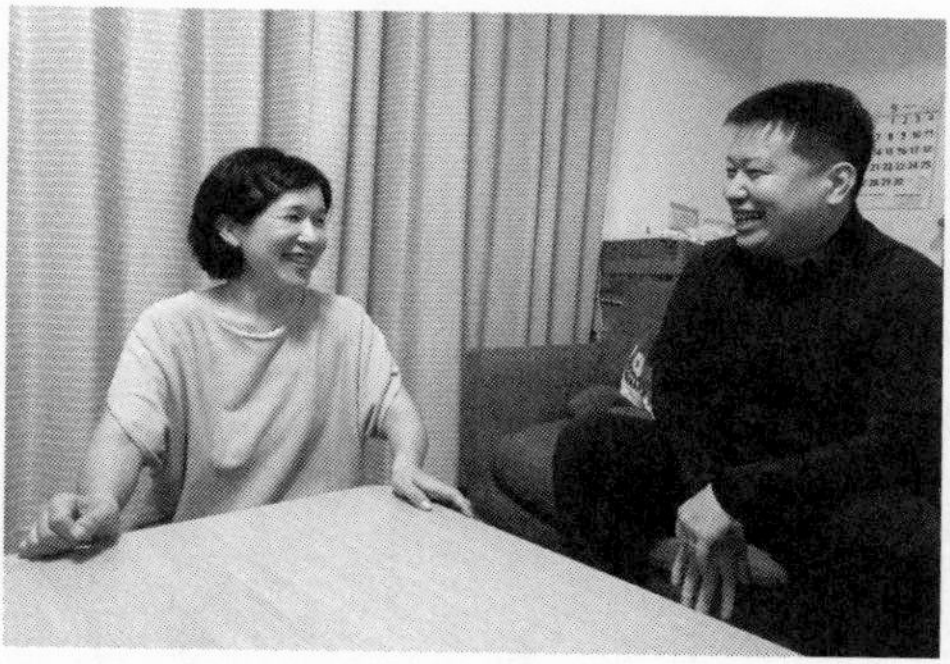
厚子さんの死後、徹治さんは結婚した。左は妻

家族は日常的な世話をし、精神的なサポートはできても治療はできません。具体的に何かをしてあげられているわけではないという思いがあったから、小畑さんのこの一言で救われた気持ちになりました。すごくうれしかった。いいことしたなって。

でも、あんまり美談っぽく言うのはいやなんですよね。いい息子と思われたいわけではなくて、自分ができる状況で、できることをやっただけだから。プロの手が入ったほうがいい場合もあるし、看取ってあげるのが当たり前のような風潮になるのもどうかと思う。

振り返ると、母が死に向かうのを受け入れられない自分がいつもいました。信じられない、信じたくない。一方で在宅では四六時中見ているので、弱っていく姿が見える。見なくていいものまで見えてしまうというつらさがありました。けれども母が在宅を希望し、それをやりきった感はあります。だから僕は、家で看取れてよかった。

徹治さんは母親の死後、看護師の小畑さんが引き合わせてくれた女性と2018年、結婚した。現在は実家を出て、二人で結婚生活を送る。

「私が訪問看護に通う時に厚子さんに『心残りはありますか？』と尋ねると、『てっちゃん（徹治さん）の結婚』と言っていて。知り合いの医療事務をしていた方を紹介しました。そうしたらその方は、偶然にも徹治さんの同級生で。厚子さんもご存じの人だったみたいで、私が紹介すると言った時、厚子さんは目を輝かせてニコニコだったんです」（小畑さん）

「だから母が生きていたら喜んでくれただろうなって思う」と、徹治さんは言う。

柿谷家には厚子さんが亡くなった翌年と、その4年後に取材をした。1度目の取材は厚子さんが亡くなった家で行ったのだが、当時はまだ一周忌を迎えておらず、家全体が重苦しい雰囲気に包まれていたと思う。4年後の2度目の取材は、徹治さんの新居にお邪魔した。「こんなコンパクトな母の仏壇を買ったんですよ」と私に見せてくれた。遺影を見つめる徹治さんの表情は柔らかい。

柿谷家の在宅看取りは、本人の希望で病院から自宅へスムーズに移り、心ある訪問看護師と出会って、安らかな最期を迎えられた成功例だろう。

道場さんも、柿谷さんもどちらも家族全員が万全の介護体制を敷いて看取っている。しかし今後、超高齢社会のうえに核家族が増えてくれば、それが難しくなってくるに違いない。実際、本書第1章の冒頭では、老老介護で疲弊した妻の話を取り上げた。

そこで改めて何か策はないのか、医師に聞いてみたいと思った。

私は東近江市永源寺診療所を訪ねた。日本の総人口に占める高齢化率は約29％だが、この滋賀県東部の山間部、永源寺地域では高齢化率34％と、平均を大きく上回る。日本の近未来を表すといえるこの地域で、同診療所は高齢者の在宅医療や看取りを行っている。所長の花戸貴司医師へのインタビューから、都心と地方の医療、家と病院の役割の違いが見えてきた。

「ごはんが食べられなくなったら、どうしますか？」
——東近江市永源寺診療所・花戸貴司医師

——これまで取材した私の勝手な印象ですが、都心よりも地方や離島に住む人のほうが「家で死にたい」という人が多いのかなと感じます。やっぱりその地域を愛しているというのが一つ、それから医療資源が少ないからこそ、ある種諦めと覚悟みたいなものがある気がします。花戸先生のご本（『最期も笑顔で　在宅看取りの医師が伝える幸せな人生のしまい方』朝日新聞出版）を読んでいても、永源寺地域に住むみなさんが「家にいたい」とはっきり仰る姿勢に驚きました。

花戸　価値観に重きを置くところが違うのかもしれませんね。もちろん田舎の人だって病気はできれば治療したいというのがあります。しかし、それよりも生きていく上で心のよりどころになるもの、大切にすべきものが別にしっかりあると思います。持ち家率が高いせいか、建物に対しても、長年生活してきたこの地域に対しても、価値を置いていますね。

——病気は治ったらいいけど、それより農業をするとか、お孫さんの顔を見るのが大事？

花戸　はい、そういう価値観に重きを置く方は多い気がします。都市部について僕は正直わかりませんが、問題が起きた時に解決しなきゃいけない、困ったことがあれば直さなければいけないというほうに意識が働いてしまうのかもしれないですね。

――とりあえず元気だからいいか、というような〝あいまいさ〟が受け入れられず、徹底的に治さないと気が済まないのかも。

花戸　かもしれません。僕がよく話すのは「〝状態〟は、医療資源を注ぎ込んでも解決しない」ということです。例えば高血圧症、糖尿病、がんというのは長く付き合っていく病気ですよね。それにプラスして高齢になると認知症や、あちこち弱ってくるフレイルという状態になったり、あるいは「独居」がネックにもなります。それらを受け入れながらでも暮らしていけるように、生活の場を整えることが必要なんです。お友達がいて、楽しみがあって、そこに介護が入っていって……。中心にあるのは本人の希望です。どこにいたい、どういうことをしてほしい、あるいはしてほしくないということをしっかり聞いて、いずれ意思表示ができなくなった時期にも周囲が慮《おもんぱか》れるくらいの理解を深めるようにしています。

子は親の介護をしなくていい

――「希望」について、みなさん言葉が出てくるものですか。

花戸　ですからそれを普段から聞いておくというのが僕のスタンスなんです。「ごはんが食べられなくなったらどうしますか?」って。

――私ならなんて答えるだろう。「どうしますか?　って、どういうことだろう」と、考え込んでしまいます。黙ってしまう人もいるのでは。

花戸　そしたら何度も聞きます（笑）。50、60代であれば「そんなんまだ考えたこと、なかったわー」と言われるか、「もしそうなってもできるだけ病院で検査して治療してもらうわ」っていう人が多いですかね。例えば今日来られた90代女性はお孫さんと二人暮らしなんですけど、暑い日に農作業をしていて、食欲が出ないと来院されました。コロナ検査は陰性で、レントゲンや心電図を行っても、疾患の兆候はみられません。それで「今後、ごはんが食べられないのが続くようだったらどうする?」と聞くと、本人は「もう胃の検査はしてほしくない。入院もしたくない。でも食べられへんかったら、家には置いてもらえへんな」と言うんです。今日は離れて暮らす息子さんといらっしゃったんですが、遠慮していたのかもしれません。でも僕はこの方をずっと診ていて、おそらくずっと家にいたいんだろうなぁと。

そんな気持ちがわかるんです。

３年前は「食べられなくなったり、歩けなくなったら介護をしてくれる人がいないので、施設に入れてもらったほうがいい」と言っていたのですが、２年前の４月、コロナが流行り始めた頃は「肺炎になっても人工呼吸器はつけてほしくない。延命治療は希望しない」と打ち明けてくれ、昨年の12月は「最期まで家にいたい」と。

――だいぶ変わったんですね。やりとりを重ねると、本音が見えてくるということですね。

花戸　そうですね。僕はここで２０００年から働いていますから、10年以上外来で対話をしてきた患者さんが多いんです。だから今までこういう人生で、今はこうしていて、将来はこうしたいということを折に触れてやりとりしているので、もうそろそろ介護保険を申請したら？　とか、訪問診療に変えたほうがいいんじゃないですか？　という話をします。

――この診療所では外来もされていますが「病院」と「在宅」はどう区別されているのですか。

花戸　在宅ではレントゲンやＣＴを撮ったり、大きな手術はできません。「生活の延長線上を見ている」と思っていつもそのように接しています。ただ病院か家か決める際は、治療の選択肢を提示して自己決定をしてもらいます。例えば進行がんと診断され、まだ会社にお勤めされている人であれば、京都や大阪の大病院ならこんな治療ができますよ、と。僕自身はああしなさい、こうしなさい、とは言いません。

――ただそこで家を選びたくても、先ほどの話のようにご家族に遠慮されますよね。

花戸　この診療所で働き始めた2000年頃は、介護される側は昭和一桁、あるいは大正生まれの人、介護する人は団塊世代（1947–49年生まれ）で、大家族が多かった。「家で看ましょう」というのが当たり前の時代でした。それが今、団塊世代が介護される側にまわってきて、介護する側は団塊ジュニア世代（1971–74年生まれ）。僕も同世代ですが、基本的に核家族で育っているので、わざわざ家族の形態を壊してまで介護しようという人は少ないと思います。ここ永源寺でも老夫婦あるいは独居で生活し、子どもは離れて暮らすパターンが多いです。そのような中で本人やご家族に、「親の介護は子どもがするものじゃない。この地域で僕ら医療・介護の専門職がやるので、任せてください」といつも言っています。今日も先ほどとは別にそういう説明をした親子がいましたが、50代のお子さんには80代後半の親御さんを預かろうなんて気はさらさらないんです。でもそれでいいんだと思うんです。だから、「今後通えなくなったら訪問診療をしますからね」という説明をしました。するとお子さんから「よろしくお願いします」と。

――そこからみえるのは、子どもは無意味な、過剰な心配はしなくていいということですね。

花戸　全国的な調査で「在宅での療養を諦めるのはいつですか？」と聞くと、要支援・要介護１くらいの段階で諦める人が３分の１くらいという調査結果があります。それくらいなら通院できる身体機能でしょう。在宅医療を始めるかどうか、本来の分岐点よりずっと手前の状態で「諦めている」ということです。理由としては家族の不安が多いんですね。最近、物忘れが多くなってきたし、足腰が弱くなってきたし、一人暮らしで心配だから、と。ここでは外来から在宅に移行し、移行後は訪問診療で見続けるという一連の流れがありますから。

「老衰」で死ぬには

――外来中や他の患者さんの訪問診療中に、緊急的な往診を頼まれたらどうするのでしょう。

花戸　「今すぐ来て！」という患者さんはいないですね。「先生が来るまで待ちます」と言ってくれるので。もちろん「もう息が止まりました」ということであれば外来をストップしてでも僕が行きますし、あとはがん末期の方のお薬の調整であれば、訪問看護師さんに細かい指示を出して行ってもらいます。そして私があとで駆けつけるということもありますね。いずれにしても往診はもちろん行きますよ。顔を見て説明するだけで患者さんにもご家族にも安心してもらえますから。

——日頃のコミュニケーションで信頼関係が築けていて、患者さんも今後の見通しがあるということですね。ずっと診ているからこそ、わかる。「老衰」もそうでしょうか？

花戸　そうですね、「老衰」は診断するのではなく、みんなで納得することが老衰だと思っています。だんだん歩きにくくなり診療所に通えなくなって、訪問診療を受けるようになり、寝てる時間が長くなって、ごはんが食べられなくなった。その長い経過を知っていて、その人がこうしてほしい、これはしてほしくないということを理解しているという付き合いがあり、振り返って家族や介護する人、ご近所の人、もちろん我々も、みんなが納得できて初めて死亡診断書に書ける病名だと思うんです。一回見た限りの医師が「これは老衰だ」と診断をつけるようなものではないと僕は思っています。

——それでは、だんだん枯れていけるような老衰で死ぬには、月並みですが信頼する医師を見つけることですね。

花戸　病院に行くと自ずと「診断名」をつけられます。80歳90歳であっても飲食できないとなれば「脱水」など、何らかの病名をつけられ治療が始まる。それが決して悪いわけではなく、病院と在宅では役割が違って、診断・治療をするというのが病院の大きな目的です。

——なるほど。病院に行くかどうかも含め、患者さんが決める。

花戸　そうです。例えば暑くて食べられないというおばあちゃんがいたとして、病院に行くと点滴などで栄養剤を入れるということができる。一方で家にいたら自分の好きな時間に寝たり起きたり、ご近所の人がおしゃべりに来たり。そして介護サービスを使えば、必要になったら口の中をきれいにしてもらったり、お風呂に入れてもらうなど、そういうアプローチで食欲が出るようになるかもしれません。

自分の親はいつまでも元気じゃない

――本書は現役で仕事をしている元気な読者に向けて書いています（もちろんそれ以外の方も歓迎します）。今、困っていないと自分の「死」がなかなか意識しづらいと思いますが……。

花戸　2人に1人はがんになる時代です。まずは自分自身の健康に気をつけることですね。それから親の介護は、必ず目の前に現れます。自分の親はいつまでも元気じゃない、ということをしっかり認識しないといけません。それに向けてご本人の希望を聞く、対話を重ねることが大切だと思います。

――花戸先生はお父様をがんで亡くされたんですよね。

花戸　もう30年以上前、僕が中学3年生の時に他界しました。父の死をきっかけに人の役に立つ仕事がしたいという思いが強まり、医師を目指しました。母親は今、80代で一人暮らしをしています。ちょうど最近要介護の認定を受けたところですが、これまで「ごはんが食べられないようになったらどうしたいの？」と、患者さんと同じような話をしてきました。隣の福井県には原発もあるので東日本大震災のように被災したり、介護が必要になったらどうするの？ということも聞きました。

すると母親は、「この年やし、何かあってもここにずっといるわ。何も検査してほしくないし、延命治療とかもしてほしくないから」って。僕も「それがいいと思う」と答えました。そういった会話があれば、何かが突然起こっても、あの時こんなこと言っていたな、と振り返ることができるでしょう。病に限らず、事故などで突然お別れしても、本人の言葉があれば残された人はそれを心の支えとして納得することができます。

──あとは親子間で介護を頼らないのですから、地域ごとに支援体制を作るということですよね。

花戸　その点、永源寺地域のような地方のほうがコミュニティができています。田舎ならではの付き合い、煩わしさを、私は「お互いさん」貯金だと思っています。年を取って体が不自由になったら「お互いさん」を使ってやりくりする。都市部で同じ形を築くのは難しいかもしれませんが、田舎の地縁型コミュニティと違い、都市部では興味型コミュニティといって趣味のサークルであったり同じ会社仲間、あるいはがん患者の会とか、そういったつながり、コミュニティなら作れるのではないでしょうか。

永源寺地域では、多くの人が病院や施設ではなく自宅での生活を希望するという。

この地域で亡くなる人は病院も含めて年間60人。そのうち花戸医師が書く死亡診断書の数は年間25～36枚。つまり地域の約半数は在宅で最期を迎えている。

「家で死ぬことは、決して医療を諦めることでなく、患者さんの気持ちを尊重しながら話し合って出す答え」と、花戸医師は述べている。いつも白衣を着ていないが、そこには「医療者」ではなく「この地域を支える一員」でありたい、という思いがあるという。

医療者と患者本人が〝対等〟な関係になった時、大家族でなくても希望は言いやすく、叶いやすく、家で穏やかに過ごせるのかもしれない。

次項は、たった一人で親を看取った女性を取り上げる。

家でとことん父と向き合った3年間

2022年6月、千恵子さん（60歳）は、たった一人で父親の守さん（享年93）を自宅で看取った。

「お父さん、ありがとう。また親子になろうね」

千恵子さんは何度も何度もそう口にした。生き絶えるその瞬間まで、父親の手をぎゅっと握っていた。

自宅で親の介護を3年間——と聞けば大変そうに感じるが、千恵子さんが語る生活に悲愴感はない。ただ彼女の口調からは、一日一日を大切に過ごしてしてきたことがうかがえる。

娘は、父をどのように介護し、看取ったのか。まずは今から17年前、千恵子さんの母親の死から振り返る。

父の葬儀の翌日が、十七回忌の法要でした。母は53歳からずっと、18年間も透析をしていて、71歳で亡くなったのです。もともとは健康体だったのですが、私を産む時に腎臓を悪くしてしまったみたいで。父に聞いたところによると、母は妊娠中、徹底的に減塩生活を心がけたものの、体がすごくむくんでいたそうです。まだ十分な医学的指導がない時代ですから、出産後も働きづめで、気づいた時には腎臓をダメにしてしまっていたと……。

透析を導入したきっかけは、怪我による入院です。ある日、母が脚立から落ちて足を骨折してしまったんですね。それで入院したのですが、骨の状態は良くなっても血圧が異様に高い。詳しく検査をすると、医師から「腎臓が機能してない」と言われました。よく生きているというくらい値が悪く、そのまま即、透析を開始することになったんです。

「千恵子ちゃんのために私はがんばる。長生きする」

透析を始めてから、母はいつもそう言っていました。私は時々、母が透析の時に身に着けるパジャマをプレゼントしました。医療従事者の方から「きれいですね」と言われると、うれしそうに報告してくれて。けれど、透析前は「今日はどこに（透析針を）刺されるのかな」とつぶやいていました。痛かったんでしょう。実際、透析を導入した当初は体調がしんどそうでした。でも徐々に落ち着き、それから普通に出かけられるようにもなったんです。母は、お医者さんの言うことをきちんと守る優等生でしたからね。

そうして15年以上透析をしながら暮らしていたのですが、月日とともに少しずつ腎機能が悪化して入院し、だんだん話もできなくなって……。母が危篤となり、父は母の手を握って「千恵子がもうすぐ来るから頑張れ」と声をかけてくれたみたいですが、死に際に間に合いませんでした。亡くなったのは2006年、私が44歳の時。今思えば、当時まだ40代の自分が、母の本当のつらさをわかってあげられたのかなって。「大丈夫?」「体調どう?」と気にかけてはいても、母の「体調が悪い」ということを本当の意味で気遣えていなかったと思えてなりません。

母はまだ普通に話せる時にこんなことを言っていました。

「お母さん、透析しているから、突然ぽんっていなくなるかもしれないから、『ありがとう』って言えないかもしれないけど、勘弁してね。ありがとうね」

自分の母親をこんな風にいうのはおかしいですが、母はいつも誰にも当たることなく、優しかったです。

そう、両親はとても穏やかで、怒られたことなんてなくて、私は家が大好きでした。

――千恵子さんは幼い頃から、ずっと父・守さんと、母親との三人暮らし。1度結婚したものの、30代の頃に離婚し、実家に戻ったという。２００６年に母を亡くしてからは守さんとの二人暮らしに。

――穏やかな日々だったが、２０１９年1月、再び〝介護〟生活が始まった。

私が仕事から帰ると、父が床の上に横たわり、顔だけこちらに向けて手をひらひらさせているんです。

「どうしたの？」

慌てて駆け寄りました。父は何かのついでに椅子をどかしたのに、それを忘れて椅子があるように座ろうとしたから、尻もちをついてしまったようなんです。スマホを持っていませんし、電話の子機までも動けないから、私が帰るまでずっと横たわっていた、と。

救急車で病院に行きました。

圧迫骨折をしていて、入院になりました。その時は元気がなく、呼吸も弱くて、90歳という年齢を考えてもこのまま死んでしまうかもしれないと思うほど。

でも、それから2か月経つ頃、父はそれなりに元気になりました。ただ、まだ家で自分一人で日常生活を送ることはとてもできない。リハビリをやってくれる老健（介護老人保健施設）に入所することになったんです。

心配だった私は仕事帰りに毎日、父のもとに寄りました。普通に過ごしているように見えたのですが、入所して2か月ほど経った頃、たまたま私がいる時にやってきた職員の方が「ほら横向かないと、お尻がひどくなってしまうから……」と、父に声をかけたのです。

驚いてお尻のほうを見ると、「褥瘡」ができていました。施設の方にそれを話すと、「それでは褥瘡予防のマットに変えます」と言うのです。

「今更ですか。圧迫骨折だったのですから、動けないのはわかっていますよね。予防というなら、最初に敷くべきなんじゃないんですか」

老健は人手不足だし、行き届かないところがあっても仕方ないと自分に言い聞かせても、そう言わずにはいられませんでした。それまでも腕時計ごとパジャマを洗濯されるなど、雑だな、おかしいなと思うことが積み重なっていたので、爆発してしまったんです。職員の方は「申し訳ありません」と、ひたすら謝ってくれました。

――このとき千恵子さんは、家で自分が父を看ると腹を決めた。そして2019年6月、守さんを連れて自宅に戻る。パート勤務をしていたが退職し、その後は守さんの年金のみで

守さんの経過

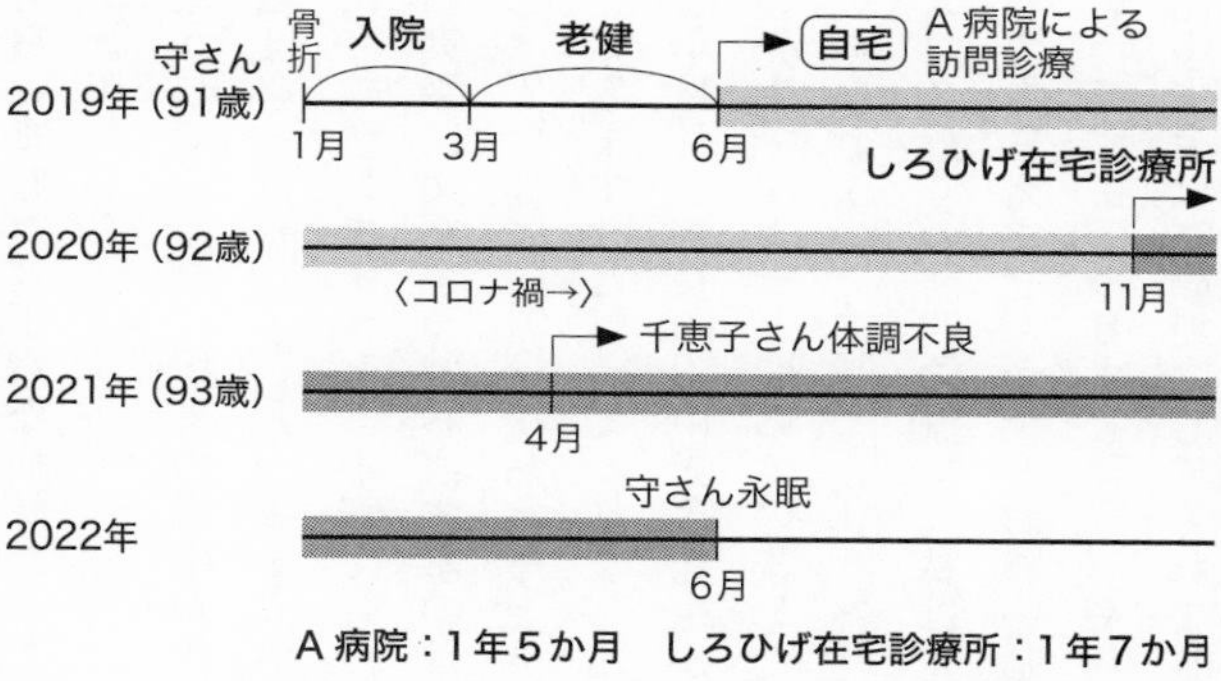

暮らしたという。

上の図は、千恵子さんが作ってくれたものだ。経過がわかりやすくまとめられている。守さんは19年6月の自宅に戻った時点からA病院の在宅医療を受けた。しかしその1年5か月後、20年11月末にしろひげ在宅診療所に切り替えている。

老健を出て家に戻った時、父は要介護3。大半をベッドで過ごして、食事の時は車椅子に移動してテーブルで食事をするような状態でした。

私はまず、居住地の居宅介護支援事業所の一覧を見て、自宅から最も近い事業所にお願いして、ケアマネさんと契約しました。すごくいい方でしたよ。次に、訪問診療をしてくれるA病院をケアマネさんに紹介してもらいました。丁寧な病院だったのですが、でも2か月間に4人も5人も医師が代わるようになり……。

「どうしてこんなに担当の先生が代わるんですか」

私はそう質問しました。すると、「代わる時期なんです。みんなで（病状を）共有するためにも診察します」と。不安でした。カルテに記載された文字だけで父の経過を理解するのと、実際に父をずっと診察するのは違うような気がしたんです。ケアマネさんに相談すると、「たしかに（訪問医が）代わりすぎですね」と理解を示し、「仲間にも聞いて、別の診療所を探してみます」と言ってくれました。それで紹介してくれたのが、しろひげ在宅診療所です。

20年11月、院長の山中光茂先生が訪問診療に来てくれました。ケアマネさんから「話しやすい先生ですよ」と聞いていましたが、ほんとに腰が低くて、こちらを緊張させない感じで。よくあるような、「俺は医者なんだ」という雰囲気が全然ないんです。だからその翌月、クリスマス近くの訪問診療で、私は先生に「クリスマスをしたいのですが、父と一緒に写真を撮ってもらえませんか」とお願いしました。

「いいですよ。やりましょう、やりましょう」

山中先生は笑顔で応じてくれました。さらに「こんなの着けてもらえますか?」と私がサンタクロースのかぶりものを取り出すと、「かぶりましょう！」って。先生と看護師さんがサンタさん、父がトナカイに扮しました。とても喜ぶ父の姿を見て、これからもこういった行事をしてあげたいと思いました。

訪問診療のほか、普段はデイサービスと訪問リハビリが週1回ずつ入っていました。そのほかの日は、習ったリハビリを父と二人で一緒に復習していましたね。

オムツ交換など、介護は全般的に私がやりました。ヘルパーさんをお願いした時もありましたが、帰った後に便が出てオムツ交換がすぐ必要になってしまうことが多くて。私は父や母の排泄物なら汚くなくて、大丈夫なんです。むしろ人に任せてられないというか。だって〝茶色のもの〟がお尻のシワに入り込んだりするでしょう。そこからかゆくなったらかわいそうだから、きれいに拭いてあげたいんです。

「介護が苦ではない」「排泄物も大丈夫」と言われるとちょっと驚くが、育児では大抵平気なものである。それと同じような感覚なのかもしれない。

こうして在宅介護はうまくいっているかにみえたが、2021年4月に千恵子さんは体調を崩し、そこから少しずつ歯車が狂っていく。

父はかつて軍隊に所属していたので、規則正しい生活が染みついていたんでしょう。18時になるとごはんを食べたいんです。けれども自分は横になっていて動けませんよね。それで17時半頃になっても私がテレビを見ていたり、スマホをいじっていたりすると、「そろそろ夕飯の支度だね」と言う。最初の頃は「あ、そうだね」と食事の準備に取りかかれたんですが、だんだんイライラするようになって、そのうち言われるたびにカッチーンと。

「お父さんには18時に食べなきゃいけないという法律があるの？」

つい強い口調になってしまう時がありました。

「いや法律はないけど、決まった時間に食べないと……」と、父は申し訳なさそう。でも次の日になるとまた同じ会話の繰り返しです。

「そろそろ夕飯の支度をしたほうがいいんじゃないの？」

「だからさ、昨日言ったよね。お父さんは食事が10分遅れたら、死んじゃうわけ？」

なんで聞き流せなかったんでしょうね。

買い物に行く時も、父は必ず「早く帰って来てね」と。そして「何分で帰ってくる？」と聞く。寂しいんでしょう。私が「40分くらいかなー」と口にして家を出て、でも実際には1時間くらいかかってしまうと、帰宅後に「1時間かかっちゃったね」と言われる。

それが嫌で急いで買い物をするようになり、次第に心の余裕が失われていきました。21年4月のある日、めまいがするので、血圧を測ると、上の血圧が200近くあったんです。

後日、父の訪問診療の際に私も山中先生に診察してもらうと、「脈が速いから少し抑えましょう」と薬を処方されました。今は、専門の病院にかかって服薬しています。

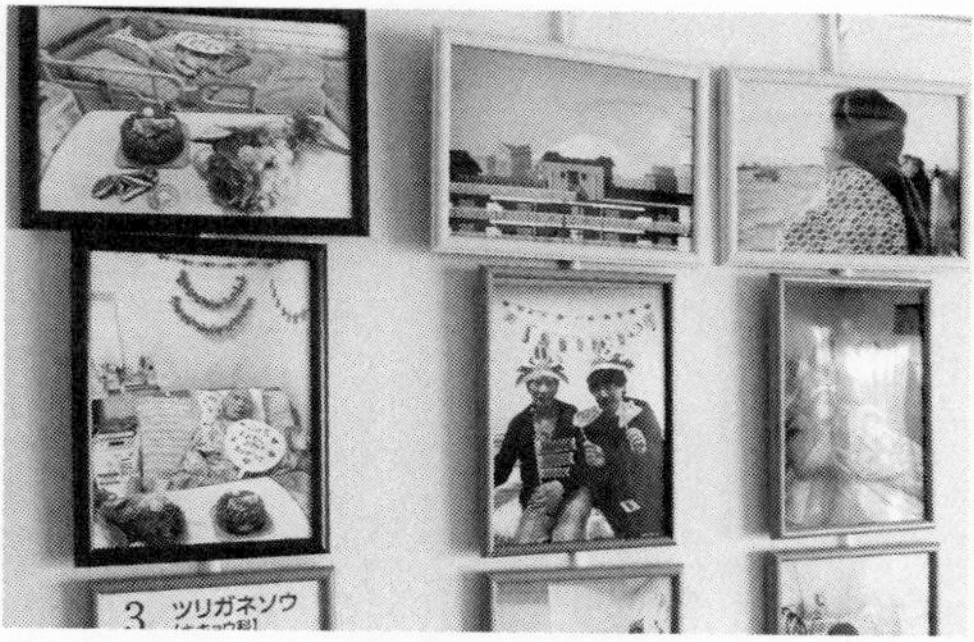

壁に飾られた守さんとの思い出の写真

夏には腰痛も発症しました。やっぱり介護のプロではないから、父の体の起こし方が下手だったのだと思います。自分の腰が痛いと、父をベッドから車椅子に移動させて、テーブルまで連れていくことができません。父にはベッドの上で上半身を起こした状態で食事をしてもらうようになりました。それ以降、父の食欲が低下した気がします。ベッドの上って足をおろせないし、やっぱり食べにくいですものね。申し訳なかったです。

千恵子さんも父親似なのか几帳面で、とても誠実な人だと私は思う。介護日誌には守さんの様子がびっしりと記されている。

私が在宅でかかった費用を知りたいと言うと、1か月の平均額を教えてくれた。

◎訪問診療	8700円
◎福祉用具	4400円
◎訪問看護	4600円
◎薬	2900円
◎ヘルパーさん	3200円
◎訪問リハビリ	6000円
▽合計	2万9800円

なんだかんだで月に約3万円、それから栄養剤（約5600円）、オムツ代（約3000円）、備品（マスク、ビニール手袋）なども含めると、5万円弱といったところでしょうか。我が家にとっては高いです。収入は父の年金だけですからね。ヘルパーさんは私が腰を痛めてからお願いせざるを得ない時がありました。

そのほか2泊か3泊でショートステイをお願いする時がありました。それが1回約3万円です。利用したのは気分転換というより、父をお風呂に入れてあげたかったから。

家で父をお風呂に入れてもらうには、ヘルパーさんがつかまるための手すりを追加でつけることを勧められたのですが、父は壁の中の電線が通っているところにビスを打ち込まれたら大変だと心配し、嫌がっていました。また、家に風呂を持ってくるような訪問入浴サービスもありますが、これもリビングに湿気がたまるので敬遠していたんです。それでデイサービスで入浴するようになりました。でもコロナが発生して感染が心配なこともあって行けなくなってしまって……。私が清拭していたものの、たまには入浴をさせてあげたくてショートステイを利用しました。

私が体調を崩した翌年の22年春頃から、父は誤嚥が増えました。飲食をしなくても誤嚥するようになってしまい、やがて左足の指が血行不良で黒くなっていったんです。褥瘡も増えました。

　そして22年6月頭——訪問診療で山中先生が手招きするので、父には聞こえない、廊下の隅で話しました。

「元気がない感じです」

　先生が小声で言いました。

「早ければ1か月。でも、この状態が続く方もいますし、人の命ですから何とも言えませんが、会わせたい人がいるなら今のうちに」

　その時点で私はまだあと1年くらいは大丈夫と思っていたのでショックでした。その後、訪問歯科の先生が来て、山中先生に言われた話をすると、歯科の先生も驚いたんです。それくらい見た目はまだまだ、という感じがありました。

　けれども結果的に山中先生の見立ては当たりました。すごいですよね。

　あの時「早くて1か月」と聞いてよかったです。だからこそ私は父に今までの感謝、思いを全部伝えることができました。

「大切に育ててくれてありがとう。幸せだったよ。またお父さんとお母さんの娘になりたい」

幾度もそう声をかけました。

父ももう残りわずかと悟ったんでしょう。

「なんか迷惑かけちゃったね。長生きしすぎて悪かったね」と言う時がありました。

悲しい気持ちになりながら、「悪くないよ」と、私は即座に応えました。

「私、ぷりぷり怒ったりするけど、それはお父さんの介護をするのが嫌なんじゃなくて、私が体調悪くてイライラしちゃってるだけだから。それは悪いんだけど、やってはいけないんだけど、でも気にしないでね」

亡くなる２週間前からだんだん呂律《ろれつ》がまわらない、聞き取りができないような話し方になっていきました。私は最期を看取ってあげたかったので、その頃はトイレやお風呂に行く時も心配でしたね。

亡くなる日、真夜中にトイレに起きたんです。その時父の血圧を測りました。するとエラーになってしまう。急いで診療所に電話すると、「今から行きますよ」と、山中先生ではないですが別の顔見知りの先生が来てくれました。そしてその先生が測っても血圧計は反応しません。触診をし、「そろそろお看取りの時間に入っていますね」と言われました。

一旦、先生と訪問看護師さんが帰宅した後、私は父のベッドの横に椅子を並べて、上半身だけ横たえてウトウトして……。父の手に自分の手を添えていたのですが、明け方、父が私の手をぎゅっと握ったんです。あとから考えて、あれは父のメッセージだったのではないかと思いました。

「お父さん、そろそろ逝くけど頑張りなよ」って。


一つ一つ嚙みしめるように、千恵子さんがその時のことを話してくれた。

守さんの息が浅くなり、そして止まった。千恵子さんが「お父さん」と呼びかけようとすると、守さんの顎が再び動きだす。でも、またすぐに止まった。

「お父さん、お父さん！」

千恵子さんは再度呼びかけたが、守さんが反応することはもう二度となかった。

「やっぱり魂があるのとないのとでは違うのがわかります。見た目はしゃべりだしそうなのに、人間っぽくないというか……。死んじゃったんだって思いました」

取材は守さんが亡くなってからわずか1か月、四十九日を迎える前に行った。室内の仏壇にはたくさんのお供えがあった。

父は今、私のことを心配していると思うんです。

亡くなる前に「自分がいなくなって頑張れるのか」ってよく聞かれました。それで、「じゃあ私が頑張れないって言ったら、お父さんずっと長生きしてくれる？」と冗談っぽく言うと、父は「それは無理だな」と。

私はその時、「お父さんとお母さんの子だから、意地があるから頑張るよ」と答えましたが、正直自信はありませんでした。実際に今も〝寂しい病〟です。あれだけ向き合った日々があったから、父に会いたくて会いたくて。爆発しそうな時はベランダに出て外の空気を吸ったり、コンビニまで歩いたりして、頭がおかしくならないようにしています。私がこんな調子では父が成仏できないですよね。

〈ちゃんと約束したように元気に明るく生きていくから、お父さんも成仏して、お母さんのいる天国に行ってね〉

毎日心の中でそう言って、ここで手を合わせているんです。この生活に慣れないといけないですよね。忘れられないけど、諦めなきゃいけない。そして仕事もしていかなくちゃ。

――人の老い方・死に方を目の当たりにし、自分の最後を今考えている。

人ってこういうふうに物が食べられなくなって、飲めなくなって、こういう心理状態になって……と勉強になりました。それは病院に預けていたら、「亡くなりました」「危篤ですよ」と言われて駆けつけるだけで、わからなかったことかもしれません。

私の時ですか？　動けるギリギリまで家にいたいかなと思います。父が老健に入所した時、テレビとベッドだけでなんか楽しくないな、と感じたんです。けれど、家に一人だと暑い時に窓を開けられなくなるんですよね。たとえ枕元にエアコンのリモコンを置いといても、そのボタンを押す元気もなくなる。父にね、私のことを呼べなかったら、この鈴を鳴らしてと言ったんです。でも最後はそれをすることさえできなくなりました。だからやっぱり自分は施設かなあと思ったり……。

それでもできる限り家にいたい。自分の住んでいた家に。同じ天井でも、施設のじゃなくて、自分の家の天井を見ていたいんです。

主人へ。看取らせてくれてありがとう

まだこの世にやりたいことが多く残っている時に「余命」を宣告されたらどうするだろうか。次は働き盛りの夫を家で看取った妻のケースを取り上げたい。

夫・宗治さんは末期がんを患い、２０１８年10月24日にこの世を去った。享年62。妻・恵子さんは、「最後に家にいてくれて有難かった。看取らせてもらえて感謝している」と話している。

宗治さんの葛藤と、彼を失う恵子さんの恐怖を和らげたのは「お互いが最期まで家にいること」だった――。

２０１５年5月に主人は前立線がんの診断を受けました。

尿が出にくい症状があってかかりつけの先生に診てもらうと、前立線がん検査（ＰＳＡ）の値がグレーゾーンでした。紹介状を書いてもらい、市内の総合病院を受診して告知を受けたんです。その時、私も一緒に診断を聞きました。優しい雰囲気の先生だったので主人を気遣われたのでしょう、ステージや余命の話はありませんでした。

けれど、告知された時点でもう手術の適応ではなく、上半身を中心に相当転移が進んでいました。インターネットで調べたり、看護師である妹に聞いたりして、主人の命は残り３年だと覚悟しました。我が家には3人の子どもがいて、当時は皆20代。子どもたちにも主人の病気を説明し、「父さんは3年生きてくれたらいい状態。5年生きたら奇跡」と話しました。重責を担うことになる長男は「そうか……」とつぶやきました。そこで彼の覚悟が定まったと思います。

というのは、実は我が家は縫製業を営んでいるんです。職人の仕事といえますね。主人は2代目で、3代目が長男の予定で仕事をしてきました。つまり、これまで息子は主人に頼っていればよかったのです。ですが、がん告知後は仕事を引き継いでいかなければなりません。取引先とのやりとりや、ここは田舎ですから家族兼会社の代表として町内行事への参加も求められます。

主人は自分の余命について意識していなかったと思いますが、私は病気を理由に〝代替わり〟を勧めました。

「病気もわかったし、ぼちぼち長男に代わってもらって、治療に専念したらいいんじゃない？」

「……まあ、そうだな」

主人も納得しました。また表立って「病気であること」を知らせることが嫌だったようで、以降は公私ともに外に出ていくことが少なくなりました。

反対に私は、息子ができないところをフォローしなくてはいけないので、仕事が大変になって。これまでは経理に少し関わる程度だったのですが、全ての業務を理解する必要があります。クライアントから依頼を受け、見積もりをして、材料発注や縫子さんの手配、納期までの縫製……。

「父さん、これどうしよう？」

見積もりについてはよく相談しました。

「まあこれはこのくらいかかるから、全体ではこうかな」

主人からアドバイスをもらいつつ、計算して見積書を出しました。

がん告知から1年後くらいに周囲に代替わりの報告をし、会社の名義を長男に変え、体裁を整えました。

前立線がんの手術が適応でない宗治さんは当初、ホルモン療法を受けた。前立線がんは男性ホルモンの作用により大きくなる性質があるため、男性ホルモンの分泌や働きを抑える薬を服用し、がんを縮小させるのだ。治療に効果はみられ、何とか小康状態を保ってい

――たが、3年後の2018年8月7日、食欲の低下と吐き気が強まり、宗治さんは病院に入院した。恵子さんが医師に呼ばれた。そこで宗治さんの「余命宣告」を受ける。

お医者さんからは「肝臓にも転移していて、それも1個や2個ではない、長くて3か月でしょう」と言われました。「これ以上どんな治療をしても、あまり効果は望めない」ということも。「そのまま入院」という手もあったかもしれませんが、私は自然と「家」を選択しました。妹が訪問看護師をしていましたしね。主人と先生はまた別に二人で話していて、そこでどの程度病状について説明があったのか、わかりません。私は主人に「家でゆっくりしよう」とだけ伝えたと思います。8月25日に家に帰りました。訪問医の先生やケアマネさんが決まり、妹が訪問看護に入ってくれ、介護用のベッドをレンタルして、家で看取れる体制を整えたのです。

その時の気持ち……うーん、必死です。悲しいとかそんなんじゃなくて必死。息子は仕事を覚えきれていないし、会社を継続させるために私が必死に働かなくてはならない。家のこともある。その頃、娘は都会で働いていたのですが、社員からアルバイト勤務に切り替えて、1か月の半分はうちに帰ってきてくれるようになったんです。とても助かりました。

10月24日に亡くなるまで家で過ごした期間は2か月ですが、病状は日に日に悪くなっていって、怖かったし、見ているのがつらかったです。家で過ごし始めた最初の頃、主人は音楽を聴きながら寝て過ごし、息子に仕事の助言をしていたのですが、亡くなる10月になると体がぱんぱんにむくんで、とてもしんどそうで……。それでも自分でトイレに行きたいし、お風呂に入りたいというので運ぶのが大変でした。

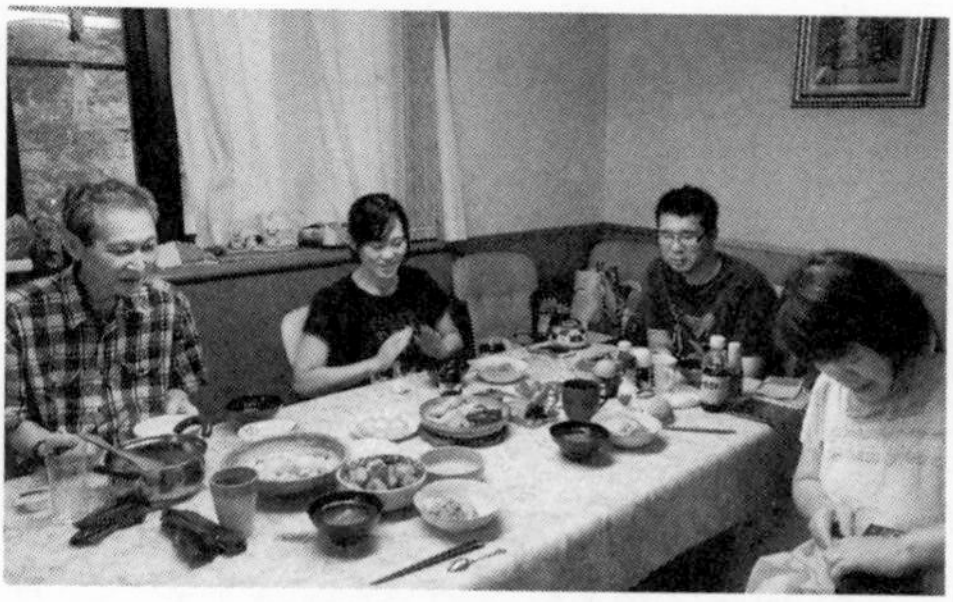
亡くなる4日前までお風呂に入れたという宗治さんと家族

恵子さんと宗治さんは「死」について話すことはなかった。しかし10月に入ると容体が悪化し、本人も厳しい状態であることを悟っていたのではないか、という。実際にそのような証言がある。

恵子さんの妹・訪問看護師による「看護記録」から一部抜粋しよう。

10月になると、下半身の浮腫と腹水がさらに増え、元の身体の倍くらいの大きさになった。下肢は重だるく、もぞもぞする感覚に悩まされた。どの体位が楽になるのか何度も体位を変えたり、ふらつきながらもストレッチをしたりと、何とか自分で症状を軽減できないかと努力していた。日毎に嘔吐することが増え、摂取量が激減。体力は落ち、トイレまで妻の肩におんぶするようにしてもたれながら移動し、男性トイレの前で、壁におでこを押し当てて支えて立って排尿をした。
10月13日　「入院したほうがいいのかなぁ。みんなに迷惑をかける」という発言。「病院に通えないから家にいてほしい」と妻。
10月14日　ますます全身の浮腫が強くなり、トイレ歩行が困難
10月20日　妻の介助で何とか入浴（最後）。うとうとすることが増え、「このままどんどんわからんようになるんかなぁ……？」と。
10月21日　黄疸増強。傾眠傾向
「人生終わりです……終わりです。おおきに、世話になって……。息子ありがとう。大変だけど、頼みます。恵子ありがとう。いい人生だった。（亡くなった）お父ちゃん、お母ちゃん、姉ちゃんのとこ行くわ。楽に死にたい。納期に間に合わせてよ」と

家族へ言葉を残した。
10月22日　往診にて余命2〜3日と告げられる
10月23日　意識混濁。血圧・酸素飽和度低下。夕方呼吸が荒くなり、「怖い怖い」と言う。
10月24日　明け方　永眠

今回、取材で恵子さんは「主人は入院して最期まで治療をしたかったのに、私がわがままを言って家に帰ってきてもらった。私の都合のいいように生きてもらって……」と心情を吐露した。

それに対し、同席した訪問看護師でもある恵子さんの妹は「それは違う。宗治さんはここ（家）におりたいと言ってたよ。入院したくないって」と真剣な口調で話す。二人の目は、ともに赤くなっていた。

恵子さんに宗治さんの最期を聞いた。

10月24日の明け方、呼吸が弱くなってつらそうだったので、「もう十分。もう頑張らなくていいからね」と主人に声をかけると、そのまま亡くなりました。子どもたちもそばで見守っていました。本当に頑張っていたので、私も子どもたちも誰一人、「逝かないで！」とすがることはありませんでした。

一つ心残りがあって、もう本当に亡くなる何日か前、主人がベッドの上に正座して何か書こうとするんです。でもそれが書けなくて……。

「何が書きたいのか、言ってくれれば私が代わりに書くから」

と何度も言ったのですが、主人はペンを持ったままの姿勢で動かない。そして文字を書くことはありませんでした。体力的に難しかったのか、脳が働かなくて書けなかったのかわかりません。どんな内容のことを書きたかったのでしょうね。

また別の日に、「取引先の担当者やご近所の方に『お世話になりました』と伝えてほしい」と言われましたので、それはお通夜でみなさんに私からそうご挨拶しました。

自分なりに精一杯、介護をしましたが、主人からしたら足りないところばかりでしょう。

それでも家にいたからこそ、主人は好きな音楽を聴いたり、みんなと食卓でごはんを食べたり、大好きな家の風呂に浸かれたり、息子に仕事を教えることができました。

もちろんそれは家族にとっても大切な時間でした。

主人と結婚して30年、自営業ですから24時間３６５日ずっと一緒。離れることがなく、私の精神的な支えでした。喧嘩をしたのは１回だけで仲良しでしたよ。

家業は納期に追われる仕事で、主人の死の間際もどうしても私が縫わないといけない製品がありました。自分一人では心配だから「お父さん、これができるまで生きとって」と言いましたね。そしたら「うん」って。そんな風にいつも見守ってくれました。

家で死ぬことが良かったかどうか、本当のところは本人に聞いてみないとわかりませんが、少なくとも私は家にいてくれて有難かった。


宗治さんは姉と母を立て続けに亡くしている。亡くなる月の10月は、亡き身内にお迎えに来てもらいたい、と何度も口にしていたそうだ。死に向かう恐怖の中で「亡き人に会う」ことが、希望だったに違いない。

恵子さんに「いつか自分が死ぬ時に宗治さんにお迎えに来てほしいか?」と尋ねると、「はい」とうなずく。「ご両親よりも?」と再び聞くと、もう一度深くうなずき、「でも62歳で亡くなった主人ですから、ひょっとして私が長生きしてしまって見た目が変わりすぎたら、わかってもらえないかもしれない」と、笑う。

家族を看取った後、前項の千恵子さんも、本項の恵子さんも自分の死を見据えている。千恵子さんは「自分の家の天井が見たい」と言い、恵子さんは「夫に会いたい」と願っている。その希望を叶えるのに医療は必要とされない。科学的なことではないのに、それはとても現実的な願いのように感じた。

大切な人を亡くしたあなたへ

本書執筆にあたり、介護や看取りを経験した多くの人を取材した。大切な人と死別した時、その思いは言葉で言い表せない。そして残された人は強烈な寂しさや虚しさを抱えて、日常を生きていく。私もその経験があるため、思いはよくわかる。そこで私自身が助けられた、医師と看護師の言葉を最後に紹介したい。

「ご臨終です」

医師からそう告げられると、何もかもが終わったように感じる。

緩和ケア医として多くの終末期患者を診てきた奥野滋子医師もかつてはそう告げていたが、今は「旅立ちです。また会いましょうね」と家族に言うという。

「この場でさよならじゃない、また次の世界で会えるよねと思うんです」

前項で記したように、これでお別れではない、きっとまた自分が死ぬ時に再会できる、と思えば、悲しみや後悔が和らぐかもしれない。

だが、後悔が全くない死別はない。奥野医師も「こうしてあげれば良かった、というのは結果論」だと指摘する。

「愛する人を失った時は非日常の世界。日頃から相手の死を意識し、その時への対応ばかり考えて生きるわけにはいきません。だから、自分のせいで病気になったのではないか、早く死なせてしまったのではないか、ふさわしくない治療をさせてしまったのではないかという後悔はしなくていい。最終的に期待した結果にならなくても、残された人のせいではありません。自分にとっては残念だったが、故人はいい人生だったと思っているかもしれない」

奥野医師自身も、父親の死後にもっと早い段階から自身が介護に関われば、父親も楽に過ごせた時間が増えたのではないか、という思いがあったという。けれども何かを選択すれば、必ずデメリットが生じる。例えば介護のために仕事を辞めれば、経済面で困窮し、社会との関係も断ち切れて孤独になる。

「本人の考え、医師の関わり、経済状況……いろいろな要因の中でベストな選択をしてきたと考えていいと思います」

そう、「ベストな選択」だったのだ。

残された人は後悔するよりも、故人を語り継いでほしい。取材をすると、誰もが堰を切ったように故人のことを話し出す。そして取材を終えてからも、こんなことを思い出した、と私にメールしてくる人がとても多い。それだけ普段は心に蓋をして思い出さないようにしているのだろう。

それでは気持ちが上向きになりにくい、と奥野医師。

「悲しみからの回復には亡くなった人を頭の中に置き、その人との会話を思い出すことが重要です。『一緒に旅行に行くと言っていたのに！』など故人への怒りがあるなら、その気持ちも吐き出す。日本人には悲しみを乗り越える、克服するなど、自分の感情が平らであることをよしとする風潮がありますが、喪失とともに生きることに苦しんだり、思い出して笑ったりすることで、故人との一体感を感じられ、気持ちの変化が出てきます」

そして、悲しみにくれた私の心の支えになったのが、「忘れようとしなくていい」という言葉。グリーフ（悲嘆）ケアに詳しいがん看護専門看護師の森谷記代子さんが教えてくれたことで、悲嘆の期間はその人にとって「必要な悲しみの期間」なのだという。

「何年、何十年経っても思い出して泣く人もいます。それだけ大好きだったという気持ちの強さは誰にも否定されることではありません」

それなのに早く忘れようと焦る人が多いのだという。

「亡くなった人を思い出すのがつらいんですよね。私も患者さんが亡くなると、悲しくて胸が痛い。そういう時に亡くなった患者さんとの会話で学んだことや、楽しい会話ができた思い出を大事にするんです。だから誰かを亡くした方には『つらいことばかりじゃなくて、いい思い出もたくさんありましたよね』と声をかけます。すると『そうでした。楽しいこともあったし、こんな言葉を残してくれた』と教えてくれる人もいます」

人は「死んだ後にこの世に生きた証がほしい」とよく言うが、あの人はこう話した、こんなことをしていたと語り継ぎ、思い続けることは、故人の遺志を継いだ証になる。

故人に語りかけ、誰かに語り継ぎ、心の中にいる大切な人とつながっていこう。死は終わりではなく、残された人にバトンタッチしていくものだと、私もそう思って生きている。

おわりに

現代で、家で死ぬことは簡単ではない――。

実はそれが本書で最も伝えたかったことだ。

「はじめに」に書いたように、多くの人の希望に反して在宅死を選ぶ人は少なく、また現実的には悲惨な例も多発している。それなのにメディアでは「美しい看取り」ばかりが報道されている。

事実を、現実に起きていることを伝えたい――その私の思いをくみ、インターネットで連載の場を作ってくれたプレジデントオンライン編集長の星野貴彦さん、書籍化に結びつけてくれた中央公論新社ノンフィクション編集部の山田有紀部長、同部署で本書担当編集者の齊藤智子さん、心からお礼を申し上げたい。そしてプライベートなことを包み隠さず語ってくれたみなさん、現場で奮闘する模様を取材させてくれた医療・介護職の方々に、深く感謝いたします。

正直、今の出版業界では高齢者に媚びを売るような本ばかりである。健康に生きていれば成功で、死んだら失敗なのか。また、皆に囲まれて死ぬ、穏やかに死ぬのが善で、孤独なまま力尽きる死や、極端にいえば血だらけで死ぬ、事故で体の形が失われて死ぬ、突然死が悪なのか。そうではないと私は思う。どんな死も、その人生の大切な締めくくりである。

だからもちろん、病院や施設における死も否定されることではない。

バリバリ現役で働く世代に、親の死や家族の死、そして自分の死に思いを馳せてほしくて本書を執筆した。自分や大切な人の死を見据えることは生きるエネルギーになり、社会の笑顔に結びつくと信じている。

個人的な話になるが、私にとって死は、幼い頃から身近だった。

2歳の時に母を亡くして父とは離れて暮らし、20歳の時に育ててくれた祖母を、それから数年して祖父を亡くした。母は24歳という若さで亡くなったから、自分も若いうちに死ぬと信じ、それまでにやらなければいけないことは全てやり終えるつもりで生きてきた。19歳で大学を中退して編集プロダクションに入社し、22歳で結婚、23歳で上の子を、27歳で下の子を出産した。20代のうちに最初の本の原稿も書いた。

だが予想に反して私は今、43歳で、まだ生きている。上の子が20歳を迎えたほど、子どもたちも成長した。

私のように親の死の呪縛から逃れられない人は多いと思う。

よく取材で訪ねた林和彦医師もそうだった。林医師の父親と祖父は同じ50歳で亡くなり、共に次男。同様に次男である自分と照らし合わせ、林医師も「50歳までしか生きられない」という思いにとらわれていたという。後悔のないように、「その時にしたいことをする」という刹那的な生き方だったそうだ。

けれども林医師は〝魔の50歳〟を超えて変わった、と打ち明ける。

「私は50歳になっても死ななかった。それまでの私は自分の子どもがいても〝父親の子〟という思いだったのですが、50歳になったのを境に自分を〝子どもたちの親〟だと思えるようになったのです。本当の意味で、父親の死を乗り越えた時だったのかもしれない」

私も、死の恐怖に怯えながらやるべきことをやり尽くし、今ようやく「日々生きている」ことを感じられるようになった。それは何かを達成することではなくて、晴れた日に青い空を見てきれいだなと思ったり、おいしいコーヒーを味わったり、誰かと笑いあったり、そういう積み重ねなのだ。

本書の取材を通じて、最後まで「生きている」を感じられる、それが実現しやすいのが「在宅死」なのだということがわかった。けれども再三述べているように、家で死ぬことが最重要事項ではないし、家で死ぬから穏やかで安らかな死が訪れるわけでもない。

今、これを読んでいるあなたは、まだ文字を読むだけの生きる力がある。でも人が死に向かう時は〝何もできない人〟になっていく。そんな自分を想像したことがあるだろうか。

私は、「今日死んでもまったく悔いはない」「延命はいらない」「一人で死ぬ」とよく口にしてきたが、そのたびに終末期を診る医師に「笹井さん、それはあなたがまだ元気だからそう言えるんだよ」と指摘された。実際に「死を受け入れた」「怖くない」と豪語していた人が、体が弱ってきて「やっぱり生きたい。どうか生かしてほしい」と医師の前で土下座したこともあるとか。

鳥取県で数多くの終末期患者を診てきた徳永進医師（野の花診療所）は「死とは、体が壊れていくこと」と話す。

「全身がだるく、食欲がなくなって、手も足もやせ細り、耳たぶがチリチリに枯れる。飲み込む力は衰え、排泄もうまくできなくなる」

安楽死を望む患者も少なくない。かつて徳永進医師の訪問診療に同行した際も「薬飲んでスーッと逝きたい」と言う患者が複数人いた。

ちなみに国内では安楽死ができないというが、病の末期に薬を使って意識レベルを下げて鎮静する「セデーション」という医療行為がある。あくまで死に伴う痛みを取り除くことが目的のため、「死を目的とした安楽死とは違う」という意見もあれば、死に至るまで意識レベルを下げるから「安楽死と変わらない」という指摘もある。

鎮静のために薬を投与すると、少量であれば薬をやめると意識が戻る。しかし、ある量から深まると昏睡に入る。早い人はセデーションを行って2日、長いと一週間くらいかかって死に至るという。

もちろんセデーションをしたからといって必ず「安らかに死ねる」わけではない。徳永医師は体が「戦場化する」と表現するが、敗血症を起こしたり、腸閉塞がひどくなったり、鎮静剤が入っても太刀打ちできないほど全身が無残な状態になることがあるという。

「ただね、古代から人はしっかり自分の力で死んできました。医者はある程度尽くすけど、その背後には誰もが死ぬ力をもっている。現代ではみんな、死に対して丁寧すぎるんじゃないでしょうか。食べ物も教育も贅沢になって、ついに死までも丁重に扱われるようになった。本当は誰もが死ぬ力をもっているので、それを信頼することですね」と、徳永医師。

自分のシナリオ通りでなくても、スマートでなくても、その時々で本人や家族、医療者が悩み、考えて、選択しながら死は作られていく。

だから、誰かが形づくった「死に方」なんてなくていい。最後の最期まで揺れ動き、迷っていい。死に至るまでのあなたなりの実録が、周囲にいる人の心に残されていくのだと思う。

そして私たちは自分が患者になると、周囲に迷惑をかけて申し訳ないと感じる。だが、迷惑が全くないと、残された人が「何もしてあげられなかった」という思いになる。ケアをし、またケアをされることで、病が治らない苦悩も、お別れする悲しさも、死に対する恐怖も、少しだけ和らいでいくのかもしれない。

本書の取材にご協力いただいた皆様（順不同）

山中光茂医師、武田里絵看護師、所遼太さん
しろひげ在宅診療所

千場純医師
まちの診療所つるがおか

小畑雅子看護師
訪問看護ステーション「ひかり」

吉野清美さん　ケアマネジャー
渡辺孝行さん　ケアマネジャー
坪井貴昭さん　ホームヘルパー

宮本直子看護師

橋爪慶人医師
東大阪徳洲会病院

道場六三郎さん、照子さん・和子さん

花戸貴司医師
東近江市永源寺診療所

内藤眞弓さん　ファイナンシャルプランナー
生活設計塾クルー

奥野滋子医師
森谷記代子看護師

＊ご自身の経験を語ってくださった方々
喜久江さん、小平知賀子さん、桜井けい子さん、扶美さん、故・加悦隆夫さん、柿谷徹治さん・柿谷嘉規さん、千恵子さん、恵子さん

＊ほか訪問診療で出会った方々

参考文献

『PRESIDENT』2022年8月12日号「介護とお金の大問題」
『週刊文春』2022年6月30日号・7月7日号・7月28日号・8月4日号（実録ルポ「介護の謎」甚野博則）
上野千鶴子『在宅ひとり死のススメ』2021年、文春新書
世界文化ブックス編集部編『在宅死のすすめ方　完全版』2021年、世界文化社
千場純『わが家で最期を。』2017年、小学館
花戸貴司『最期も笑顔で』2018年、朝日新聞出版
山中光茂『小説　しろひげ在宅診療所』2021年、角川春樹事務所
小豆畑丈夫『在宅医療の真実』2021年、光文社新書

ラクレとは…la clef=フランス語で「鍵」の意味です。
情報が氾濫するいま、時代を読み解き指針を示す
「知識の鍵」を提供します。

中公新書ラクレ
778

実録《じつろく》・家《いえ》で死《し》ぬ
在宅《ざいたく》医療《いりょう》の理想《りそう》と現実《げんじつ》

2022年11月10日発行

著者……笹井《ささい》恵里子《えりこ》

発行者……安部順一
発行所……中央公論新社
〒100-8152 東京都千代田区大手町1-7-1
電話……販売 03-5299-1730　編集 03-5299-1870
URL https://www.chuko.co.jp/

本文印刷……三晃印刷
カバー印刷……大熊整美堂
製本……小泉製本

Published by CHUOKORON-SHINSHA, INC.
Printed in Japan　ISBN978-4-12-150778-5　C1236

中公新書ラクレ　好評既刊

L689
お父さんは認知症
——父と娘の事件簿
田中亜紀子 著

父が認知症になった！　それなのに運転免許証を絶対に手放そうとしない父。もうちょっとで火事を出しそうになったり、病院で大暴れをしたり。気が付くと部屋は血の海で、そんな中、驚愕の姿で佇む父……。これはもう、事件簿としか言いようがない！　バブル期にＯＬ生活を送り、これまで自由を謳歌してきた著者が、独りで認知症の父と向き合うことに。人が変わってしまった父と娘の悲喜こもごもの毎日をコミカルにつづった、介護奮闘記。

L718
老いる意味
——うつ、勇気、夢
森村誠一 著

老いれば病気もするし苦悩もする。老人性うつ病を克服した著者が壮絶な体験を告白。だが、身体が老いても病を経験しても心は老いてしまうわけでない。老いを恐れず残された日々を自然体でいること。良いことも悪いこともすべて過去の出来事として水に流す。老いの時間を「続編」や「エピローグ」ではなく「新章」にすればいい。夢は広がり、いくつになっても新しいことが始められる。米寿を迎えた作家・森村誠一渾身の「老い論」の決定版。

L733
潜入・ゴミ屋敷
——孤立社会が生む新しい病
笹井恵里子 著

きつい、汚い、危険。この「3K」で究極の仕事、ゴミ屋敷清掃。山積みのゴミを片付けるだけでなく、ときには虫がわいている箇所に手を突っ込み、人の便や尿さえも処理しなければならない。誰もやりたくないが、誰かがやらなければいけない。著者は、取材記者という身分を捨て、作業員の一人として、なりふり構わず片付けにあたった。多くの惨状を目の当たりにした現場レポートと、ゴミ屋敷化する原因と治療法を追い求めたルポルタージュ。

認知症は、
誰にでも発症する可能性があります。

もちろん、みなさんにもあります。
そして、ひとたび発症すると完治することは残念ながらありません。
ですから、とことん遠ざけるのです。
これからの食事を変えることで
認知症を遠ざけることは可能なのです。
その方法を、これから紹介しましょう。

2023年1月、アメリカで認知症の
新しい治療薬が承認されたというニュースが流れました。
これで、認知症の恐怖から逃れられる。
そう思った人もいるかもしれませんが、
この薬は症状の進行を遅らせるもので、
認知症を根治するものではありません。
認知症の治療薬の研究は世界各国で積極的に進められていますが、
それが、いまの医療の限界なのです。

認知症はひとたび発症すると治らない病気。
この事実を、まず、しっかり受け止めてください。

一方で、治療薬に関する研究とともに進められているのが、
認知症のリスク因子を突き止めて、
発症を未然に防ぐことを目指した研究です。
要するに、治らないのであれば、
できるだけ発症しないように努力しようということです。
世界のいろいろな国で疫学調査が行われ、少しずつですが、
認知症の発症につながるリスク因子がわかってきました。
イギリスの権威ある医学誌『Lancet《ランセット》』に、
エビデンスとともに発表されているのが、次の12項目です。

❶教育不足 ❷高血圧 ❸聴覚障害 ❹喫煙
❺肥満 ❻抑うつ ❼運動不足 ❽糖尿病
❾社会的孤立 ❿過剰飲酒 ⓫頭部外傷 ⓬大気汚染

これらを改善できると発症リスクを40％まで下げられるといいます。

リスク因子の中で、
中年期以降の自分の生活を見直すことで予防可能なのが、
高血圧、喫煙、肥満、抑うつ、運動不足、糖尿病、
社会的孤立、過剰飲酒ではないでしょうか。

そして、私たちが医療の現場で
実際に生活習慣を改善してもらうために指導しているのが、
食事と運動、社会参加です。
食事と運動に関しては、科学的に裏付けのある
理論をもとに、こういう食事にしましょう、
こういう運動をしましょう、と
具体的なやり方をアドバイスしています。
本書では、その食事にフォーカスして紹介することにします。

認知症を遠ざける成分とは、
たとえば、赤ワインや緑茶などに含まれるポリフェノール、
青魚やオリーブオイルなどに含まれる脂質などです。
また、エビデンスのある認知症を遠ざける食べ方は、
和食、地中海食、DASH《ダッシュ》食、マインド食の4つです。
食の目的は、認知症の原因と考えられている
老人斑《はん》という脳のゴミをできるだけためないこと、
そして、脳の機能を守ることです。

60代でも70代でも、80代からでも間に合います。
できることから始めてみてください。
認知症の発症のリスクがどんどん遠ざかっていくことになります。

はじめまして、神戸大学大学院保健学研究科の古和久朋《こわひさとも》です。
私は、認知症の専門医として、
病院を訪れる人や一般の方々に予防について語る機会がよくあります。
また、神戸大学の研究者と共同で、
認知症予防プログラム「コグニケア」というサービスを提供しています。
しかし、身近な人が認知症を発症したり、
実際に認知症の介護などを経験しない限り、
認知症予防といってもあまりピンとこない人が多い気がします。
認知症は、発症する20年くらい前から脳の中での変化が始まっていますが、
自覚症状はまったくないのですから無理もありません。
本気で取り組めないのは、生活習慣病と同じかもしれません。
しかし、環境要因が大きい認知症は、誰にでも発症するリスクがあります。

しかも、高齢になるほどそのリスクは高くなります。
さらにいえば、発症する前段階まで進行していると、
もはや治すことは難しく、なんとか進行を遅らせるしかありません。
だからこそ、できるだけ早い取り組みが肝心なのです。
環境要因が大きいということは、
それだけ予防ができる要因も多いということです。
そしてそれらを実践することで、完全ではないにせよ
認知症を遠ざけることにつながります。
本書で紹介することをすべて実践する必要はありません。
1つでも、2つでも、できるところから始めてみてください。
それが、みなさんの素敵な未来につながるはずですから。

神戸大学大学院保健学研究科教授　古和久朋

第1章

今日からの食事が10年後の健やかな脳をつくる

第2章

科学的にわかってきた脳が元気になる食べ物

第3章

100歳まで脳の健康を守る食べ方

第4章

専門医が教える脳が衰えない生活習慣

第1章

今日からの食事が10年後の健やかな脳をつくる

認知症は発症すると完治は難しい。だから、とことん遠ざける

考える、理解する、覚える、判断する……。

こうしたことができなくなったら、自分はどうやって生きていけばいいのでしょうか。あまり想像したくないですよね。

しかし、認知症になると、こうした認知機能が徐々に低下していき、通い慣れた道に迷ったり、言葉がうまく出てこなくなったり、幻覚を見たりするようになります。そして最後には、日常生活もままならなくなります。

日本では、そんな認知症の患者が増え続けています。

認知症は世界的にも大きな問題ですが、ＯＥＣＤ（経済協力開発機構）が２０１７年に公表した医療に関する報告書では、**日本の認知症の有病率は先進国トップの２・33％**。ＯＥＣＤ平均の１・48％を大きく上回ります。

内閣府が発表した平成29年版高齢社会白書によると、**65歳以上の認知症患者数が少なく見積もっても2020年は約631万人、2025年には約730万人に達し、5・4人に1人が認知症を患っている**と予測されています。ちなみに、2012年時点では7人に1人の割合でした。

これだけの確率になってくると、身内に認知症患者がいない人のほうが珍しい時代になるのも目前です。

そのとき、あなたは認知症を発症している側なのか、介護する側なのか。

どちらにしても認知症に関わる当事者になっているはずです。

もちろん、認知症になっても、失われた機能が元に戻るならそれほど恐れることはありません。**認知症の一番の問題は、未だ根本的な治癒が見込めないこと**なのです。

2023年1月、FDA（アメリカ食品医薬品局）は、日本の製薬大手エーザイとアメリカのバイオジェンが共同で開発を進めてきたアルツハイマー型認知症の新薬「レカネマブ」を治療薬として承認しました。

ただ、この治療薬も、発症する前の軽度認知障害（MCI）の段階、あるいは発症間もない患者に投与することが重要だといわれています。さらにいえば、投与により進行を遅らせることはできても、失われた機能を元に戻すことも、維持することも難しいといわれています。

日本でも承認される見込みですが、**最新の治療薬を使っても、一度低下した認知機能を回復することはできない**のです。

現在、日本で認知症の薬として認められている薬物は、4種類のみ。そのうちの3種類は、集中力や意欲に関連した神経伝達物質アセチルコリンを増やす薬です。もう1種類は、認知症によって活性化し過ぎているグルタミン酸を制御する効果があるメマンチンという薬です。ただ、これらの薬を使用しても、症状をやわらげることはできますが、もの忘れの症状はよくなりませんし、完全に治すこともできません。

認知症は、発症すると最先端の治療薬でも治らない病気。

この事実を、まず、しっかり受け止めてください。

そして、認知症のリスクを限りなく遠ざけるための生活を心がけることが大切になります。治らないなら、できるだけ発症を遠ざけることを目指しましょう。

高齢者に増え続ける認知症患者
～65歳以上の認知症患者の推定者と推定有病率～

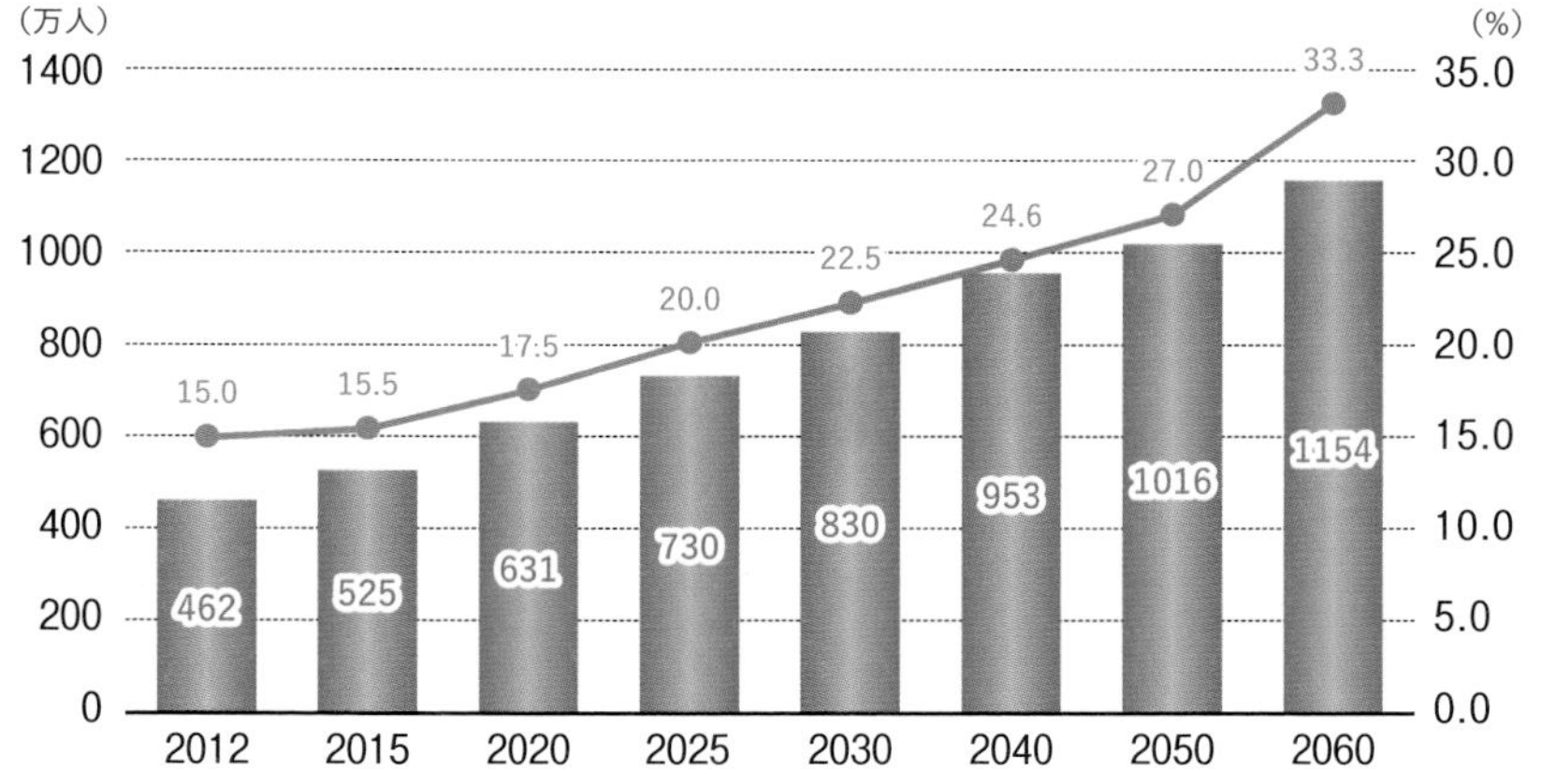

※出典：内閣府「平成29年版高齢社会白書」

2025年には65歳以上の5人に1人が認知症？

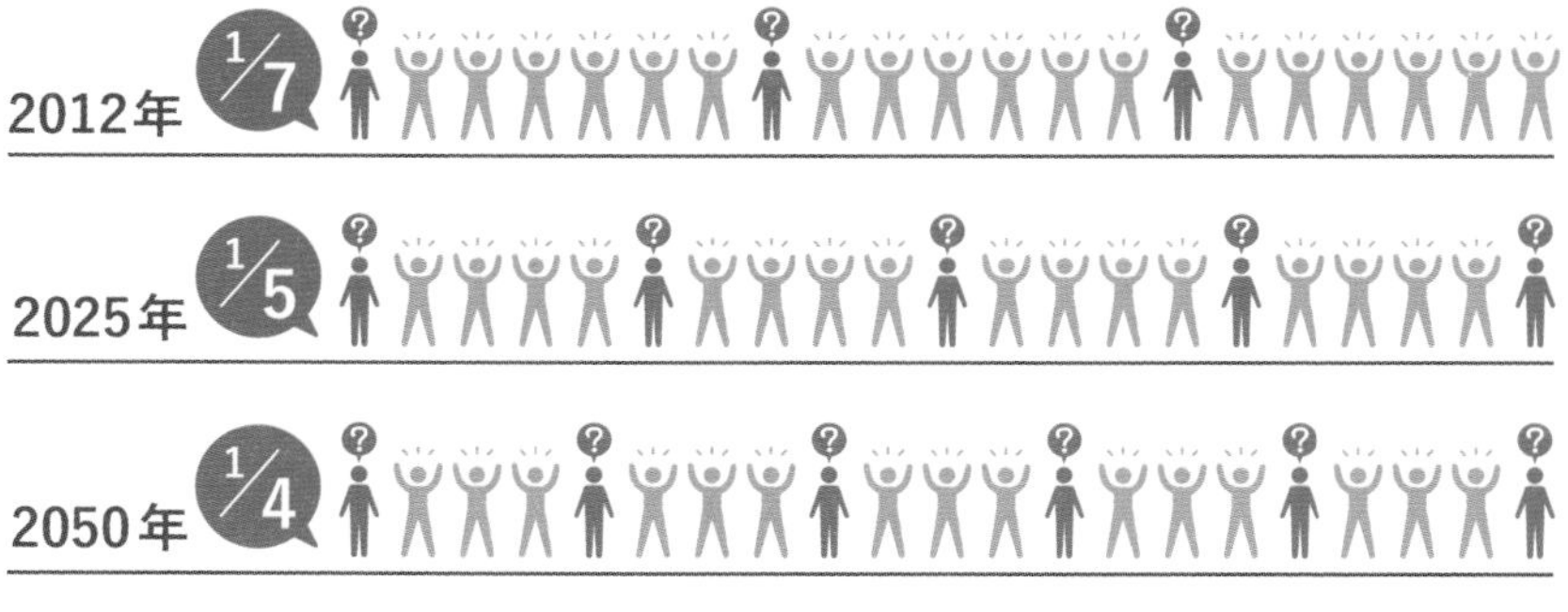

※出典：内閣府「平成29年版高齢社会白書」

「もの忘れ」は老化現象。「認知症」はどんどん症状が進行する病気

認知症は怖い病気ですが、だからといって神経質になり過ぎるのもよくありません。たとえば、新型コロナウイルスの蔓延《まんえん》が始まったころ、ウイルスの性質が何もわからなかったことでドアノブに触れるたびに除菌したり、手袋をつけて生活したり、防護服のような姿で外出したりしていた人がいました。

そこまで神経質になる必要はなかったと、いまはわかります。それは相手のことがよくわかってきたからです。

認知症も同じです。「治らない病気だから」と気をつけるのは大事ですが、**まず相手を知るために正しい知識を得ることから始めましょう。**

脳には140億個の神経細胞がありますが、毎日10万個が失われていくといいます。そう聞くと不安になりますが、計算してみてください。すべてなくなるまで400年

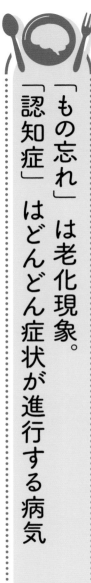

近くかかります。

つまり、**年齢を重ねたからといって認知機能が急激に衰えることはないのです。**

ただし、脳も、体のほかの機能と同じように老化します。

そして、**老化によって認知機能が低下するのは事実です。**

たとえば、「30代、40代と比べて覚えるのに時間がかかるようになった」「最近の記憶が正確ではない」「知っている人や場所をど忘れする」「注意力が散漫で頼まれごとを忘れる」「集中力が長続きしない」など。

これらは、年齢を重ねると出てくる現象です。そんなことがあると、「もしかして……」と不安になるのもわかります。

しかし、それは**誰にでも起こる老化現象です。**

朝ご飯に何を食べたのかは覚えていなくても、食べたこと自体を覚えていれば認知症ではありません。買い物に出かけて、何を買うつもりだったのかを忘れることも同じです。「あの有名人、誰だっけ。顔は浮かんでいるんだけど」と固有名詞を思い出せないのも問題ありません。

認知症と老化による「もの忘れ」の違いは、忘れていることを自覚できているかどうか。

忘れていることを自覚している人であれば、なんとか思い出そうとしたり、メモを残したりします。また、もの忘れが多くなっても日常生活を送るうえで大切なことは忘れていないので、自立して生活することができます。

しかし、認知症になると、本人は忘れている自覚がないので忘れたことを気にすることはなく、周りの人に指摘されても理解できません。会話したこと自体を忘れて、何度も同じことを聞いたり、話したりする人もいます。

症状がさらに進むと、近所で迷子になったり、大切なものの置き場所を忘れてしまったり、道具の使い方がわからなくなったり、日常生活が困難な状態になります。

老化による「もの忘れ」は誰にでもあること。神経質になり過ぎないようにしましょう。ストレスになると、認知症のきっかけになることもあります。

「もの忘れ」と「認知症」の違いは？

老化によるもの忘れ

記憶の流れ

一部を忘れる
記憶はつながっている

体験の一部を忘れる

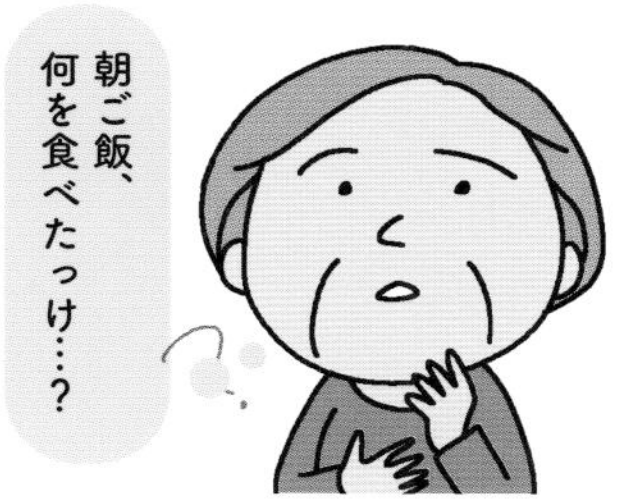
朝ご飯、何を食べたっけ…？

家族・自分の家、日時が
わからなくなることはない

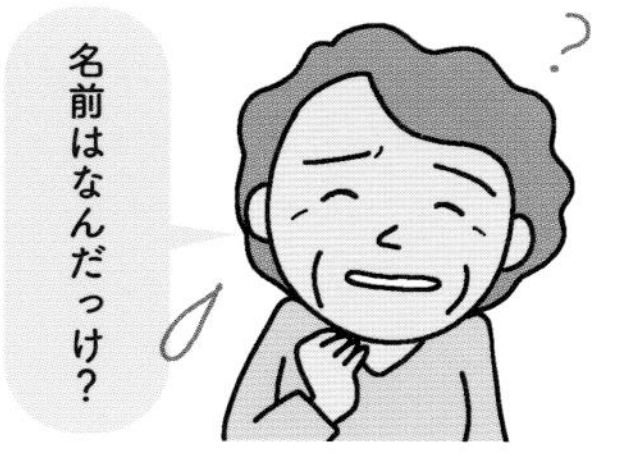
名前はなんだっけ？

認知症

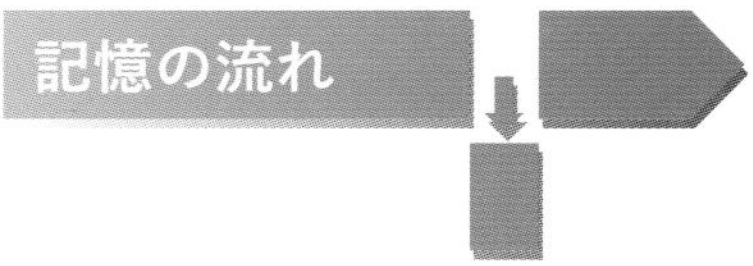
記憶の流れ

全体を忘れる
記憶が抜け落ちる

体験のすべてを忘れる

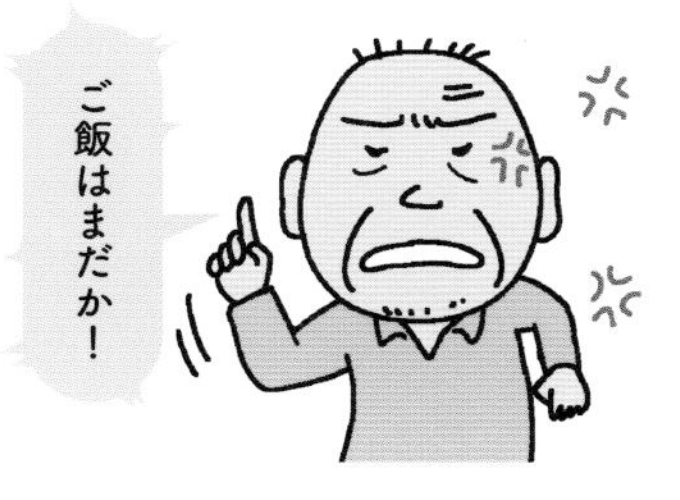
ご飯はまだか！

家族・自分の家、日時が
わからなくなる

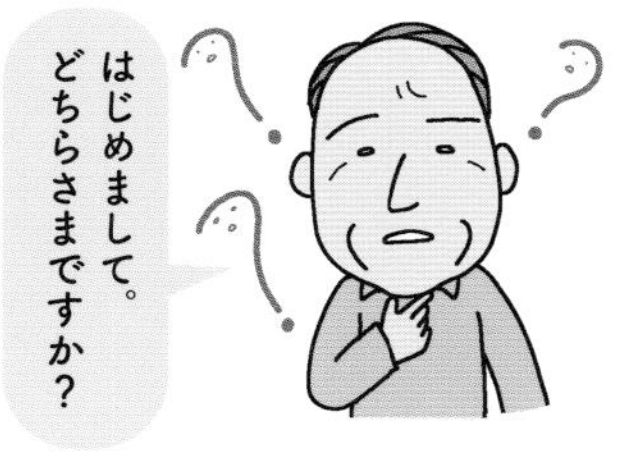
はじめまして。どちらさまですか？

認知症の約7割はアルツハイマー型認知症

認知症には、アルツハイマー型認知症、脳血管性認知症、レビー小体型認知症、前頭側頭型認知症の主に4つのタイプに分かれます。

日本で最も多いのは、認知症の約7割を占めるアルツハイマー型認知症です。

アルツハイマー型は脳の海馬《かいば》という部分を中心にダメージが始まります。この結果生じる**最初の症状は記憶障害**です。聞いたことをすぐに忘れたり、ものを置いた場所がわからなくなったり、身の回りで起きている新しいことを覚えられなくなります。

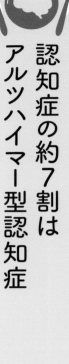

その後、徐々に脳全体に広がって脳の萎縮《いしゅく》が進み、それぞれの場所が担ってきた機能に支障をきたすことになります。特に視覚の情報に対する処理が難しくなってきて、目の前にあるものがなんであるか判断することが難しくなり、「取ってきて」と頼まれたものがすぐに見つけられないといったことで気づかれます。

また、言語障害も早い段階からあらわれます。「あれ」「これ」といった指示語が増えたり、自分から話さなくなって相づちが増えたりするのも特徴です。

アルツハイマー型に次いで多いのが脳血管性認知症です。

脳梗塞《こうそく》や脳出血、くも膜下出血などの脳血管障害によって認知機能が下がるのが原因です。脳血管性の場合、次の脳血管障害が起きないように管理することで症状を横ばいに保てる可能性はあります。

特徴的な症状は、まだら認知。食卓の左側のおかずにまったく手をつけない、顔の右半分だけ化粧するといった半側無視の症状があらわれることがあります。

レビー小体型認知症は、レビー小体と名付けられた構造物が神経細胞内にたまり発症するものです。幻視の症状やパーキンソン病と同様の歩行困難などの症状が出ます。

前頭側頭型認知症は、前頭葉や側頭葉を中心とした脳の萎縮が進行してその部分の認知機能が低下するタイプで、比較的若い世代から発症しやすいといわれています。

レビー小体型と前頭側頭型は原因となる環境要因が明らかでないので、**本書では、アルツハイマー型と脳血管性認知症の予防策について述べていくことにします。**

アルツハイマー型と脳血管性で約9割

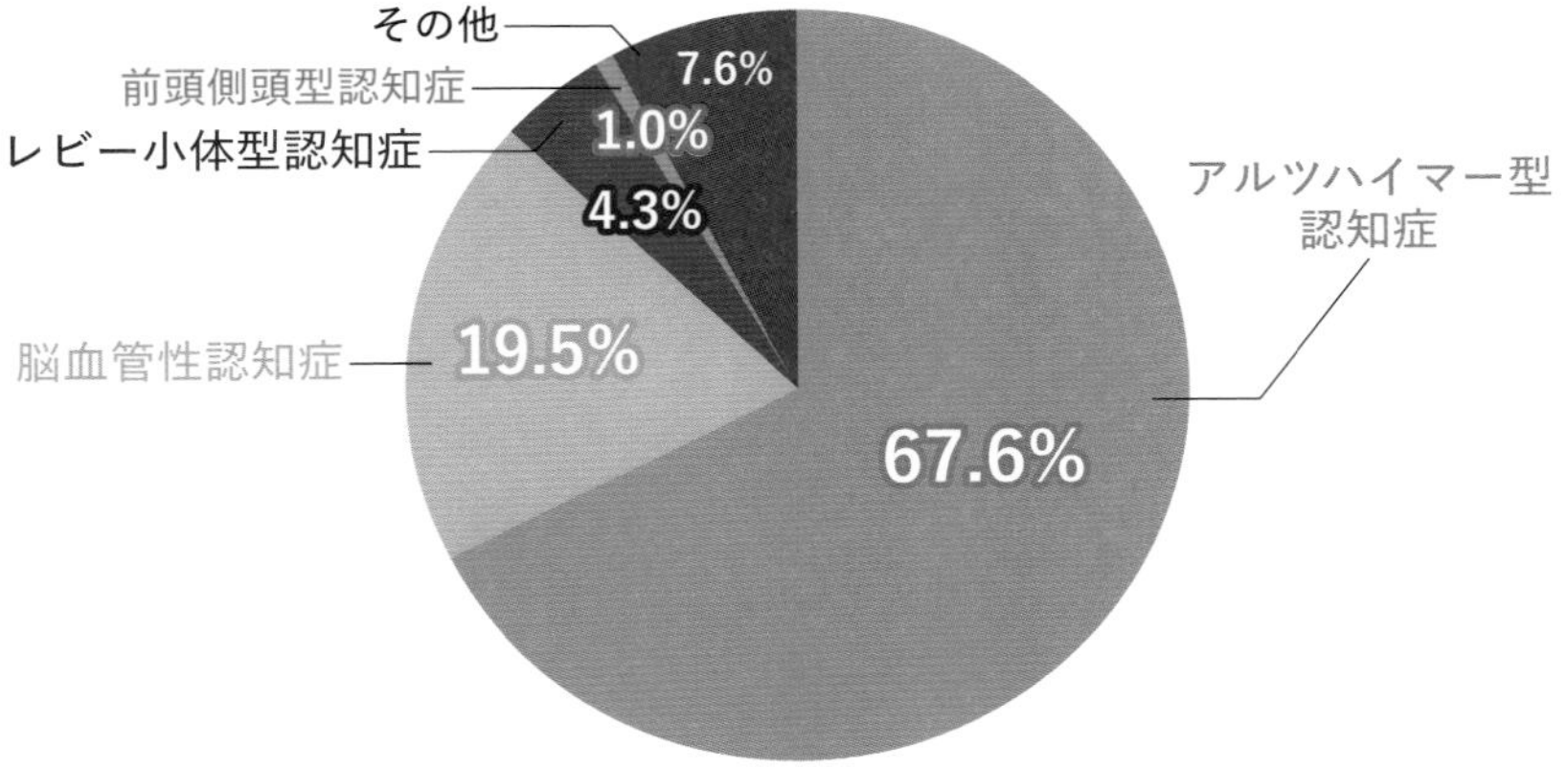

※出典：厚生労働省老健局「認知症施策の総合的な推進について」

認知症の原因が発生する場所は？

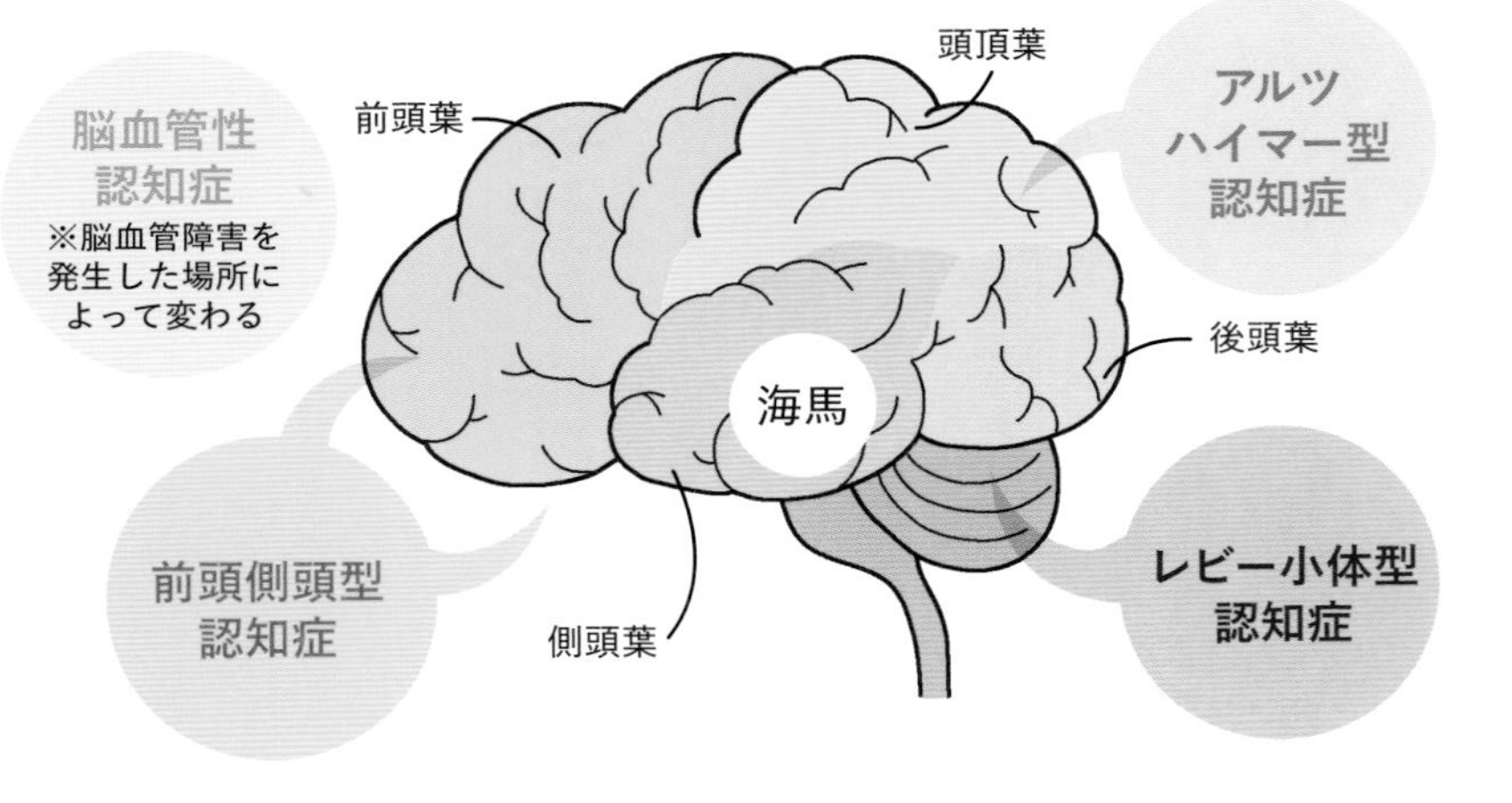

脳にたまるゴミがアルツハイマー型認知症を引き起こす

日本の認知症の約7割を占めるアルツハイマー型は最も研究が進んでいる認知症で、その**原因には2つのタンパク質が関わっている**ことがわかってきています。

1つは、β《ベータ》アミロイドです。

βアミロイドは神経細胞が活動しているときに出てくる老廃物、つまり脳が活動した結果出てくるゴミです。ゴミなので、通常は脳の外に排出されたり、脳内で分解されたりします。

しかし、脳が老化してくると、βアミロイドを分解・排出するシステムも衰えてくるため、脳の中にゴミがたまりやすくなると考えられています。**はじめは小さいのですが徐々にひとつのかたまりになり、やがて脳の神経細胞に外から働いて死滅させる毒性を持つ**ようになります。

このかたまりが、アルツハイマー型の患者の脳内を特殊な方法で撮影すると必ず写っている、脳のシミといわれる「**老人斑**」です。
もう1つのタンパク質は、タウです。
タウは脳の神経細胞の維持に不可欠なものですが、βアミロイドがかたまりをつくり始めた後に少し遅れて、神経細胞の中にかたまりをつくって毒性を持つようになります。つまり、**アルツハイマー型は、2つのタンパク質がつくるかたまりの毒が神経細胞を殺すのが原因**で起こるのではないかと考えられています。

その元凶といえる**脳のゴミのうち老人斑は、アルツハイマー型認知症を発症する20年くらい前からたまり始める**こともわかっています。たとえば、発症が70歳なら50歳、80歳なら60歳のときからたまり始めるということです。

つまり**アルツハイマー型は極めて潜伏期間の長い病気**ということになります。そして、何の手も打たなければ、脳のゴミはさらにたまり続けることになります。

認知症を遠ざけたいなら、50代、60代から脳のゴミがたまらないような生活に改めることです。70代、80代でも進行を遅らせることはできるでしょうが、できるだけ早く始めるほうがより効果を期待できます。

アルツハイマー型は脳にゴミがたまり、やがて脳が萎縮する

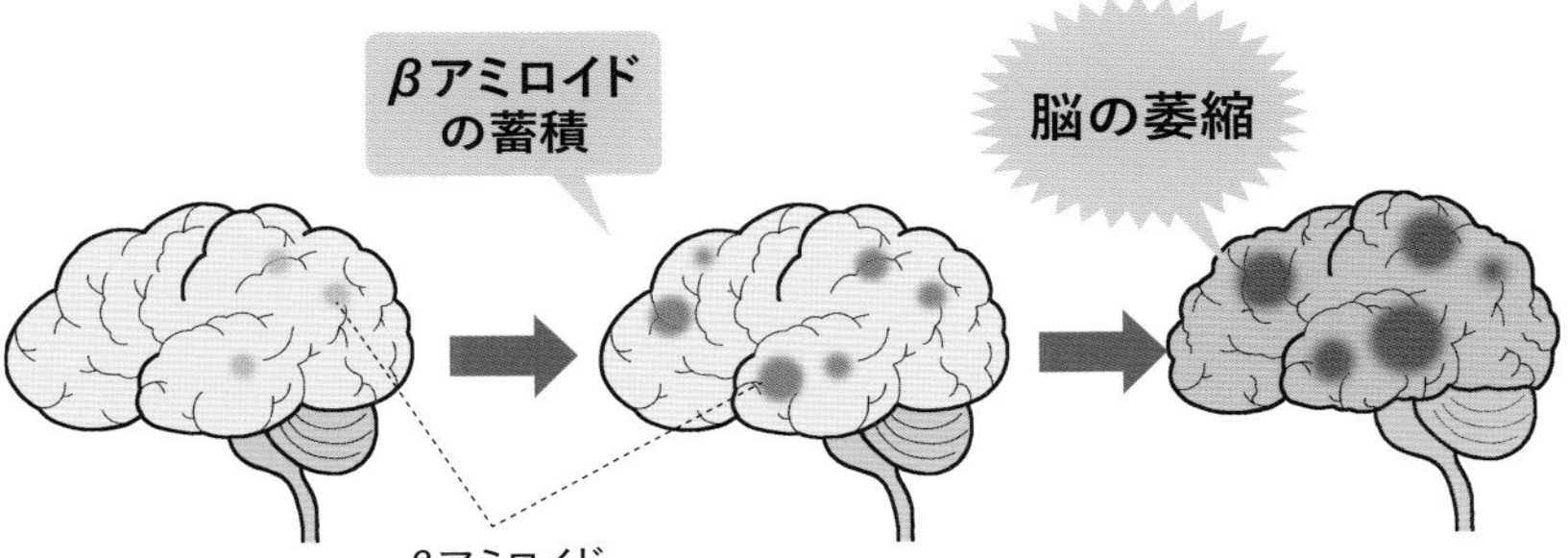

βアミロイド（脳のゴミ）は発症の20年くらい前からたまり始める

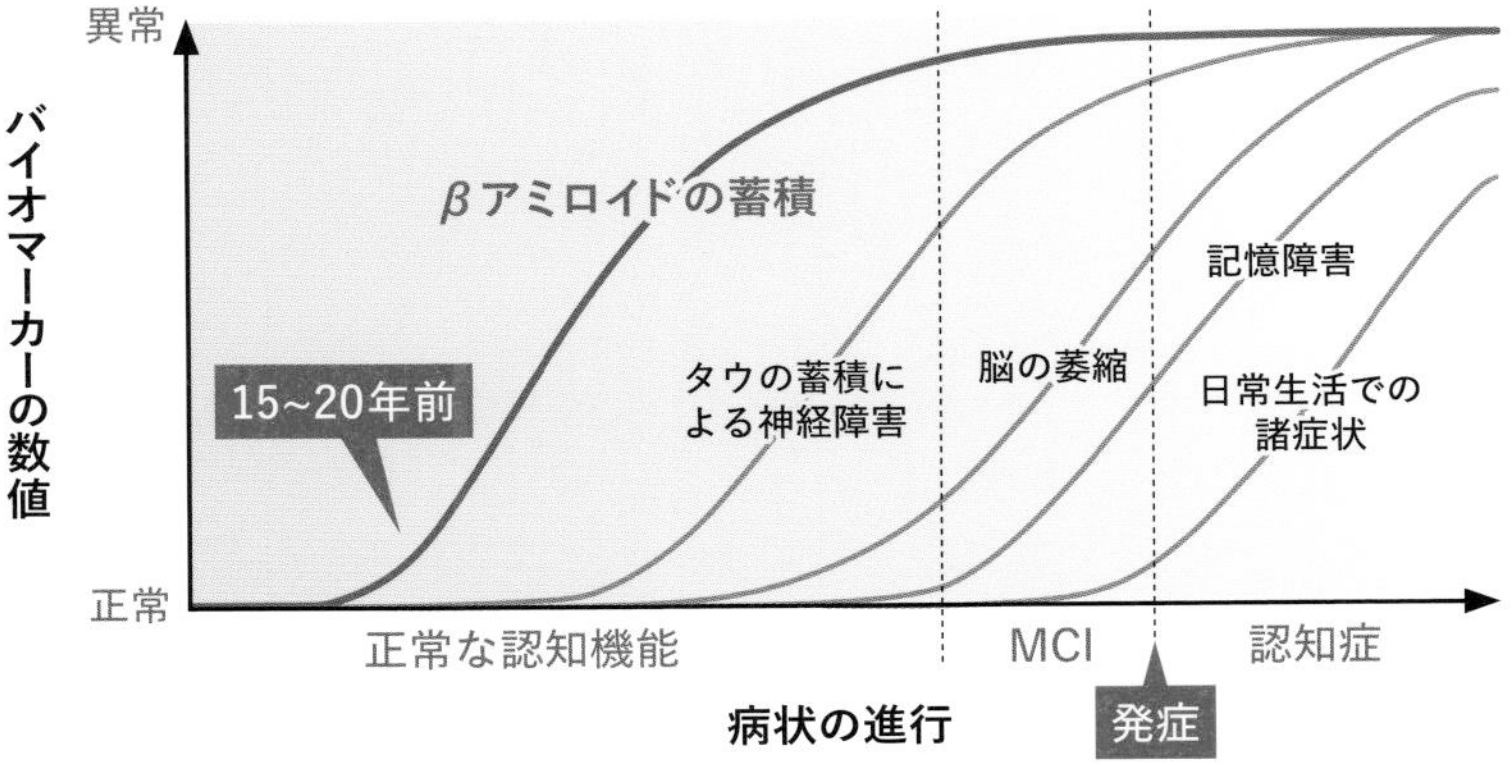

※出典：Jack CR.et.al.,Lancet Neurol.2010

認知障害を早期に発見できれば踏みとどまれる、引き戻せる

認知症は発症してしまうと機能を元に戻すのは難しい病気ですが、認知障害が始まった早期の段階なら症状の進行を横ばいで維持したり、発症を遅らせたりすることができます。場合によっては、発症の危機から逃れることもできます。

ポイントは、軽度認知障害（ＭＣＩ）の段階で発見できるかどうか。

厚生労働省の資料によると、ＭＣＩに該当する人は、２０１２年時点で約４００万人。この段階から食生活や運動など生活習慣を見直して治療や予防対策に取り組んでいけば、発症を遅らせるだけではなく、症状の改善につながる可能性もあります。

厚生労働省では、ＭＣＩを次のように定義しています。

①年齢や教育レベルの影響のみでは説明できない記憶障害が存在する。

②本人または家族によるもの忘れの訴えがある。

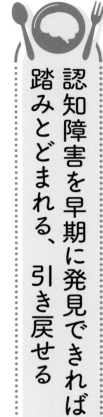

③全般的な認知機能は正常範囲である。
④日常生活動作は自立している。
⑤認知症ではない。

この定義からもわかるように、**MCIの段階にある人は短期の記憶力が衰えて、もの忘れが目立つようになります。**そのため記憶がないことを周囲に悟られないように、忘れた部分を取り繕って補おうとします。しかし、近くにいる人は、話のつじつまが合わないことが多いことに気づいているはずです。

軽度ですが、時間や場所、人がわからなくなる見当識障害が出る場合もあります。最も影響が出やすいのは、時間の感覚です。たとえば、今日の日付や曜日が曖昧《あいまい》となっていることが多く、ゴミ出しの日を間違えるといったことが見られ始めます。

また、複数のことに同時に注意を払う注意分割力も落ちやすく、手の込んだ料理といった複雑な作業ができなくなる人もいます。

MCIを放っておけば認知症へ進んでしまう可能性が高くなります。診断を受けたら、なんらかの対策を講じるようにしましょう。そうすることでMCIの段階で踏みとどまることができるし、ＭＣＩから正常な状態に引き戻せる可能性があります。

また、**早い段階でＭＣＩかどうかを調べることで、ほかの病気によって認知障害が引き起こされているかどうかを確認することもできます。**

たとえば、頭部の外傷からできた血のかたまり（血腫《けっしゅ》）で脳が圧迫されて起きる慢性硬膜下血腫や髄液《ずいえき》の循環障害による特発性正常圧水頭症も、認知障害を引き起こす病気ですが、この場合は、原因を取り除くことで正常に戻る可能性が高い疾患です。

認知機能が低下していると感じたら、最初にもの忘れ外来などで医師の診察を受けてみましょう。そこで別の病気の可能性も確認できます。あるいは、当たり前のように飲んでいた薬の影響かもしれません。

もちろん、**ＭＣＩだと診断されることもあるかもしれません。しかしそれは絶望の始まりではありません。**その診断に向き合い、その時点から症状が進行しないように生活習慣を改善すればよいのです。

もし、身内にＭＣＩかもしれない人がいる場合は、本人のプライドを傷つけないように気をつけながら、「将来、心配しなくてもいいように行ってみようか」というスタンスでもの忘れ外来などに誘ってみてください。

MCIになると
5年で50%以上が認知症を発症する

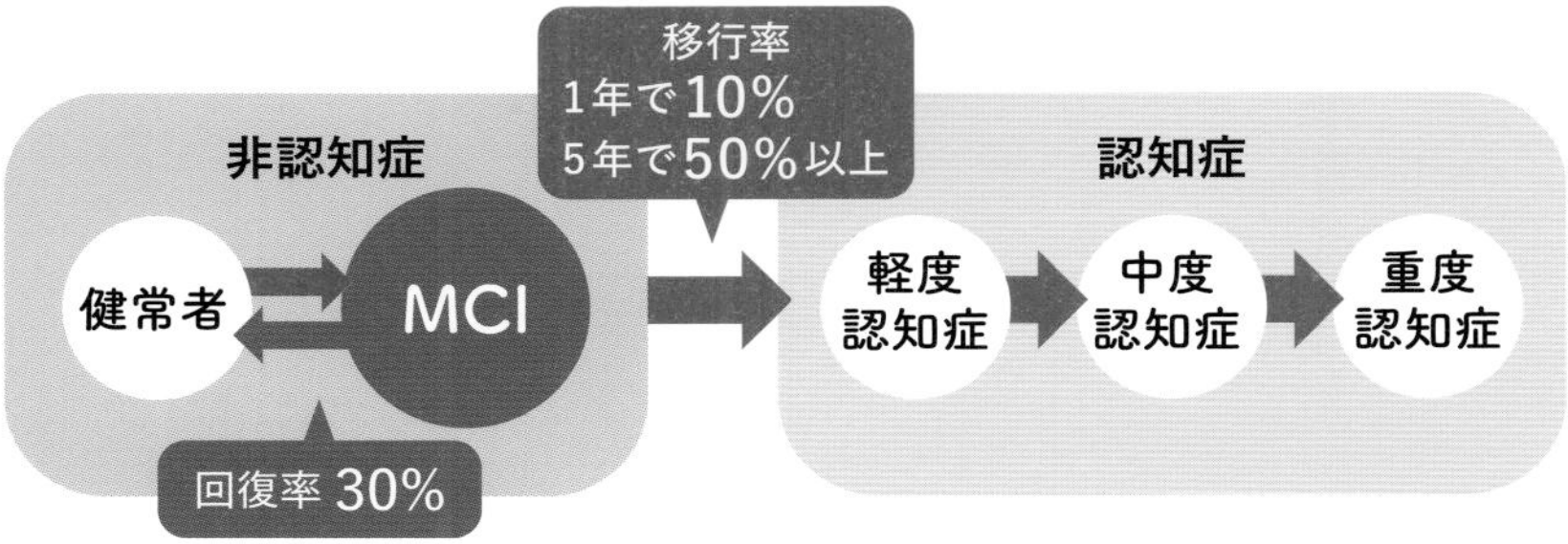

MCIになると記憶力や注意力が低下する

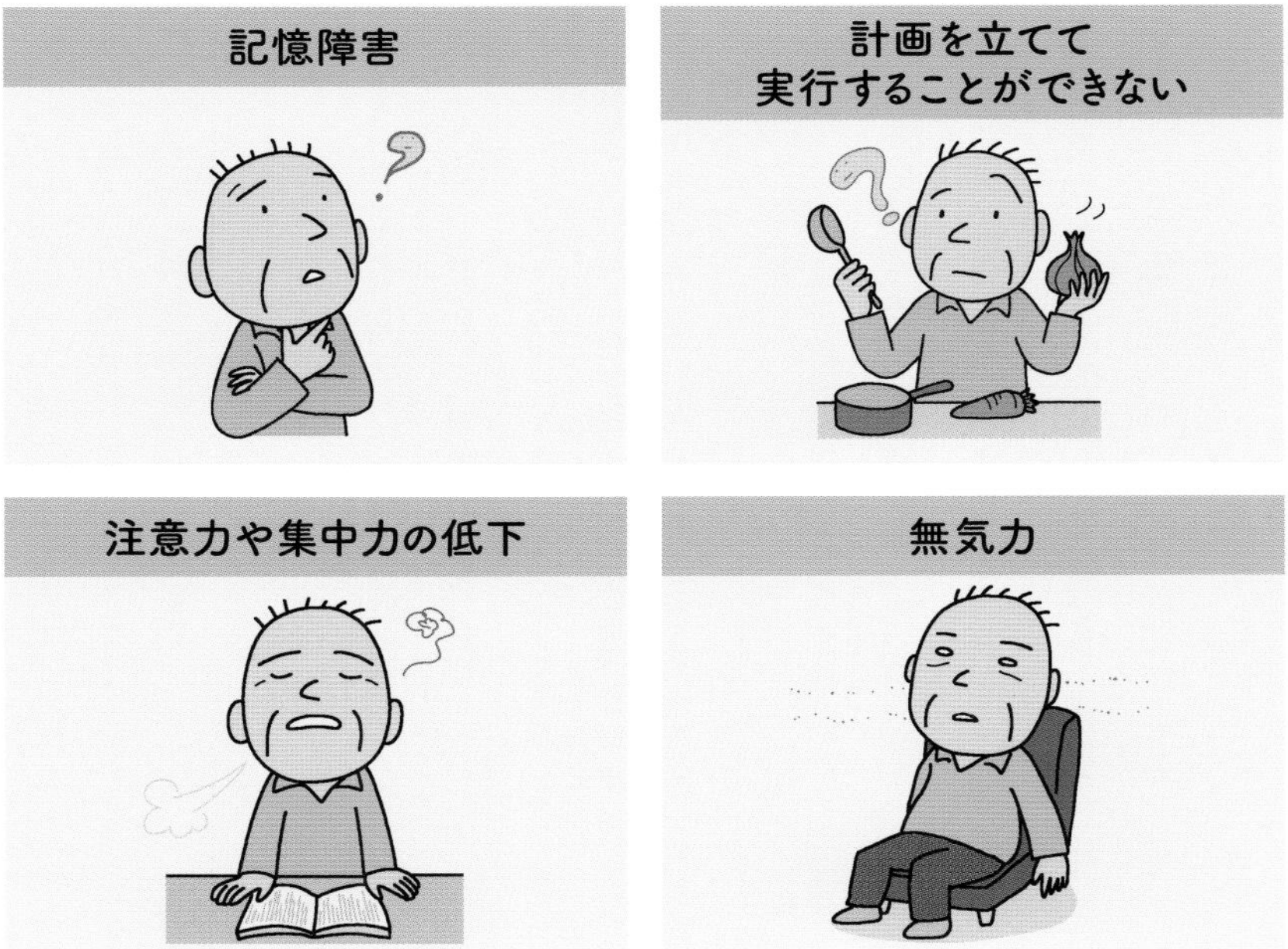
記憶障害
計画を立てて
実行することができない
注意力や集中力の低下
無気力

怪しいなと思ったら、家族に異変を指摘されたら即検査

本人だけでなく、周囲の人が気づいてあげることもMCIでの早期発見につながります。そのヒントになるのが、3つのコミュニケーション・パターンです。

1つ目は、**短時間の会話で何度も同じフレーズが出てくること**です。これは認知症の人とのコミュニケーションでよくみられる特徴です。認知障害が始まると、昔のことよりも新しいことを忘れる傾向が強く、数分前のことも忘れてしまいます。そのため何度も同じことを聞いたり、話したりするのです。

2つ目として、**話題を変えても元の話題に戻そうとする**のも要注意。短時間で何度も同じフレーズが出てきたら、まったく別の話題にしてみましょう。それでも本人が話題を戻したり、同じフレーズをくり返したりするようであれば、MCIの疑いが強くなります。

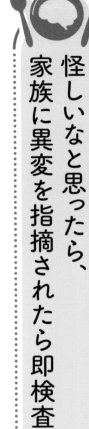

そしてもう1つ、**旬《しゅん》の話題についてこられない**ことです。

たとえば、「最近、いろんなものの価格が高くなったよね？　何が一番気になる？」と聞いてみます。「高くなったね」しか出てこない場合は注意が必要です。「電気代かなあ。昨年の倍近くになっているよね」という答えが返ってきたら認知機能に問題はないでしょう。

この3つのパターンに該当したら、すぐに検査を受けましょう。

認知症の検査は、次のような流れになります。

①脳のはたらきを確認するテスト

記憶力、言語力、計算力、注意力といった認知機能を確認していくものです。一般的な病院で採用されているのは、**長谷川式簡易知能評価スケール**（**HDS－R**）と**ミニメンタルステート検査**（**MMSE**）と呼ばれるどちらも30点満点の検査です。

「今日は何年の何月何日ですか？」「私たちがいまいるところはどこですか？」「これから言う数字を逆から言ってください」「（時計を見せながら）これは何ですか？」などの質疑応答をしながら、自分のいまの状況を把握する見当識などを検査します。

②血液検査

認知症以外で認知機能の低下の原因となるビタミンの欠乏、ホルモンの異常、電解質（ナトリウムやカルシウムの値）の異常があるかどうかを調べます。

③画像検査

頭部CT（コンピュータ断層撮影法）、MRI（核磁気共鳴画像法）などの撮影法で脳の萎縮や脳梗塞《こうそく》、脳出血の有無など主に脳の形を調べます。

④脳血流SPECT

認知症のタイプによっては、萎縮がはっきりする前から認知機能が低下し始める場合があります。脳の機能が低下すると、必要な酸素や血糖の必要量が減るので、その部分の脳の血流が減少します。このことを利用して血流の脳内の分布から認知症の診断を行う検査が脳血流SPECTです。

現段階ではMCIの段階で発見することが、認知症とのベストな向き合い方です。怪しいなと思ったら、家族に指摘されたら、迷わず検査を受けるようにしましょう。それが、認知症を遠ざけるきっかけになるかもしれません。

認知症の検査は早ければ早いほうがいい
～検査の流れ～

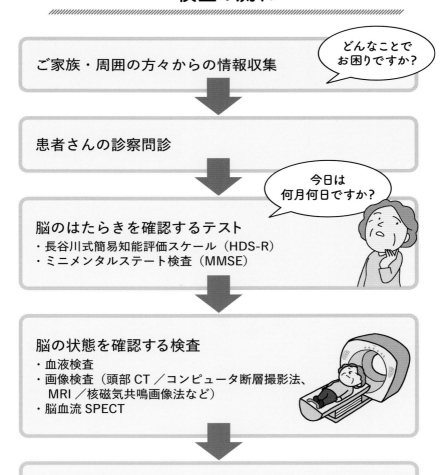

どんなことでお困りですか？

ご家族・周囲の方々からの情報収集

↓

患者さんの診察問診

↓

今日は何月何日ですか？

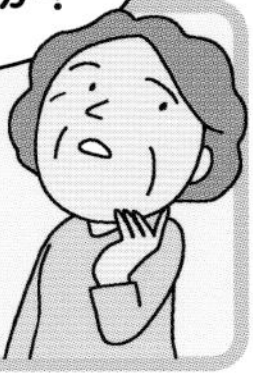

脳のはたらきを確認するテスト
・長谷川式簡易知能評価スケール（HDS-R）
・ミニメンタルステート検査（MMSE）

↓

脳の状態を確認する検査
・血液検査
・画像検査（頭部 CT ／コンピュータ断層撮影法、MRI ／核磁気共鳴画像法など）
・脳血流 SPECT

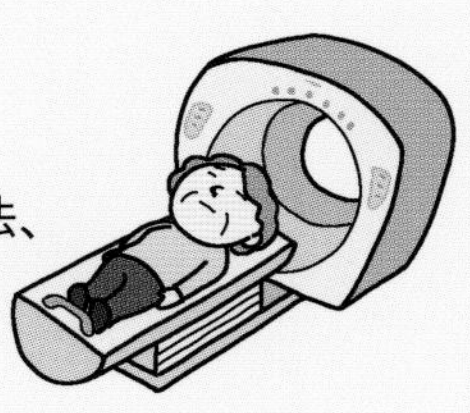

↓

認知症の原因となっている病気の診断、ご家族への説明

糖尿病はアルツハイマー型認知症の発症リスクを2倍にする

認知症を遠ざけるには、理想をいえばＭＣＩになる前の段階から手を打つことです。**アルツハイマー型の場合なら、脳のゴミがたまらないようにすれば、ＭＣＩになることもなければ、認知症を発症することもありません。**

そのヒントになるのが、九州大学医学部のグループが福岡県糟屋《かすや》郡久山《ひさやま》町で１９８８年から60歳以上の男女１０１７人を対象にして行った、15年間の追跡調査です。

調べたのは、血糖値とアルツハイマー型認知症の関係です。

その結果、**糖尿病とその予備群の人たちは、正常な人と比べてアルツハイマー型を発症するリスクが2倍に上った**という報告がありました。

要因と考えられているのは、インスリン分解酵素です。

日本人の糖尿病患者の95％以上が該当するといわれるⅡ型糖尿病は、インスリンという血糖値を下げるホルモンのはたらきが悪くなることで発症します。そこでインスリン量が多量に必要となります。このインスリンを分解するときにはたらくのが、インスリン分解酵素です。この酵素は、実は、アルツハイマー型の原因となるβ《ベータ》アミロイドを分解することもできます。

つまり、**高血糖状態が続く糖尿病になるとインスリンが大量に分泌され、その処理に追われるため、βアミロイドの分解まで手が回らなくなり、脳内にβアミロイドがたまりやすくなる可能性があります。**そのため、アルツハイマー型の発症リスクが高まるというわけです。

最近の研究ではもっと恐ろしいことが明らかになっています。

肥満型糖尿病のマウスと、アルツハイマー型認知症を発症するマウスを掛け合わせる実験を行ったところ、2カ月くらいで認知症を発症したそうです。

その脳を確認してみると、老人斑《はん》はありませんでした。

つまり、**糖尿病の人は、長い年月をかけて脳のゴミをためていかなくても、認知症を発症するリスクがあるということです。**

また**糖尿病は、アルツハイマー型だけでなく脳血管性認知症の発症リスクも高くします。**

なぜなら、糖尿病の人は血圧が上昇しやすいだけではなく、血糖値が高い状態が続いて動脈硬化が進むからです。脳梗塞《こうそく》を発症すると、脳の血管が障害を受けて起きる脳血管性認知症につながります。

日本人の認知症の約７割がアルツハイマー型で、約２割が脳血管性認知症です。つまり、糖尿病には、約９割の認知症につながるリスクがあるということです。

糖尿病と認知症の関係を知ることは、認知症を遠ざけるヒントになります。

脳のゴミがたまり始めているかどうかを調べるのは簡単ではありませんが、血糖値なら定期的な健康診断で確認できるからです。

基準値を超えていれば、糖尿病はもちろんのこと、認知症のリスクも高まっているということ。

ＭＣＩになるはるか前から認知症対策を始めるきっかけになります。

糖尿病になると約9割の認知症のリスクが高くなる!

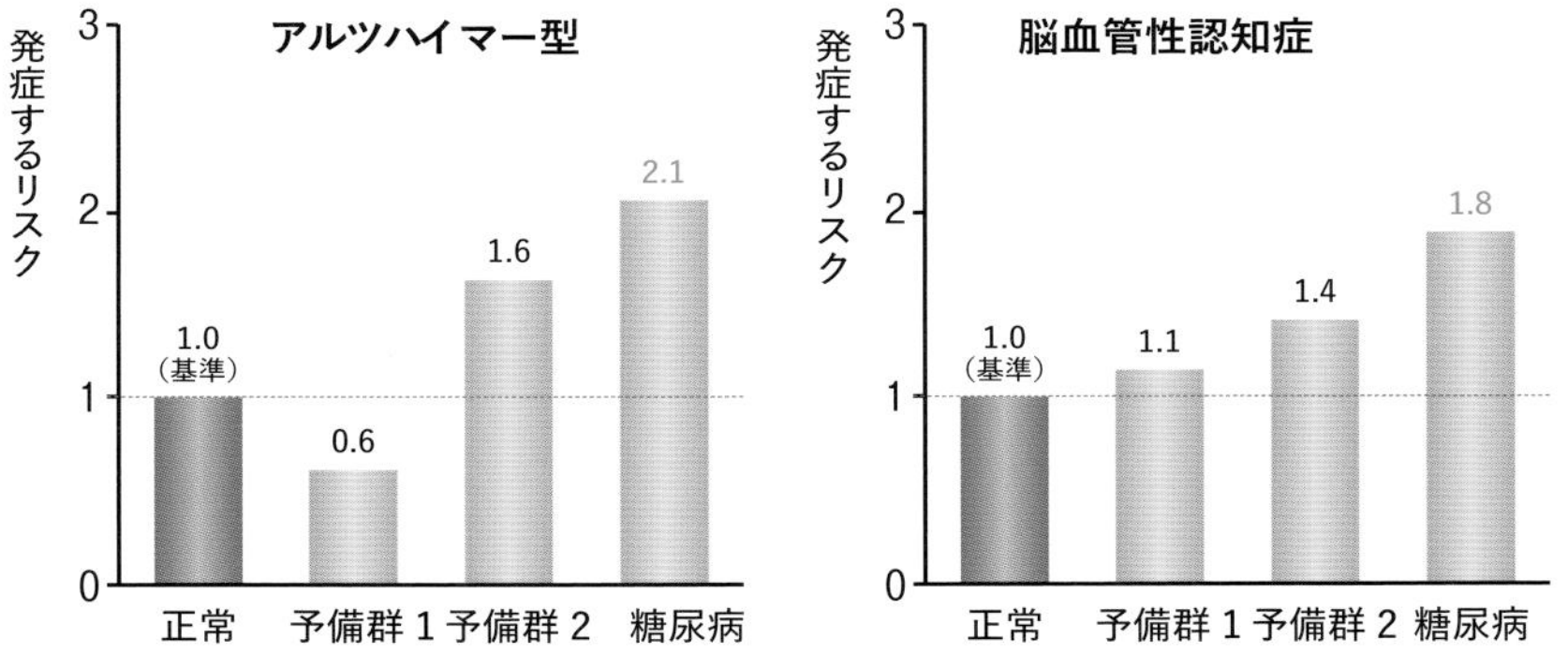

予備群 1: 空腹時の血糖値が少し高い
予備群 2: ブドウ糖負荷試験でブドウ糖を飲んだ後の血糖値が少し高い

※出典：九州大学「久山町研究」

糖尿病とアルツハイマー型との関係

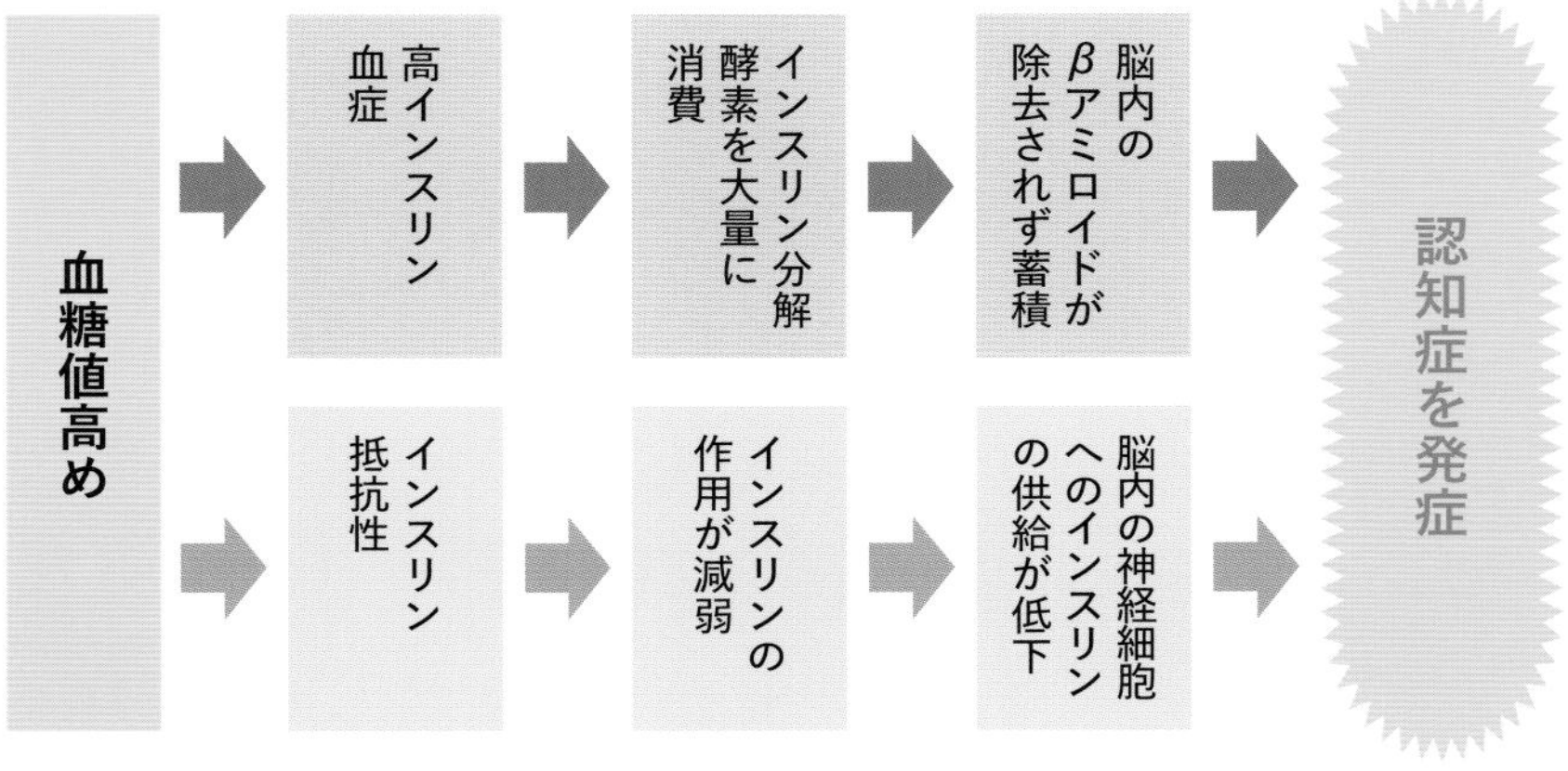

認知症にならない生活は1日3回の食事の改善から始める

それでは、認知症を遠ざけるには、具体的に何をしたらいいのでしょうか？

WHO（世界保健機関）が提唱する認知症予防ガイドラインの中で、強く推奨されているのが、次の6つです。

①適度な運動習慣
②バランスのとれた食事
③禁煙
④高血圧の管理
⑤糖尿病の管理
⑥脂質異常症の管理

このほかには、不適切な飲酒の防止、体重管理などが並びます。

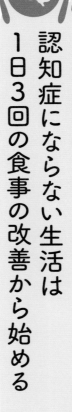

すでに気づいた方もいると思いますが、WHOが推奨している認知症対策は、そのまま生活習慣病の予防と重なります。認知症の発症に糖尿病が深く関連していることもうなずけると思います。

認知症に遺伝的要因がないわけではありませんが、環境要因も大きいのです。アルツハイマー型や脳血管性認知症といった、高齢になると発症することが多い認知症は、とくに環境要因が大きいと考えられています。

裏を返せば、**アルツハイマー型や脳血管性認知症は、遺伝に関係なく誰でも発症する可能性があるということです。**

生活習慣病を予防するために食事を改善しましょう、運動を始めましょう。みなさんも何度も目にしたり、耳にしたりしてきたと思います。しかし、発症するとたいへんなことはわかっていても、なかなか実行に移せていないのではないでしょうか。

しかし、医療では完治させることができない認知症への対策として、私たちがすすめているのも、やはり、食事と運動です。そして、脳のはたらきを維持するための社会生活。もう少しわかりやすく説明すると、ほかの人とのコミュニケーションを絶やさないことです。

それが、ＭＣＩの進行を遅らせることがわかっていますし、ＭＣＩの前段階から始めると認知症を遠ざけることもはっきりしています。といって、**生活習慣病と同じように、自覚症状もないのに、たくさんの予防対策を始めるのは難しいですよね。**

そこで、本書では、認知症を遠ざける対策として、食にフォーカスして「**脳を守るための食の知識**」を紹介します。

食事はほとんどの人が1日3回、年間1000回以上もくり返すものです。そこで、**少しずつ食事を変えていく。それが、最も手軽に始められるだけでなく、重要な認知症予防対策**だと思います。できるところから始めてみてください。

国立長寿医療研究センターのデータによると、近年、日本の高齢者の認知機能が向上している可能性があることが明らかになりました。男女ともに、認知機能障害を疑われる割合が減少してきているのです。健康を意識した生活習慣が成果を上げ始めているのかもしれません。あなたも、その仲間に加わりましょう。

第2章

科学的にわかってきた脳が元気になる食べ物

脳を元気にするには、脳にゴミをためないこと、脳の機能を維持すること

認知症を遠ざけるために脳を守る食事とは？

第2章では、まず脳を守れる可能性があることが科学的にわかってきた成分や食品について紹介していくことにしましょう。

脳を守るための食のテーマは2つです。

1つは、**脳にゴミをためないようにすること**。

もう1つは、**脳の機能を健康な状態で維持すること**。

脳のゴミとは、第1章で解説したように、アルツハイマー型の原因物質と考えられているβ《ベータ》アミロイドです。認知症の最先端の治療薬は、この脳のゴミがたまってできる老人斑《はん》を脳内から消し去るのが目的ですが、残念ながら、認知症を発症してからこの薬を投与しても認知機能の回復は見込めません。

アルツハイマー型は潜伏期間の長い病気であると説明しましたが、それでは、潜伏

期間に薬物を用いたら発症を防げるのでしょうか？ 現在このことを検証する試験が進行中ですが、「脳のたまりものはあるけれども認知機能は正常な人」という条件を満たす参加者を見つけ出すことがなかなか難しく、苦戦中です。また、症状のない方に薬を投与して副作用が出た場合には非常に問題になるので、慎重な対応が必要です。

そこで、**発症する前に、たまり始めたゴミのかたまりをほぐし、除去することが可能な食物成分**に注目が集まっています。食べ物なら安全に取り除ける可能性があります。それが、これから紹介する成分です。習慣的に摂るようにすると、かたまりかけているゴミを除去できるだけでなく、そもそもゴミをためない脳をつくることが可能になります。

脳の機能を健康な状態で維持するとは、**脳を構成する成分と脳がはたらける環境をいつまでも良好な状態に保つこと**です。そして、**脳の血管を守ること**です。血管が衰えてくると、脳に十分な栄養と酸素を届けられなくなるだけでなく、脳血管性認知症の発症につながる脳梗塞や脳出血などを引き起こすことになります。

脳がいつまでも健康なら、認知症のリスクを遠ざけることができます。

脳にたまったゴミをきれいに処理してくれる「ポリフェノール」

脳のゴミをきれいに処理してくれる成分として、現在最も期待されているのは、ポリフェノールです。

脳が活動したときに生まれる老廃物であるβ《ベータ》アミロイドは、本来はやわらかいものです。それが何らかの原因で排出されず、1カ所にたまっていってかたまりになります。それが老人斑《はん》です。

ポリフェノールには、かたまりとなったβアミロイドを解きほぐし、再び排出されやすいやわらかい状態に戻す効果があることがわかってきました。

ポリフェノールとは、植物が光合成（植物が成長するための栄養素をつくるしくみ）をするときに生成される物質で、植物の葉、花、果実、茎、根などほとんどの部位に存在します。

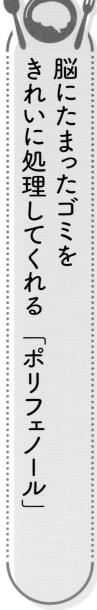

ポリフェノールは植物が持つ苦味や渋味、色素の成分になり、わかっているだけで約8000種類以上あるといわれています。植物の鮮やかな花の色に目を奪われることがあると思いますが、それもポリフェノールの作用なのです。

認知症予防としてポリフェノールが注目されているのは、βアミロイドへの作用だけでなく、脳の機能を維持するために欠かせない強力な抗酸化作用（詳しくは72ページ）もあるからです。次のページから、このポリフェノールの含有量が多く、科学的にもその効果が明らかになってきている食品をいくつか紹介しましょう。

～脳を守るポリフェノールを含む食品～

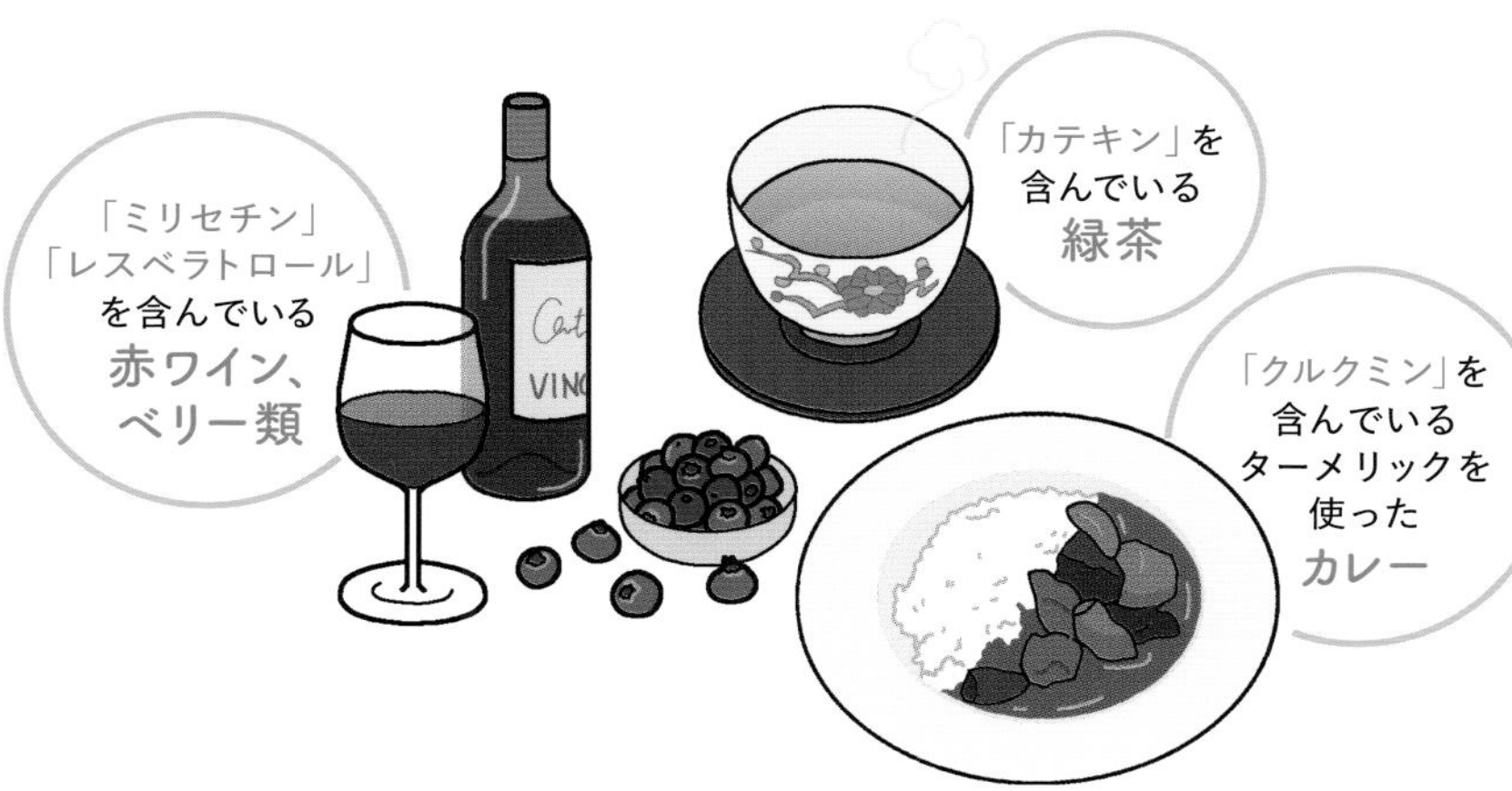
「ミリセチン」
「レスベラトロール」
を含んでいる
赤ワイン、
ベリー類
VINO
「カテキン」を
含んでいる
緑茶
「クルクミン」を
含んでいる
ターメリックを
使った
カレー

赤ワインを毎日飲むと、認知症の発症リスクが低下する？

最初に紹介するのは赤ワインです。赤ワインの健康効果については耳にしたことがあると思います。その理由は、ポリフェノールを豊富に含んでいるからです。

認知症予防への期待が高まったのは、ボルドー大学中央病院が行った、飲酒量と死亡率、認知症、アルツハイマー型のリスク調査です。その結果は、驚くべきものでした。なんと、**お酒を飲まない人たちよりも、毎日3～4杯のワインを飲んでいる人たちのほうが、認知症の発症リスクが大きく低下していた**のです。

リスク低下の要因は、ミリセチンというポリフェノール。2003年には、ミリセチンが、β《ベータ》アミロイドがかたまりやすくなるのを防いだり、かたまったβアミロイドをもとに戻したりする効果があるという研究結果が発表されています。

ミリセチン以上に、最近注目されているのが、ポリフェノールの**レスベラトロール**

です。レスベラトロールは、長寿遺伝子といわれるサーチュイン遺伝子（詳しくは96ページ）を活性化させることがわかってきていて、**脳の神経細胞のはたらきを調整して長持ちさせる**ことが期待されています。

ただし、アルコールの過剰摂取は生活習慣病のリスクを大幅に上げるので、飲み過ぎには注意してください。また、酔って転倒して頭を打ってしまうと、認知症の発症リスクが高まります。お酒が苦手な人は、ミリセチンやレスベラトロールが同じように含まれる、ベリー類をおすすめします。

1日3〜4杯の赤ワインで認知症が5分の1に低下！

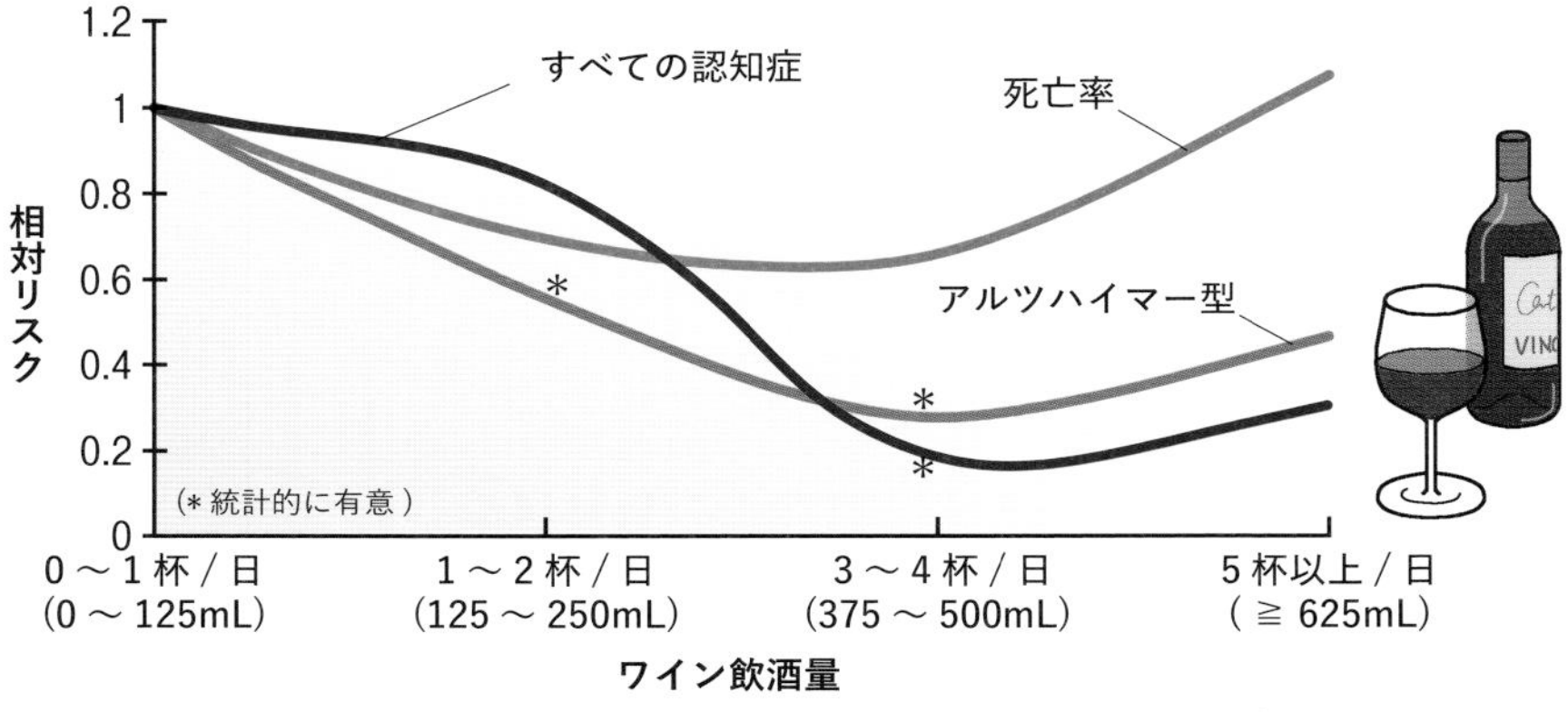

※出典：ワインと認知症やアルツハイマー病との関係（ボルドー大学中央病院にる調査結果）。Rev. Neurol. (Paris): 153 (3), 185-192 (1997)

緑茶を1日2杯以上飲むと認知症になりにくくなる

日本人に親しまれている緑茶にも、認知症予防効果が期待されています。

緑茶に含まれるポリフェノールは、カテキンです。この**カテキンの中のエピガロカテキンガレートという成分が、β《ベータ》アミロイドがかたまるのを抑え、認知機能が改善する**ことが動物実験で明らかになっています。

また、カテキンのもととなる**テアニンというアミノ酸が、老人斑《はん》が持つ毒から脳の神経細胞を守る**こともわかっています。

国立長寿医療研究センターが行っている、老化に関する長期縦断疫学研究（ＮＩＬＳ－ＬＳＡ）によると、緑茶を１日に２杯以上飲んでいる人は、ほとんど飲んでいない人に比べて認知機能が下がりにくいという報告があります。

また、金沢大学の研究グループが行った研究でも、緑茶を毎日飲む人はまったく飲まない人より認知症の発症率が３分の１程度だったという報告されています。

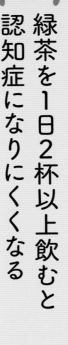

緑茶と同じように、ポリフェノールを豊富に含み健康効果のある飲み物として知られるコーヒーですが、認知症に関しての効果は、いまのところ明確なことはわかっていません。

緑茶は認知症予防におすすめですが、だからといって飲み過ぎには注意です。**緑茶には覚醒《かくせい》作用があるカフェインが多く含まれているため、たくさん飲むと睡眠を阻害する可能性があります。**

１日数杯程度、食後やおやつの時間などに楽しむようにしましょう。

緑茶を1日2杯以上飲むと認知機能低下のリスクが30％低下！

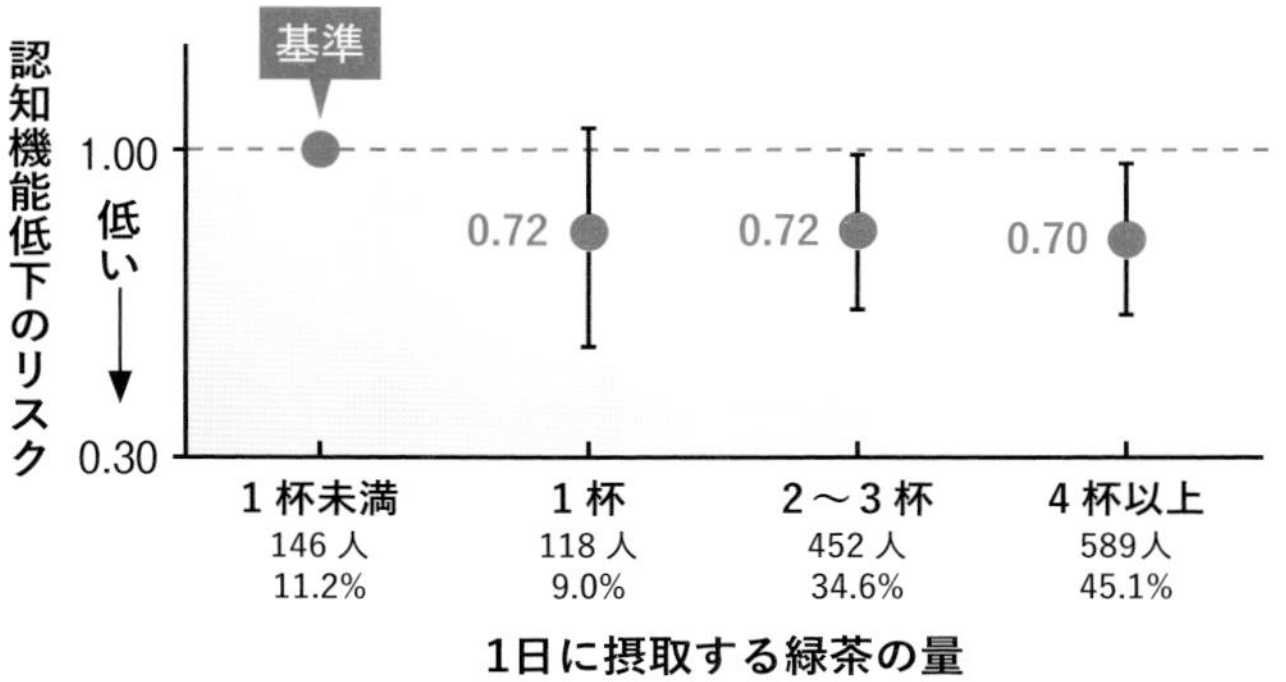

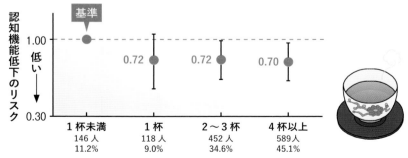

※出典：国立長寿医療研究センター

インド人はアメリカ人と比較して、認知症の発症率が約4分の1

70～80歳代のインド人はアメリカ人に比べて、アルツハイマー病の発症率が約4分の1というデータがあります。

どうしてインド人は認知症にならない人が多いのでしょうか？

それは、**カレーをよく食べるから**ではないかと考えられています。

カレーには、ターメリックと呼ばれるスパイスが含まれています。ウコンといったほうがわかるかもしれませんね。このターメリックに含まれているのが、クルクミンというポリフェノールです。

クルクミンには、かたまり始めているβ《ベータ》アミロイドをほぐしたり、たまりにくくしたりする効果があるといわれます。マウスを使った実験では、脳内に蓄積されていた老人斑が減少することが確認されています。

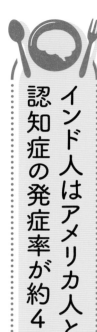

ハウス食品グループと東京大学、二松学舎大学の共同研究によると、カレーを長期的かつ頻繁に食べると良好な認知機能を維持できることが確認されました。日本人を対象とした疫学研究でははじめてのことです（下図参照）。

日本とインドでは、カレーの種類やカレー粉に含まれているターメリックも異なるため、その効果が懸念されていましたが、この研究で**日本人でも長期的にカレーを食べる習慣があると認知機能の低下を抑えられる**ことがわかったということです。

ちなみに、効果を確認できたのは、月1回1年以上。カレーを食べる回数が増えるほど、その効果は高くなりました。

カレーを月4回以上食べると認知機能低下のリスクが30%低下！

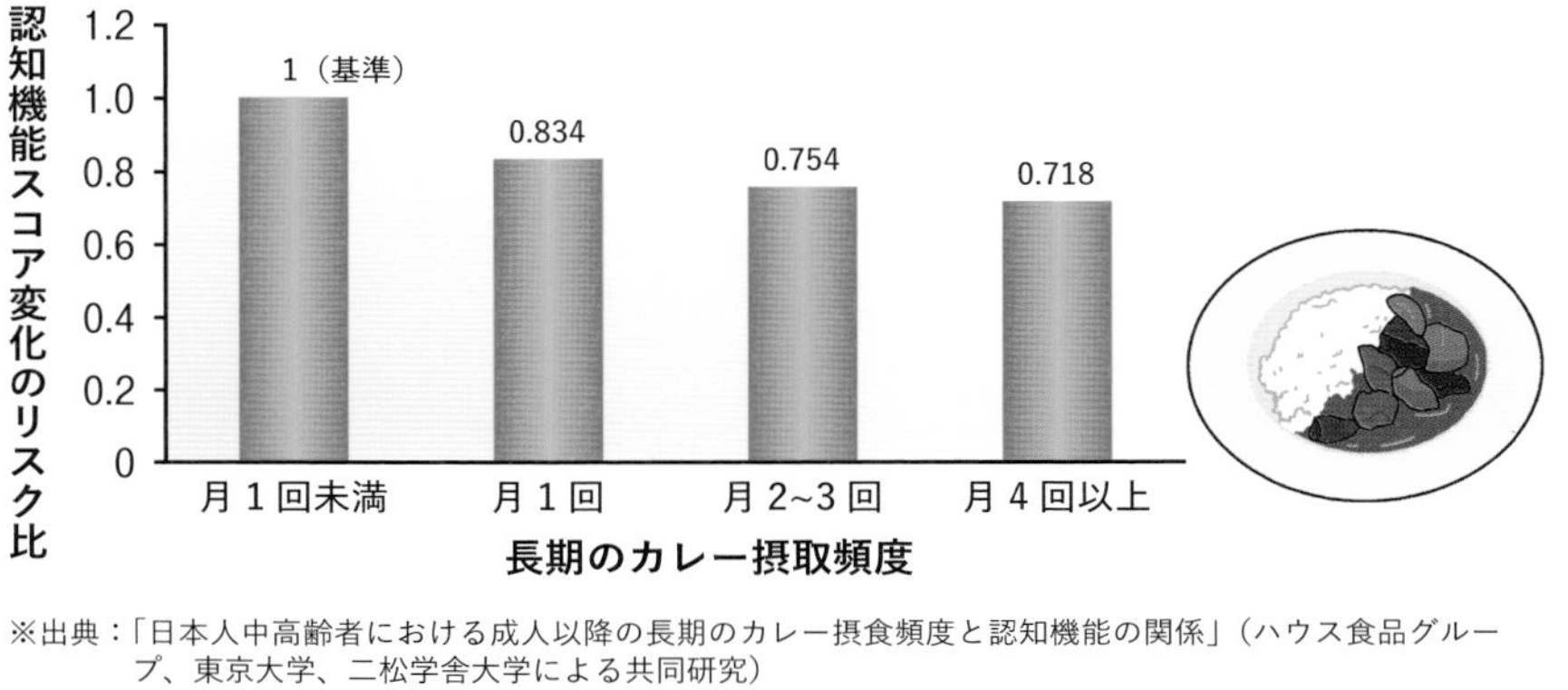

※出典：「日本人中高齢者における成人以降の長期のカレー摂食頻度と認知機能の関係」（ハウス食品グループ、東京大学、二松学舎大学による共同研究）

いつまでも元気なボケない脳をつくるのは「脂質」

脳の機能を健康に維持するための食として、気をつけたいのが脂質です。

脳は約6割が脂質でできており、イメージできないかもしれませんが、とても脂っこい臓器です。そのため、**脳を守るには脂質の摂り方が重要**になってきます。

まず、**脂質をしっかり摂ること**です。脳の中では、約1000億個の神経細胞が頻繁に情報のやりとりを行っていますが、その通信網となるケーブルを覆っている物質の約8割は脂質でつくられています。つまり、脂質が不足すると、電気信号がうまく伝わらなくなってしまうのです。

次に、どんな脂質を摂るかです。

神経細胞の膜をつくっているのも脂質ですが、情報をスムーズにやりとりするためには、つねにやわらかい状態を維持することが肝心です。**飽和脂肪酸の量が増えるとかたくなり、不飽和脂肪酸の割合が増えるとやわらかくなる**といわれています。

脳の約6割は脂質でできている!

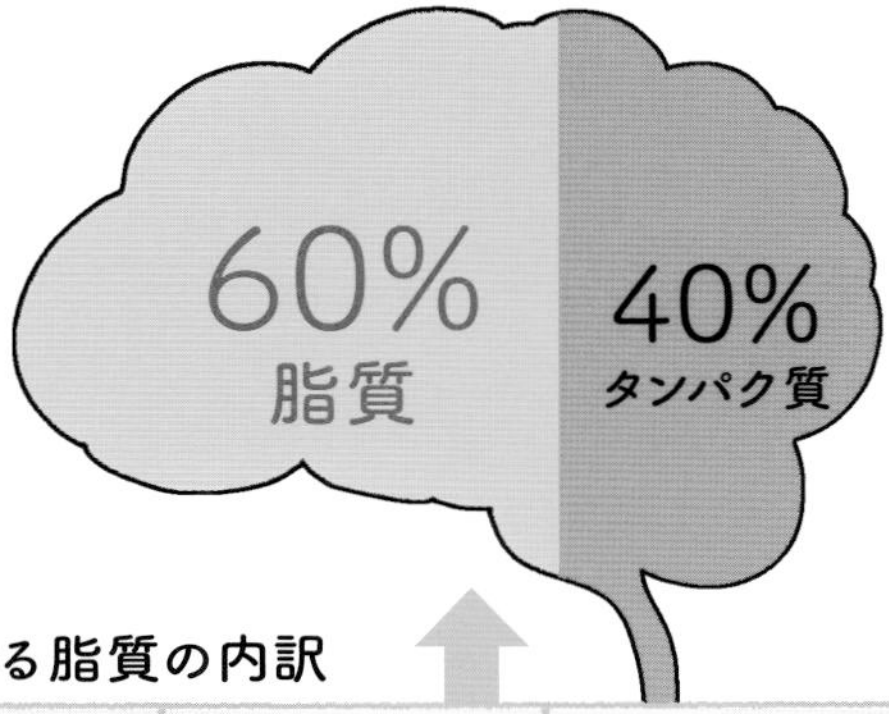

脳における脂質の内訳

オメガ3脂肪酸	リン脂質	コレステロール
約25%	約25%	約50%

認知機能によい脂肪酸と悪い脂肪酸

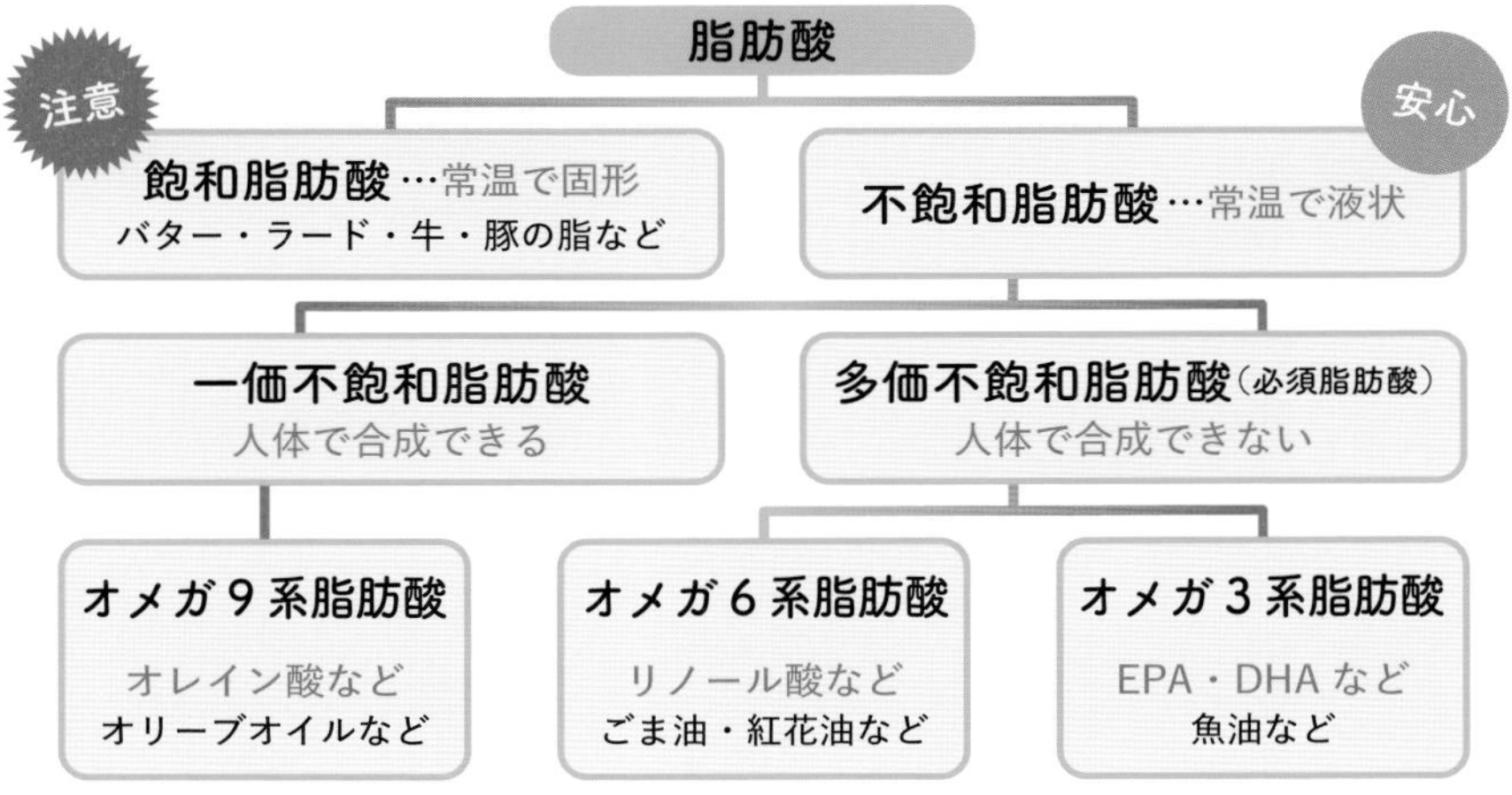

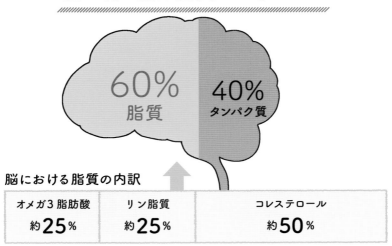

増やしたい脂質①（DHA、EPA／オメガ3脂肪酸）
DHAを効率よく摂るには青魚

脂質は、炭水化物、タンパク質と並んで三大栄養素といわれる私たちのエネルギー源となる大切な栄養素です。しかし、摂り方を間違えると、脳の機能を悪くすることになります。

脳の機能を健康に維持するために多く摂りたいのは、前述したように、不飽和脂肪酸です。特に、体内でつくることができない**オメガ3脂肪酸とオメガ6脂肪酸は、積極的に摂る**必要があります。

オメガ3とオメガ6の比率は1対1が望ましいといわれますが、日本人の現状は1対4、アメリカ人やイギリス人にいたっては1対20。**オメガ3が不足しているのが現代人の特徴**です。

オメガ6は、ごま油、紅花油などに含まれます。

オメガ3には、**ドコサヘキサエン酸（DHA）**、**エイコサペンタエン酸（EPA）**、**α《アルファ》－リノレン酸**などがあります。

オメガ3が脳を構成する脂肪酸にどれくらいの割合を占めているかというと、DHAが11～20％で、EPAとα－リノレン酸はごく少量。

そして、**そのDHAの多くは神経細胞の膜に含まれていて、特に記憶や学習をつかさどるといわれる「海馬《かいば》」に集中しています**。それだけDHAは、認知機能にとって重要な成分なのです。

そんなDHAを体内でつくれないのですから、やわらか脳を維持するためには食事で積極的に摂らなければいけません。

それでは、どんな食品から摂るのがいいのでしょうか。

DHAは、摂ったEPAとα－リノレン酸を体内で変換してつくることもできますが、その量はごくわずか。α－リノレン酸からはほとんど変換されません。つまり、α－リノレン酸を含んでいるエゴマ油やアマニ油を摂ったとしても、それだけではD

HAが不足するということです。

DHAを最も効率よく摂るには、サンマ、アジ、イワシやサバなどのいわゆる青い背の魚（青魚）を食べることです。ＤＨＡやＥＰＡを豊富に含んでいる青魚を食べると、そのままＤＨＡをたくさん摂ることができます。

週に3回は食卓に並べたいところです。

ＤＨＡが認知症の発症に関係があるかどうかは、まだはっきりとわかっているわけではありませんが、ＤＨＡが発症リスクを抑える可能性があることは、さまざまな研究から明らかになってきています。

たとえば、国立長寿医療研究センターのＮＩＬＳ－ＬＳＡでは、血液中のＤＨＡ濃度の高い人と低い人とで10年後の認知機能低下リスクが異なるかを検討しました。その結果、**DHA濃度が最も低い人たちに比べ、中程度あるいは高い人たちは認知機能が低下しにくい**ということがわかりました。

また、DHAの脳の血管を守る効果が、認知症のリスクを下げるのではないかと考えられています。

たとえば、DHAには、悪玉（LDL）コレステロールを減らすはたらきがあることがわかっています。LDLが増え過ぎると血管壁にコレステロールがたまり、動脈硬化が進む原因になります。

脳の血管を守るという意味では、青魚に含まれるEPAも有効な成分です。EPAには血栓を防ぐ作用があります。

血栓とは血液が血管内でかたまったも

DHA濃度が高いと認知機能が低下しにくい！

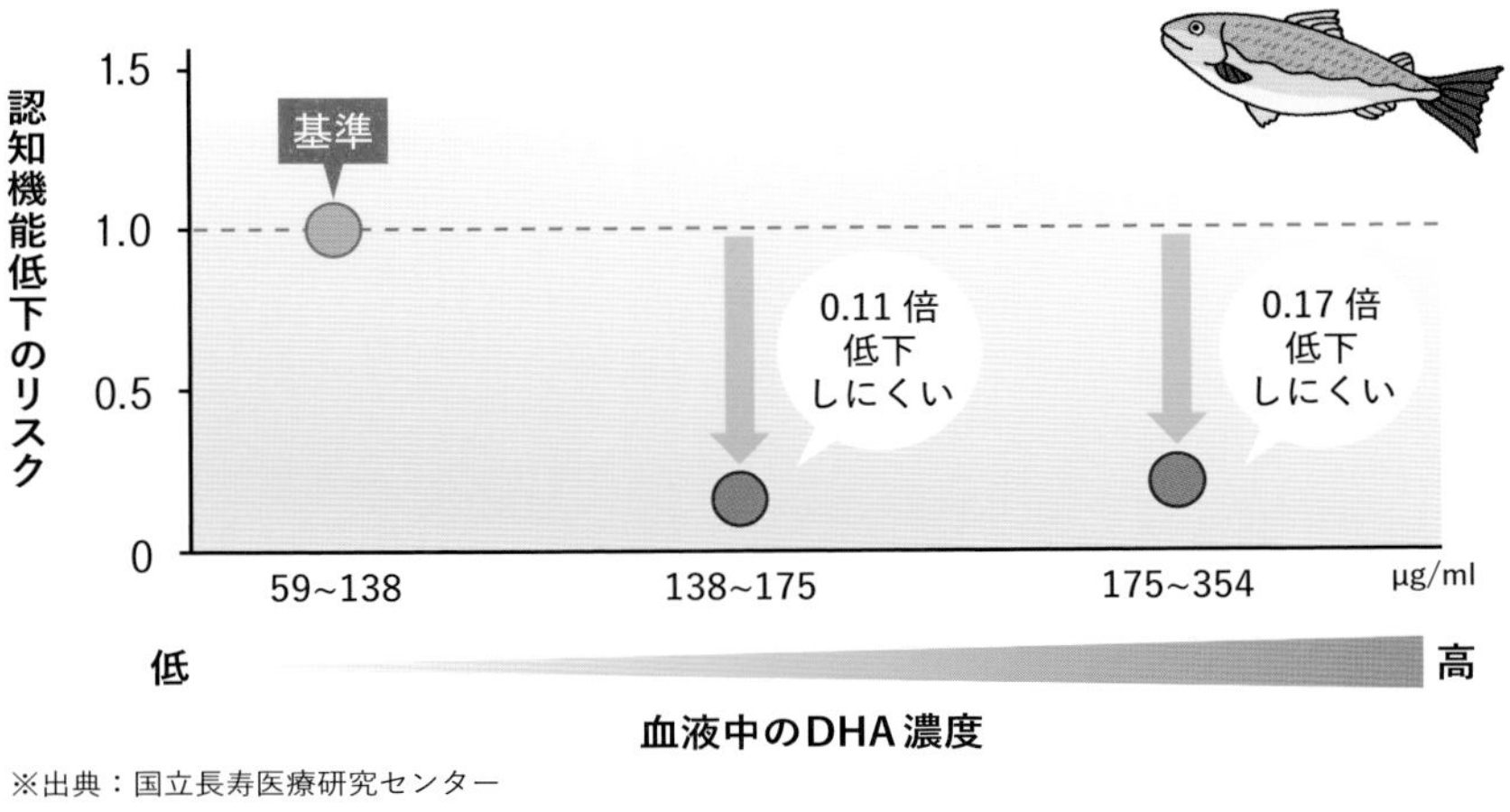

※出典：国立長寿医療研究センター

のですが、血栓ができると血管が詰まりやすくなります。

脳の血管に血栓ができれば、脳血管性認知症につながる脳梗塞《こうそく》を引き起こす可能性があります。


魚をよく食べる日本の漁村の人たちや、アザラシなどを常食にしているカナダの氷雪地帯で暮らすイヌイットの人たちは、脳梗塞や心筋梗塞になる人が少ないという事実があります。

それは、DHAやEPAのおかげであることが明らかになっています。

青魚は、直接的にも、間接的にも、脳を認知症から遠ざけてくれる最高の食材のひとつなのです。


脳の機能を守りたいなら、青魚を積極的に摂りましょう。

DHAやEPAを効率よく摂るための青魚の食べ方も紹介しておきます。

旬《しゅん》の魚は脂がのっていておいしいものですが、脂ののった青魚にはDHAがたくさん含まれています。

そのＤＨＡをまるごと摂るには、**生で食べること**です。お刺身なら調理の手間もかからず食べられます。

青魚は煮たり、焼いたりしてもおいしく食べられますが、調理に手間をかければかけるほど、脳にうれしい成分が少なくなります。

特に、**揚げるとＤＨＡやＥＰＡの成分が半減する**ので注意してください。

脳のためにＤＨＡやＥＰＡを摂るなら、できる限り、新鮮な旬の魚を生でいただくようにしましょう。

脳を守るために青魚を食べるなら生食が一番！

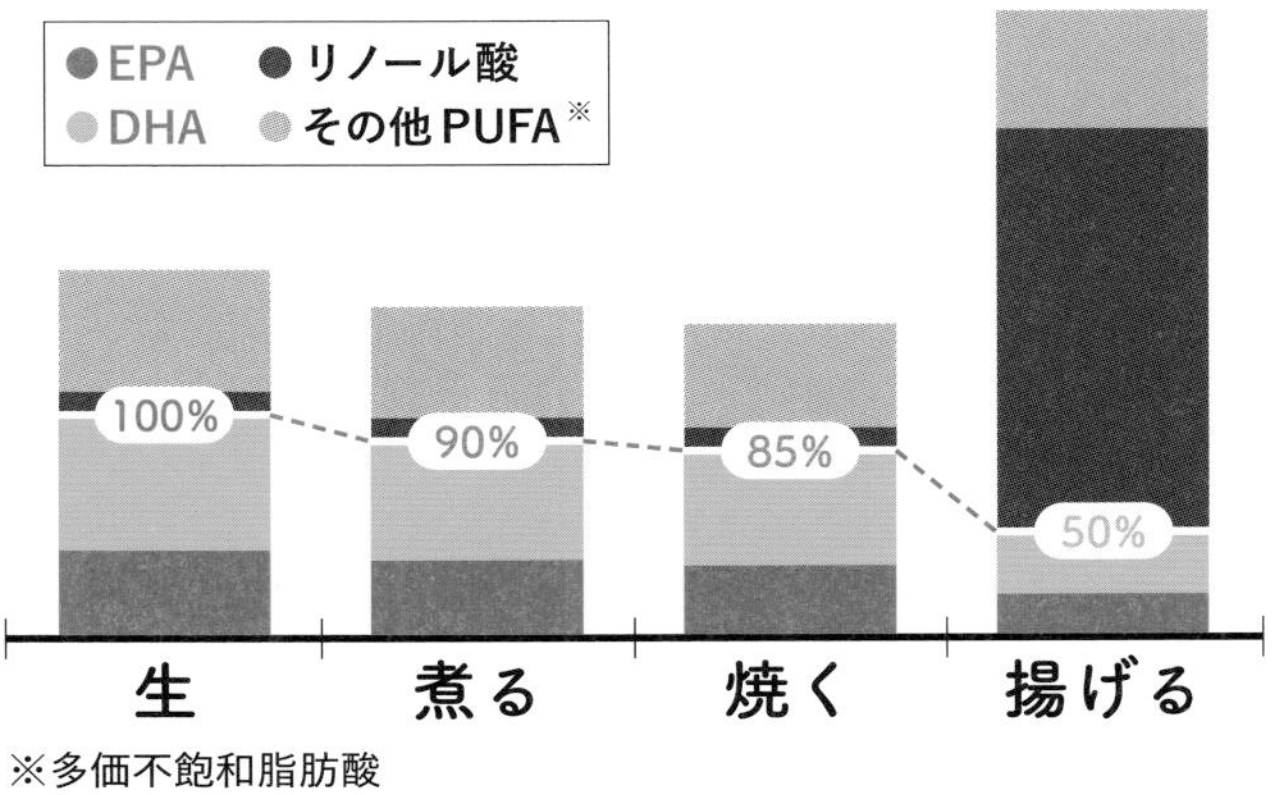

※多価不飽和脂肪酸

※出典：国立長寿医療研究センター「老化に関する長期縦断疫学研究」

増やしたい脂質②（オレイン酸／オメガ9脂肪酸）
長期保存が可能なオリーブオイル

不飽和脂肪酸には、オメガ9脂肪酸もあります。その代表ともいえるのが、オレイン酸を多く含んでいるオリーブオイルです。

不飽和脂肪酸にはコレステロールを減らす作用がありますが、酸化されやすいのが欠点。その点、**オレイン酸は酸化されにくく、長期保存や加熱に強い**のが特徴です。

さらに**オリーブオイルに含まれるオレオカンタールというポリフェノール**も、**認知症予防として注目されている**成分です。

２００９年には、アメリカのノースウェスタン大学のピット博士らから「オレオカンタールに老人斑《はん》を減らす効果がある」と報告があり、２０１３年には、ルイジアナ州立大学のアブズナイト博士らによるマウスを使った実験で、オレオカンタールが老人斑を減らすことが確認されています。

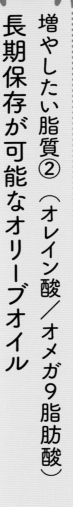

増やしたい脂質③（α－リノレン酸／オメガ3脂肪酸）最強のナッツは、クルミ

不飽和脂肪酸を含む食品には、ナッツ類もあります。

不飽和脂肪酸による抗酸化効果からひとまとめにして紹介されることの多いナッツ類ですが、**オレイン酸とビタミンEを多く含むアーモンド、鉄やマグネシウムといったミネラルを多く含むカシューナッツ**など、それぞれに特徴があります。

ナッツ類の中でも認知症予防食品として注目されているのは、**体内でつくれないオメガ3脂肪酸のα－リノレン酸をナッツ類の中で最も多く含んでいるクルミ**です。

クルミに関しては、いろいろな研究報告があります。

たとえば、ニューヨーク州立発達障害基礎研究所（ＩＢＲ）でのマウスを使った実験では、クルミを加えた餌を与えると、学習能力、記憶力が改善したという報告があります。また、後ほど紹介する認知症予防効果のある地中海食にクルミ多めのナッツ類を加えたところ、さらに認知機能が改善したと報告されています。

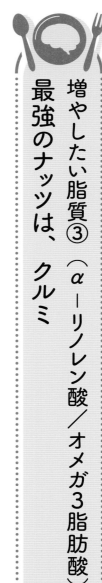

増やしたい脂質④（中鎖脂肪酸）脳の代替エネルギーに使えるココナッツオイル

飽和脂肪酸は、その構造から長鎖脂肪酸、中鎖脂肪酸、短鎖脂肪酸の３つに分類されます。摂り過ぎると脳の機能が悪くなる飽和脂肪酸ですが、中鎖脂肪酸は別です。ココナッツオイルに含まれる**中鎖脂肪酸は、青魚のオメガ3と並んで認知症予防のために積極的に摂りたい脂質**です。

中鎖脂肪酸は、エネルギーとして分解されやすいため脂肪として蓄積されにくいという特徴があります。そのため、ココナッツオイルはダイエット食品として見られることもありますが、近年は、認知症を予防する食品としても注目されています。

というのは、ココナッツオイルは、脳のエネルギー源として利用できるからです。アルツハイマー型になると、脳のエネルギー源であるブドウ糖（糖質が分解されたもの）をうまく利用できなくなります。その代用としてココナッツオイルが使えるということがわかってきたのです。

つまり、ココナッツオイルを摂ることで脳にエネルギーを供給し、認知機能の改善が期待できるのではないかと考えられているのです。

実際、中鎖脂肪酸が認知機能低下に及ぼす影響を8年間調査した結果、「認知機能に好ましい影響を与えた」という内容の論文が発表されています。

ココナッツオイルは酸化の影響を受けにくく、品質が低下しにくいため、長期保存が可能な扱いやすい点も魅力の1つです。

中鎖脂肪酸をたくさん摂ると認知機能の低下を抑えられる!

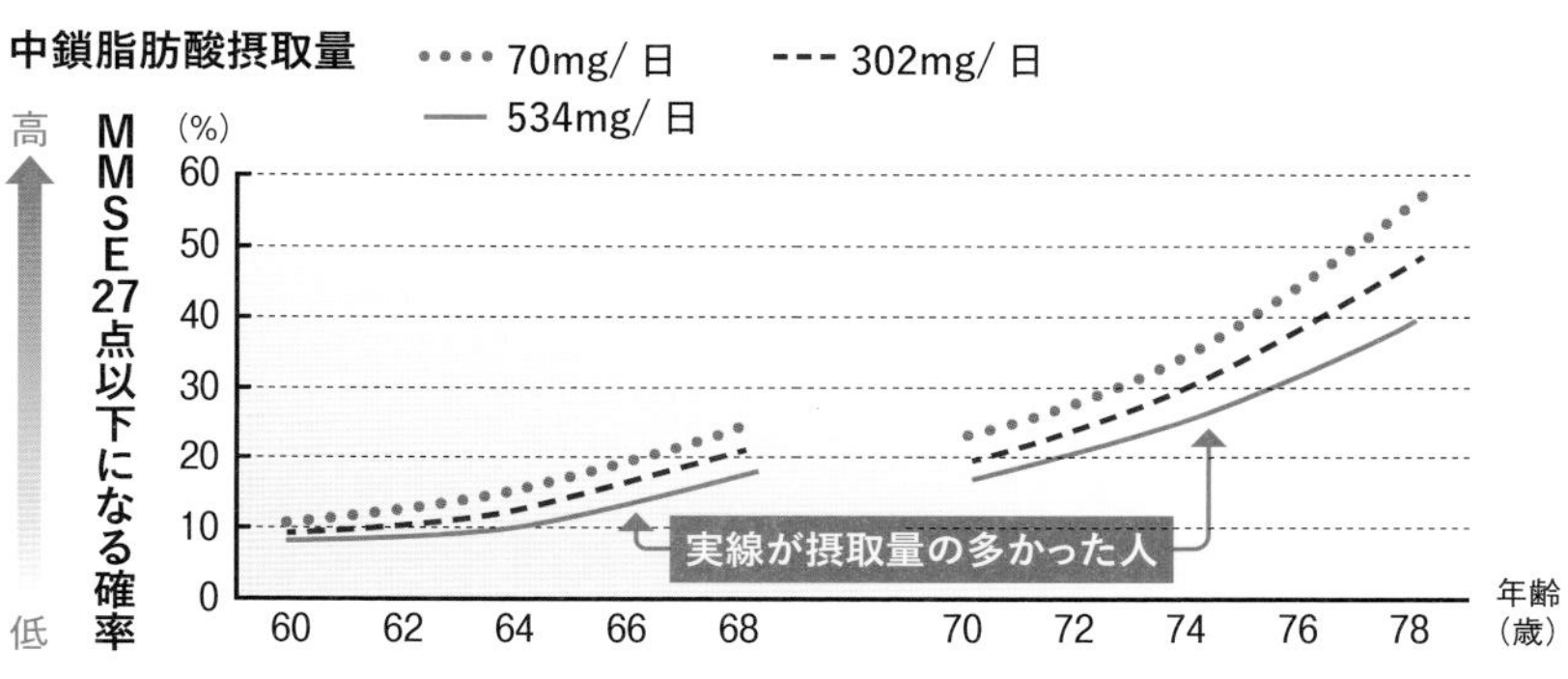

※出典：日本栄養・食糧学会誌 第68巻　第3号　101-111（2015）

増やしたい脂質⑤（レシチン／リン脂質）
脳の情報伝達機能をスムーズにする大豆製品

脳をつくる脂質は、脂肪酸、リン脂質、そしてコレステロールです。脂質の摂り方のところで脳内の通信網の話をしましたが、このケーブルを覆っている物質の主な成分がリン脂質です。

このリン脂質の1つが、レシチン。

レシチンには、神経細胞どうしの情報のやりとりに使われるアセチルコリンという情報伝達物質の材料となるコリンも豊富に含まれています。つまり、レシチンは、脳が快適にはたらくために欠かせない成分なのです。

不足すると、脳の中の情報伝達がスムーズに行われなくなり、認知機能の低下につながります。

そんなレシチンが含まれている食品はというと、日本人なら誰でも知っている豆腐や納豆などの大豆製品です。

大豆に含まれるレシチンは、大豆レシチンと呼ばれることもあります。

また、大豆製品には、イソフラボンというポリフェノールの効果も期待できます。

国立長寿医療研究センターのＮＩＬＳ－ＬＳＡによると、女性において豆類や総イソフラボンの摂取量が多くなると、10年後の認知機能低下リスクが減少したと報告されています。

みなさんの中には、すでに豆腐や納豆を毎日食べているという方がいるかもしれません。脳を守るためにはよい習慣なので続けてください。

女性の認知機能低下を抑えるには
イソフラボンが不可欠

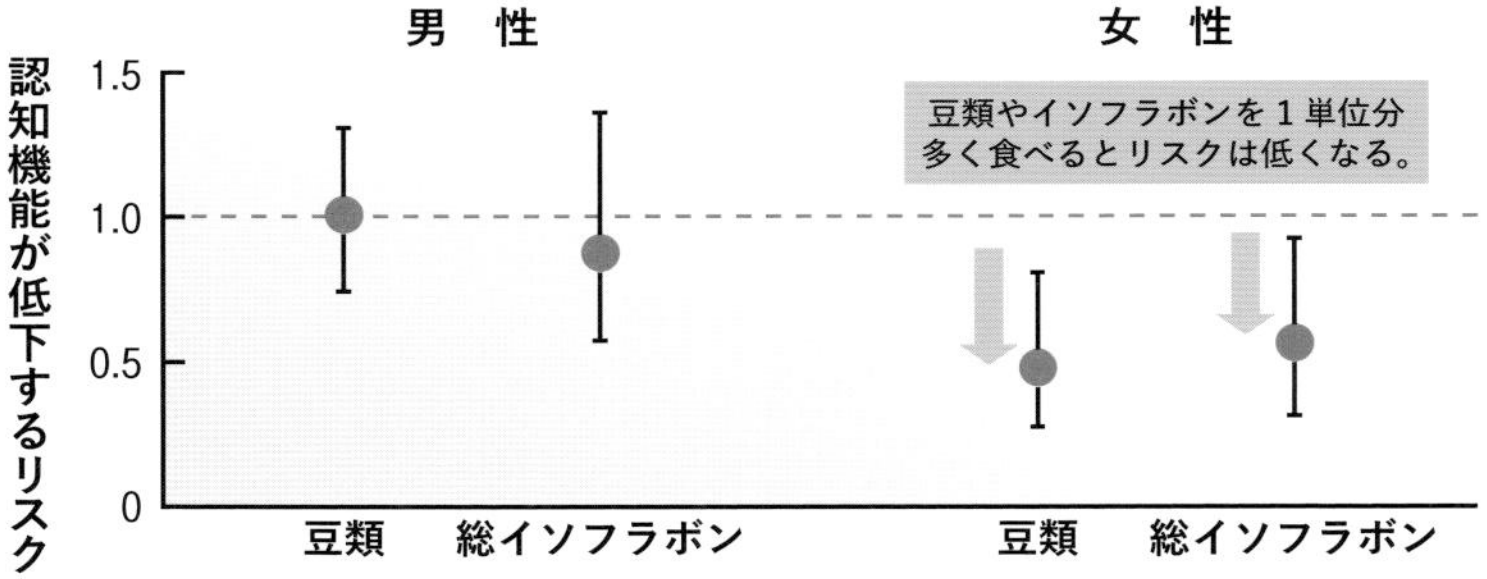

１単位：　54.2（g/日）　28.0(mg/日）　　47.7（g/日）25.6（mg/日）

※出典：国立長寿医療研究センター
「豆類・総イソフラボン摂取が１単位増えるごとの10年後の認知機能低下リスク」

増やしたい脂質⑥（レシチン／リン脂質）
脳にうれしい完全栄養食品・卵

みなさんがよく食べている食品の中で、大豆製品以外にもレシチンが豊富に含まれている食品があります。それは、卵の黄身（卵黄）です。

卵黄の認知症予防効果で注目されているのは、神経細胞どうしのやりとりに使われるアセチルコリンの材料となるコリンの量で、大豆の約3倍といわれます。しかも、アセチルコリンの合成を促すビタミンB_{12}も含まれています。

さらに、**卵黄のコリンは、脳に届きやすい**という特徴もあります。

完全栄養食品といわれる卵の健康効果はいうまでもありません。卵に含まれているコレステロールが健康に及ぼす影響について議論されていたこともありましたが、それはもう昔の話です。積極的に食べるようにしましょう。

ただし、卵には飽和脂肪酸も含まれているため、ほかに飽和脂肪酸を含む食品を摂るときは量に注意してください。

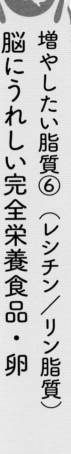

減らしたい脂質①（トランス脂肪酸）摂り過ぎると認知症のリスクが上昇する

ここまで摂ったほうがいい脂質を紹介してきましたが、摂り過ぎてはいけない脂質についても説明しておきます。

摂り過ぎ注意の脂質の1つ目は、トランス脂肪酸です。

不飽和脂肪酸の1つである**トランス脂肪酸が問題なのは、その多くが人工的につくられた不自然な脂肪酸だから**です。しかし、ほかの不飽和脂肪酸と比べると格段に日持ちがするうえに低価格なため、家庭だけでなく、加工食品やファストフードなどでも使われるようになりました。

マーガリンやショートニング、ファットスプレッド、食用植物油、加工油脂など、商品の成分表示を見ると、いろいろな加工商品の材料になっています。九州大学の「久山町研究」によると、トランス脂肪酸を摂り過ぎると認知症のリスクが上昇する可能性があることが明らかになっています。くれぐれも摂り過ぎには注意してください。

減らしたい脂質②（飽和脂肪酸）
脂身の多い肉はちょっとだけ控える

摂り過ぎ注意の脂質の２つ目は、飽和脂肪酸です。

摂り過ぎると脳のはたらきが悪くなる飽和脂肪酸は動物性のものに多く、常温でかたまる性質があります。**飽和脂肪酸が多く含まれる食品には、牛肉や豚肉の脂やバターなど**があります。

人工的につくられるトランス脂肪酸とは異なり、天然由来の脂質である飽和脂肪酸は、体にとってマイナスばかりではありません。重要なエネルギー源となるし、赤身の肉からは体をつくる良質なタンパク質を摂ることもできます。

問題なのは、摂り過ぎること。**必要以上に摂るとコレステロールが増加し、脳梗塞《こうそく》をはじめとする循環器疾患《しっかん》のリスクが高くなる**といわれています。

飽和脂肪酸を食べないようにしなさいというのではなく、控えるだけで認知症を遠ざけることができるようになります。

ビタミンB群が不足すると加齢とともに脳の血管が危険になる

脳の機能を健康に維持するには、脳が元気にはたらける環境をつくる成分も大切です。環境が悪くなると、認知機能の低下につながります。

環境を守るということで大きなテーマになるのが、脳の血管を守ることです。そこで気をつけたい栄養素がビタミンB12、ビタミンB6、葉酸などのビタミンB群です。**ビタミンB群が不足すると、それ自体で認知機能が低下し、アルツハイマー型や脳血管性認知症につながる動脈硬化を引き起こす可能性があるからです。**

原因は、ホモシステインといわれるアミノ酸です。ホモシステインは、必須《ひっす》アミノ酸のメチオニンをつくるときに必要な成分ですが、増え過ぎると血管を傷つけてしまいます。このホモシステインを無毒化するのが、ビタミンB群なのです。

ホモシステインは加齢とともに増えるといわれていて、注意していないと、知らない間に脳の血管を壊してしまうことになります。

毎回の食事に欠かせない最強の抗酸化食材「緑黄色野菜」

脳がはたらく環境を守るためには、抗酸化物質も欠かせません。

私たちの体は、体内で発生する活性酸素によって、つねに細胞膜や遺伝子が傷つけられる危険にさらされています。

それが酸化ストレスです。老化の原因ともいわれています。


活性酸素は酸素を利用すると必ず発生するもので、**体に入ってくる酸素の約2割を消費している脳は、最も危険にさらされている臓器**ともいえます。

もちろん、私たちの体には、発生した活性酸素を無毒化するシステムが備わっています。しかし、対応できないくらいの量が発生したり、老化でシステムそのものが衰えたりすると、酸化ストレスから体を守れなくなります。

このシステムを補っているのが、**活性酸素の解毒剤となる抗酸化物質を含んでいる**

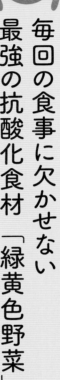

さまざまな食品です。

抗酸化物質にはいろいろなものがあります。

緑黄色野菜やフルーツなどに含まれる**ビタミンC**、植物油やごまやナッツ類などに含まれる**ビタミンE**、赤ワインや緑茶など脳のゴミをきれいにする**ポリフェノール類**、海藻類や魚介類に含まれる**ミネラル類**、そして、色が濃くて鮮やかな野菜やフルーツに含まれる**カロテノイド**など、さまざまな食品から摂ることができます。

特に、複数の抗酸化物質を豊富に含む緑黄色野菜やフルーツは、毎回の食事に欠かせない食品といえます。ちなみに、日本人はビタミンCの摂取量の3分の2を、緑黄色野菜とフルーツから摂っているといわれます。

抗酸化物質と認知症との関連も少しずつ明らかになってきています。

アメリカのジョンズホプキンス大学の研究チームは、**ビタミンEとCを一緒に摂取し続けることでアルツハイマー型になりにくくなる**という疫学調査の結果をまとめています。

不足すると認知機能が低下する、日光浴でも合成できるビタミンD

最後に紹介する脳を守るための成分は、ビタミンD（正確には、はたらける状態になった活性化ビタミンD）です。

最近の研究で、健常高齢者と比べると、**アルツハイマー型を発症している人やMCIの人は、血液中に含まれるビタミンDが少ない**ことが報告されています。

ビタミンDと認知症との関係はまだはっきりとは解明されていませんが、アメリカのタフツ大学の研究によると、脳組織中のビタミンD濃度が高い人は認知機能の検査にすぐれていて、ビタミンD濃度が2倍になるごとに、認知症やMCIが認められる可能性が25～33％低下していたといいます。

ビタミンDは食品から摂ることもできますが、10分程度の日光浴でも生成することができます。

散歩しながら、ビタミンDをつくるのも悪くないと思います。

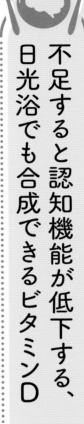

第3章

100歳まで脳の健康を守る食べ方

認知症を遠ざける食べ方の基本もいろいろなものをバランスよく食べること

赤ワインやカレーなどに含まれるポリフェノール、ＤＨＡがたっぷり摂れる青魚、増やしたい脂質と減らしたい脂質、そして抗酸化食品など、認知症を遠ざけるために摂るべき食品、控えるべき食品について、なんとなくイメージできたでしょうか？

第３章では、こうした食品をふだんの食事にどのように取り入れていけば認知症を遠ざけられるのか、具体的な食べ方について紹介していくことにします。

まず、**バランスのとれた食事を心がけましょう。**

健康のために良い食事のルールとして、必ずいわれることとです。実際、認知症に効果がある食品も、そればかり食べていると栄養に偏りが生まれ、認知症とは異なる病気の発症につながることもあります。

認知症を遠ざける食べ方も、バランスよくいろいろなものを食べるのが基本です。

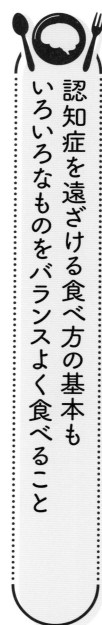

日本人高齢者の食品摂取の多様性を評価する指標として用いられる食品群は、肉類、魚介類、卵類、牛乳、大豆製品、緑黄色野菜、果物、海藻類、油脂類です。

この食品摂取頻度と認知機能の関連についての検証によると、**多様性の高いグループは、低いグループより認知機能が低下しにくい**ことがわかりました。

ちなみに、大規模疫学調査として知られる「久山町研究」によると、大豆や大豆製品、緑黄色野菜、淡色野菜、海藻類、牛乳・乳製品の摂取が多く、米の摂取が少ない食事パターンが認知症のリスクを軽減するとされています。

いろいろな食品を食べている人は認知機能が低下しにくい!

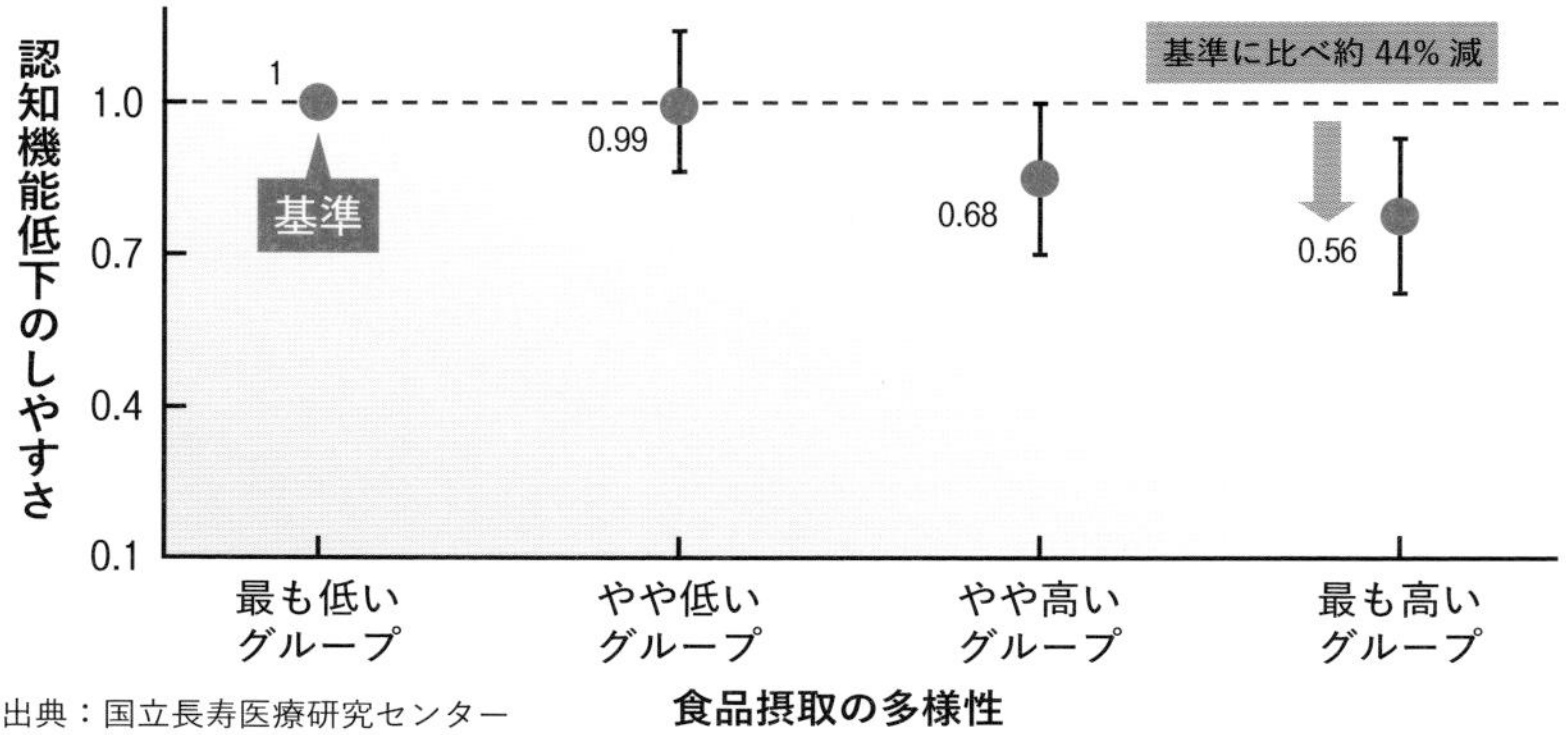

※出典：国立長寿医療研究センター

糖質の摂り過ぎは百害あって一利なし

いろいろな食品をバランスよく食べるときに気をつけたいことが、いくつかあります。その1つが、糖質を摂り過ぎないことです。

第1章で解説したように、日本人に多いⅡ型糖尿病になると、アルツハイマー型や脳血管性認知症の発症のリスクが高くなります。その**Ⅱ型糖尿病の根本的な原因は、糖質の摂り過ぎ**です。

なぜなら、血糖値を上げるのは、糖質だけだからです。いつもの食事で糖質をコントロールできるようになれば、糖尿病を予防できるだけでなく、認知症を遠ざけることも可能になります。

食べ方を改善するときに最も効果的なのは、糖質制限です。

といっても、いつもの食事から糖質を極端に減らす必要はありません。糖質制限と

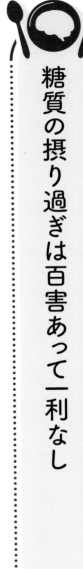

聞くと、糖質カットをイメージする人もいるようですが、**まずはいつも食べているご飯を少なめにすることから始めてみてください。**

それだけで、食後の血糖値の急上昇を抑えられるようになります。さらに抑える工夫として、**野菜やおかずを先に食べたり、みそ汁を飲んだりしてからご飯を食べるようにしましょう。**

野菜を先に食べるベジファーストはよく知られていますが、ご飯が後なら、肉を先に食べても、魚を先に食べてもかまいません。**肝心なのは、最初に大量に糖質を摂ってインスリンを大量に分泌《ぶんぴつ》させないこと**です。

インスリンの大量分泌をくり返していると、第1章で解説したように、インスリン分解酵素が大量に消費され、脳のゴミを処理することができなくなります。

また、糖質の摂り過ぎは、血管や組織を傷つけるＡＧＥ（終末糖化産物）という物質をつくることになり、酸化ストレスと同じように老化現象を促進する原因になります。**糖質を控えることは、認知症を遠ざける効果だけではない**のです。

イギリスでは減塩政策で認知症患者が2〜3割減

糖質の摂り過ぎに続いて、気をつけたいのが塩分の摂り過ぎです。

脳の血管を守る意味でも、塩分の量は控えめにしたいところです。


そもそも、私たち**日本人は、塩分を摂り過ぎています。**

日本高血圧学会では、食塩摂取量を1日6g未満とすることを強く推奨していますが、平成28年度の厚生労働省の「国民健康・栄養調査」によると、現在の日本人の食塩摂取量の平均は、約10g。平均すると、約4gもオーバーしているということです。

ちなみに、男性は平均10・8g、女性は平均9・2gになります。

昔と比べると減ってきているといいますが、まだまだ減塩が必要です。


私たちは、塩分のほとんどを食塩から摂っていますが、脳梗塞《こうそく》や脳出血、心筋梗塞

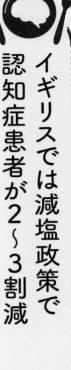

などを引き起こす高血圧を招く最も大きな要因は、食塩の摂り過ぎです。

血中のナトリウムが増えると血管内に水分が引き込まれて血圧が高くなります。

また、ナトリウムには交感神経を刺激する作用があり、増えると血管を細くしたり、尿として排出するはずだったナトリウムを再び体内に戻したりすることがあります。

食塩を摂り過ぎると、高血圧状態が改善することはないということです。

海外には、塩分を控えることで認知症を遠ざけることに成功した国があります。

イギリスでは政府が1日の塩分摂取量を6g以下にするよう国民に啓蒙し、食品業界にも特定の食品に対する塩分含有量の数値を設定するなどの減塩政策をとりました。その結果、認知症の有病率が20年間で2～3割減少したとのことです。

高血圧の人が減ったことで脳卒中と脳血管障害が減り、アルツハイマー型や脳血管性認知症の発症率が下がったと考えられています。

私たちがふだん食べているもののうち自分で調整できる塩分は、全体の約4割といわれます。自炊しない人は、塩分の摂り過ぎにより注意が必要になります。

摂取カロリーを控える中年期、低栄養に気をつける高齢期

年齢によって、気をつけなければいけない食事のポイントが異なります。**50代、60代は、バランスのよい食事に加えて、摂取カロリーを控える**ことです。糖質が多くなっているのも、コレステロールが高くなる飽和脂肪酸が多くなっているのも、カロリーの摂り過ぎが原因です。

70代、80代は、摂取カロリーよりも意識してほしいのが、栄養のバランスです。というのは、年齢が上がるほど、低栄養傾向にある人の割合が増えてくるからです。低栄養状態は、要介護のリスクが高くなるフレイサイクルに陥るため注意が必要です。フレイルとは加齢によって全身の機能全般が衰えることで、要介護状態に至る前段階。低栄養は、その引き金になるのです。ただし、適切なケアを行えば、健常な状態に戻れる段階でもあります。**70代、80代になったら、カロリーを気にするよりも、栄養をたくさん摂ること**です。それが、結果的に認知症を遠ざけることになります。

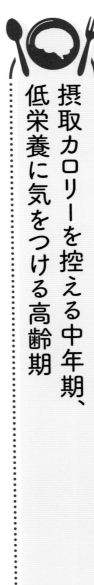

高齢女性の5人に1人はやせ過ぎ
～年齢別低栄養者（BMI≦20kg/㎡）の割合～

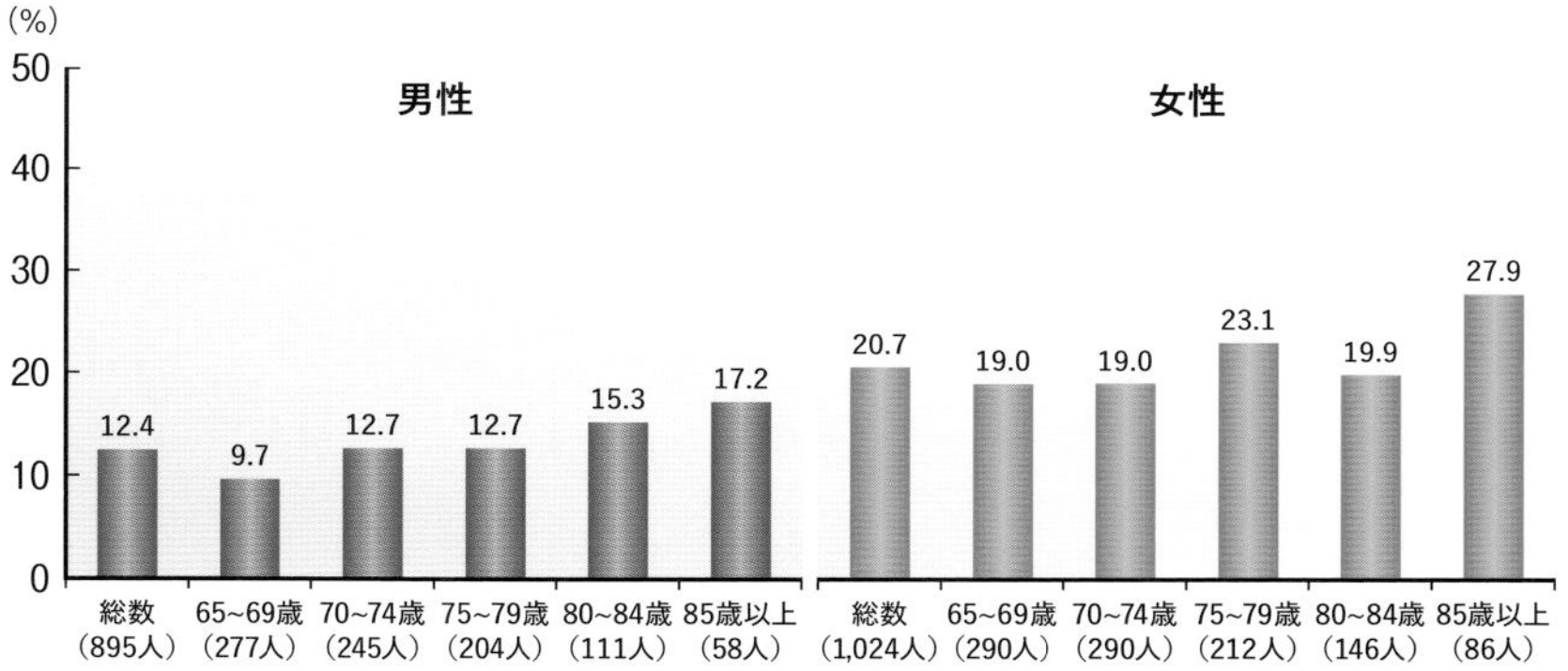

※出典：厚生労働省「令和元年国民健康・栄養調査」

低栄養で赤血球の数が少なくなると認知機能低下のリスクが高くなる!

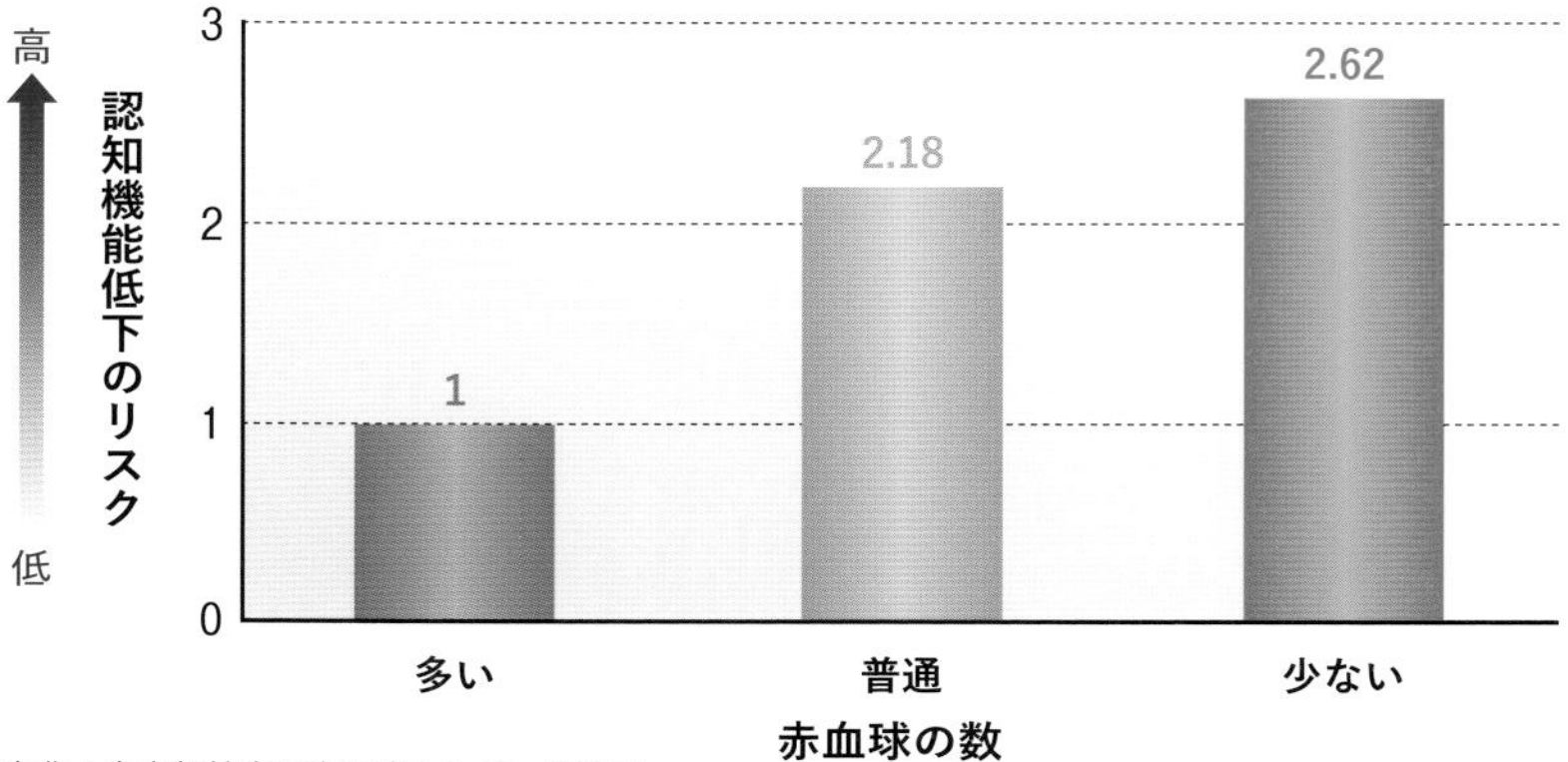

※出典：東京都健康長寿医療センター研究所

認知症予防の最強食材「魚」がメインの和食

それでは、認知症を遠ざける食べ方の具体例として、4つの食事スタイルを紹介しましょう。1つ目は、みなさんが食べ慣れている和食です。

東北大学の研究グループは、和食が認知症予防に効果的だという論文を発表しました。宮城県に住む65歳以上の高齢者1万4000人を対象にした研究の結果、**和食をよく食べる高齢者のほうが、動物性食品や高脂肪乳製品をよく食べる高齢者に比べて、認知症の発症リスクが20%低下した**といいます。

ここでの和食とは、魚、野菜、海藻、漬け物、大豆製品、きのこ類、いも、果物などが食卓に並ぶ食事です。

ご飯と汁物と3つのおかず。一汁三菜が基本の和食は、魚や野菜、大豆製品など、脳を守るための食品がふんだんに使われている食事です。炭水化物、脂質、タンパク質はもちろんのこと、ビタミン、ミネラルもバランスよく摂れます。

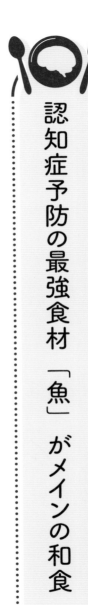

～日本の伝統的な和食 一汁三菜～

一汁三菜は、昔ながらの日本の食事です。具体的には、
ご飯と汁もの、主菜１品、副菜２品で構成されます。

主菜

魚や肉、卵、豆腐などのタンパク質を中心に。認知症を遠ざける食事の場合は、魚の主菜をつくる日を多めにすると効果的です。

副菜

野菜やいも、豆類、きのこ類、海藻類などでビタミンやミネラル、食物繊維がたっぷり摂れるようにしましょう。主菜と同じ食材、調理法にならないようにするのがポイントです。

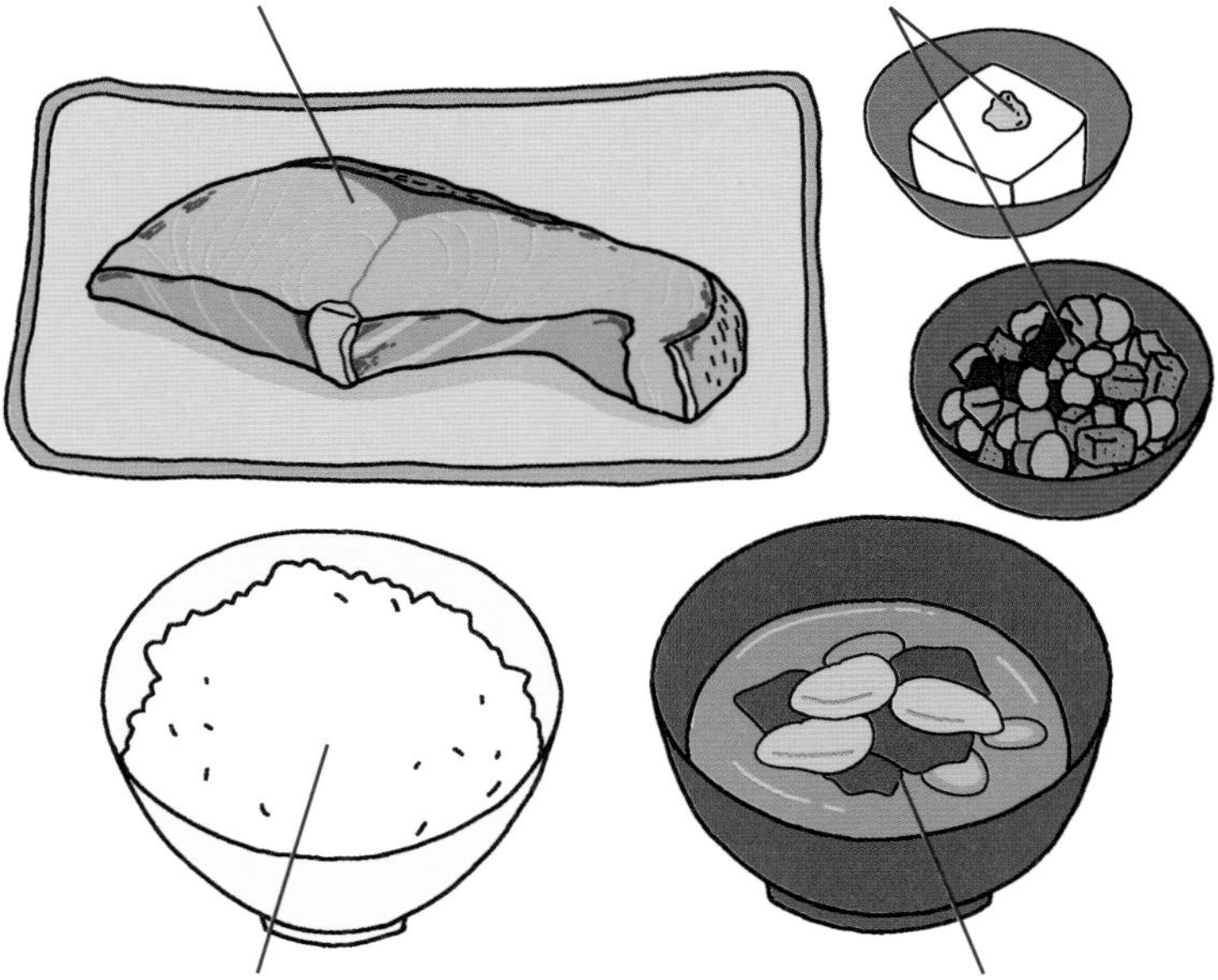

ご飯

エネルギー源となる炭水化物を摂ります。ときどき白米を玄米にしたり、雑穀米にしたりすると、より脳にやさしい食事になります。

汁もの

みそ汁は塩分が多くなりがちなので、１日１～２回にしましょう。わかめや野菜を入れて具だくさんにすると、汁自体の量を少なくすることができます。

認知症予防食として WHOが推奨する地中海食

2つ目は、**WHO**が、**認知機能が正常な人またはMCIの方に対して認知機能低下や認知症のリスクを低減するために推奨している**地中海食です。

地中海食はイタリアやスペインなどの地中海沿岸の国々で古くから食べられてきた、**オリーブオイルや魚介類などを多く使った食事スタイル**で、次のような特徴があります。

①**野菜**を多く摂る
②脂質は、**オリーブオイル**などの良質なものから摂取する
③タンパク質は、**魚介類**を中心に摂取する
④**チーズ**や**ヨーグルト**も摂取する
⑤肉類は、**鶏肉**を多めに。牛肉や豚肉はごく少量に

具体的な食事方法は、左図のような「地中海食ピラミッド」で説明されています。

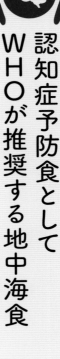

これが地中海食のルール

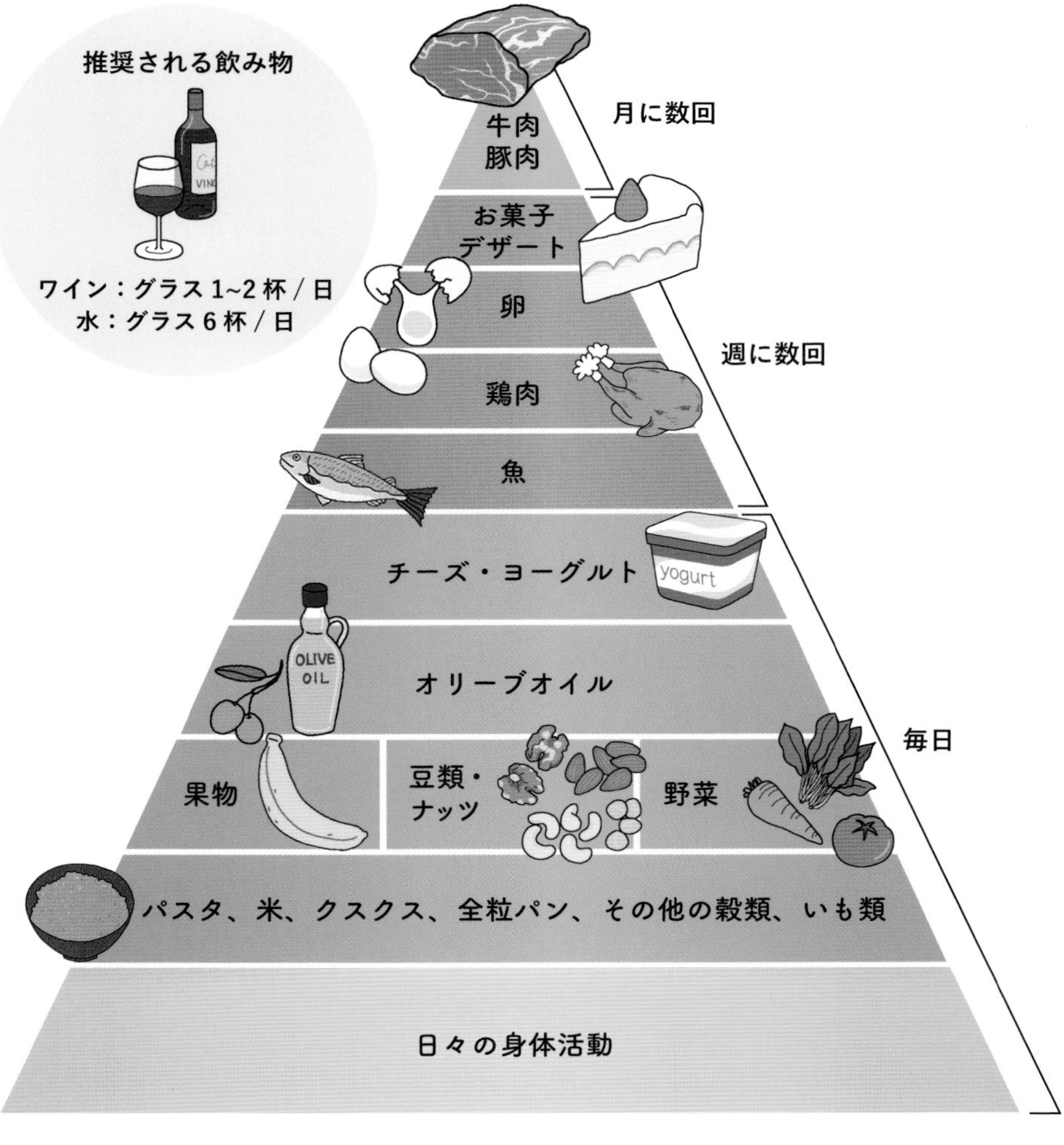
推奨される飲み物
ワイン：グラス1~2杯/日
水：グラス6杯/日
牛肉
豚肉
月に数回
お菓子
デザート
卵
鶏肉
魚
週に数回
チーズ・ヨーグルト
yogurt
OLIVE OIL
オリーブオイル
果物
豆類・
ナッツ
野菜
毎日
パスタ、米、クスクス、全粒パン、その他の穀類、いも類
日々の身体活動

地中海食を実践することで認知症のリスクが下がることは、さまざまな調査から明らかになってきています。

アメリカのコロンビア大学の「アルツハイマー病と加齢脳のタウブ研究所」のニコラス医師らが行った疫学調査では、**地中海食を多く摂る人は、少ない人よりアルツハイマー病になるリスクが40%低下した**という報告があります。

また、スペインのバルセロナでは、地中海食＋オリーブオイル使用（1週間に1ℓのオリーブオイルを追加）、地中海食＋ナッツ使用（1日30gのナッツを追加）、脂質制限食という3つのグループに分けて認知機能との関係を研究した結果、地中海食を摂っているグループが、どの認知機能においても低下を抑えられたという結果になりました。

日本人の私たちに地中海食を完璧に実践することは難しいかもしれませんが、**ふだんの食事で意識的にオリーブオイルを使ってみたり、ナッツ類やフルーツを追加したりすることで、認知症を遠ざける食事スタイルに変える**ことができます。ぜひ、試してみてください。

地中海食で認知機能低下は抑えられる!

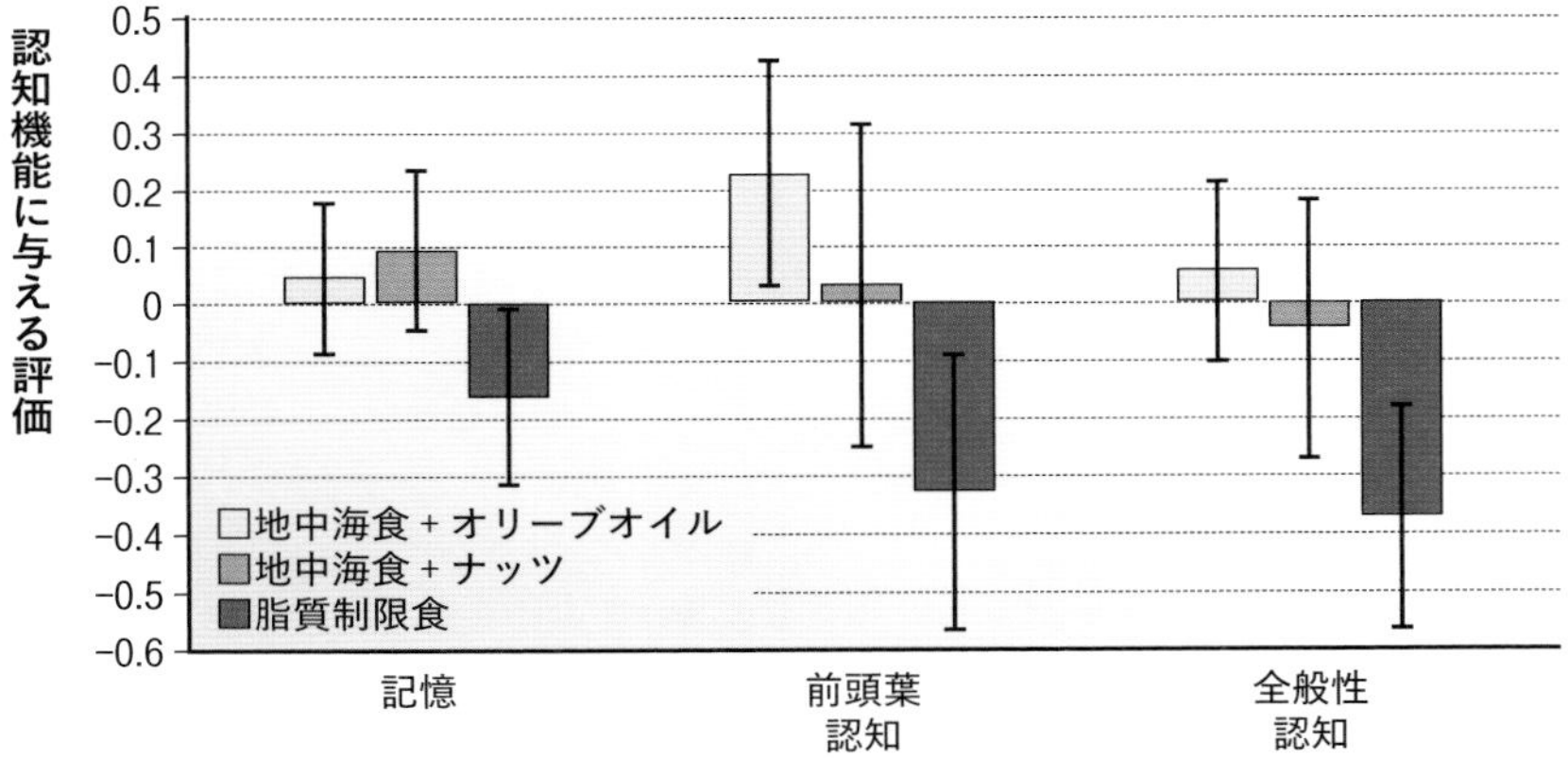

※出典：Valls-Pedret, Cinta, et al. "Mediterranean diet and age-related cognitive decline: a randomized clinical trial." JAMA internal medicine 175.7（2015）：1094-1103.

地中海食＋運動は認知症対策に効果あり

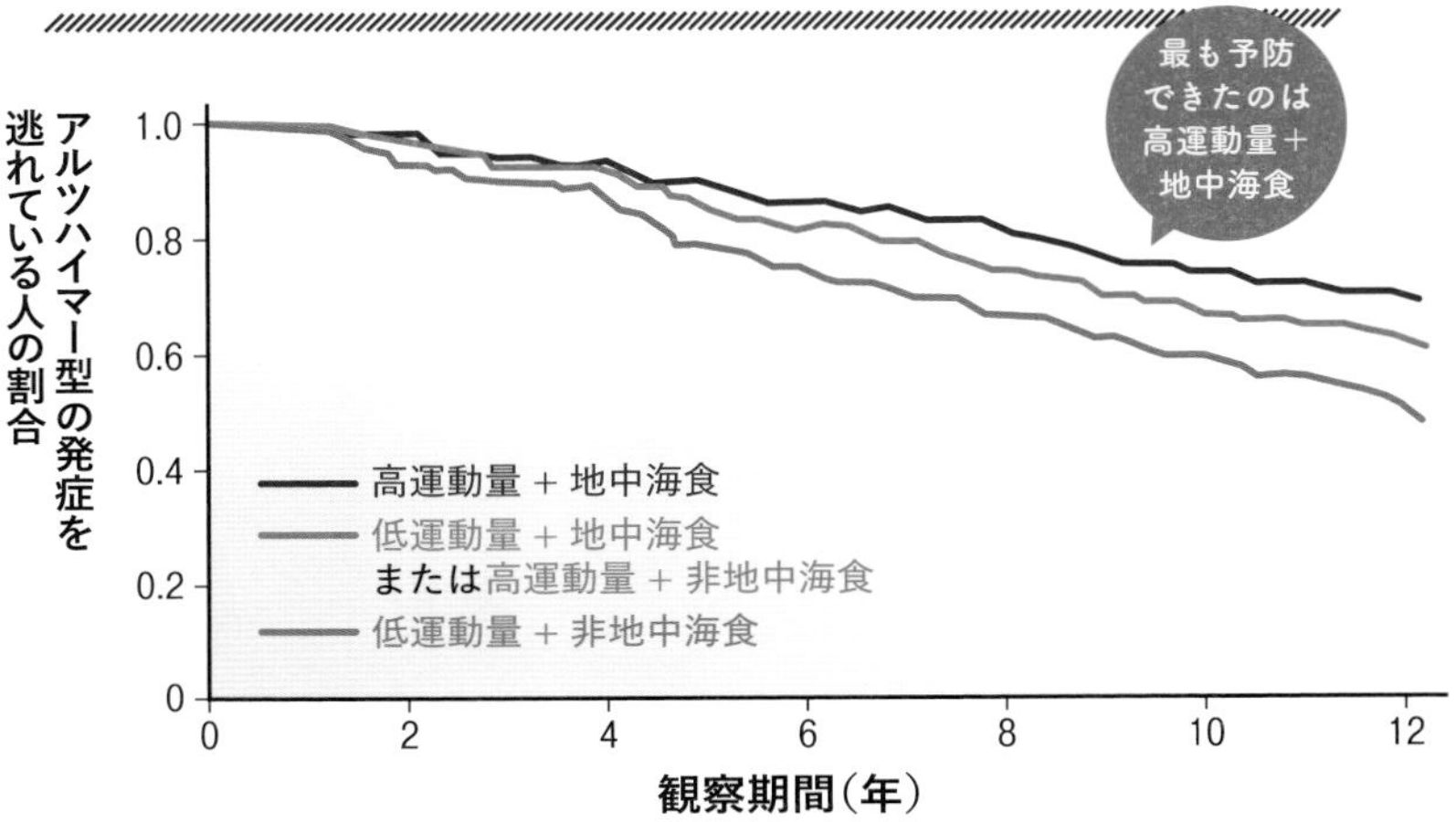

※出典：Neurology 2007;69:1084-1093

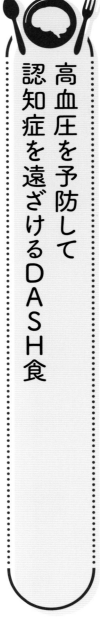

高血圧を予防して認知症を遠ざけるDASH食

3つ目は、DASH食《ダッシュ》です。

DASH食とは、1990年代に、**アメリカの国立衛生研究所などが提唱した高血圧予防・改善を目的とした食事方法**です。DASHとは、「Dietary Approaches to Stop Hypertension」の略。日本語にすると、「高血圧をくい止める食事方法」となります。

高血圧対策の食事方法を、認知症予防の食べ方として紹介するのは、ここまで何度も述べてきたように、脳梗塞《こうそく》や脳出血を発症することで、アルツハイマー型や脳血管性認知症を発症するリスクが高くなるからです。

日頃から血圧が高い人は、認知症対策としてDASH食に取り組んでみるのもいいのではないでしょうか。血圧を安定させることにもつながります。

ＤＡＳＨ食のポイントは２つです。

①ミネラル（カリウム、カルシウム、マグネシウム）や食物繊維が豊富な野菜や果物と、低脂肪の乳製品などのタンパク質を積極的に摂る

②飽和脂肪酸やコレステロールを控える

アメリカにおける臨床試験では、このＤＡＳＨ食を２カ月続けたところ、最高血圧が平均して11・４ｍｍＨｇも下がったといいます。日本高血圧学会の高血圧治療ガイドラインで公開されているデータには、高血圧予防の基本食ともいえる減塩よりＤＡＳＨ食のほうが降圧効果があったという情報もあります。

DASH食は減塩より血圧を下げる!?

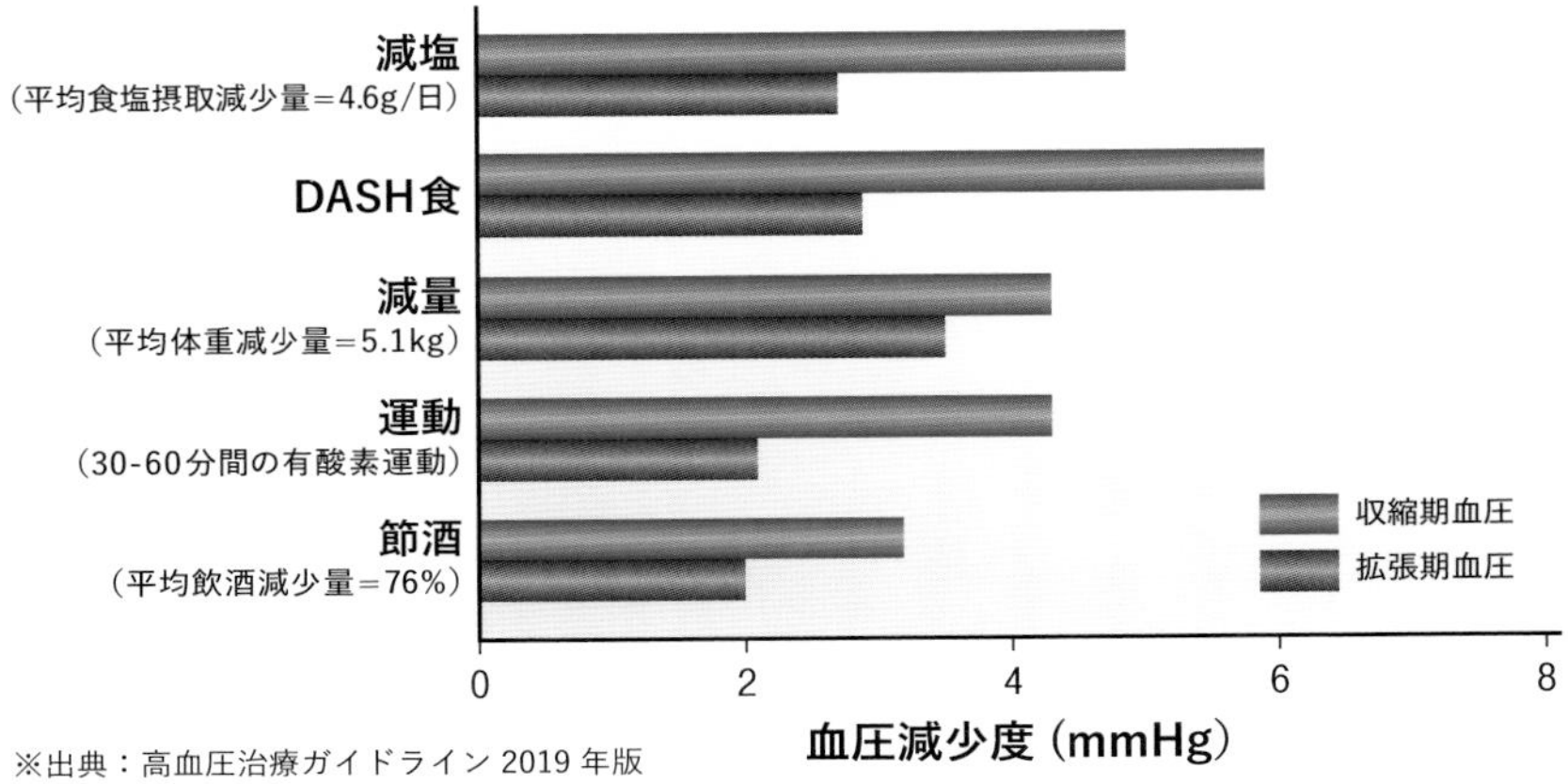

※出典：高血圧治療ガイドライン 2019 年版

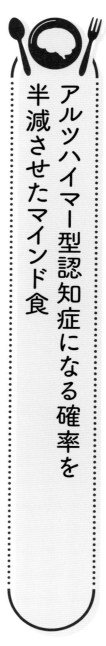

アルツハイマー型認知症になる確率を半減させたマインド食

最後に紹介する食べ方は、マインド食です。

マインド食は、２０１５年、アルツハイマー型を予防する食事法として、アメリカのラッシュ大学医療センターから発表されました。

マインド食は地中海食とＤＡＳＨ食と組み合わせた食事法で、２つの食べ方よりも、より取り組みやすい食事法になります。

具体的な食べ方を紹介すると、左図に示すように、**「積極的に摂ったほうがいい食材」と「控えたほうがいい食材」が決められていて、１週間ごとの摂取回数も決められています。**

控えたほうがいい食材は、食べてはいけない食材ではなく、決められた回数以内なら食べてもかまいません。

～マインド食のルール～

食材に明記している摂食頻度を目標に、
15 項目のうち 10 項目以上を達成できるようにがんばりましょう。

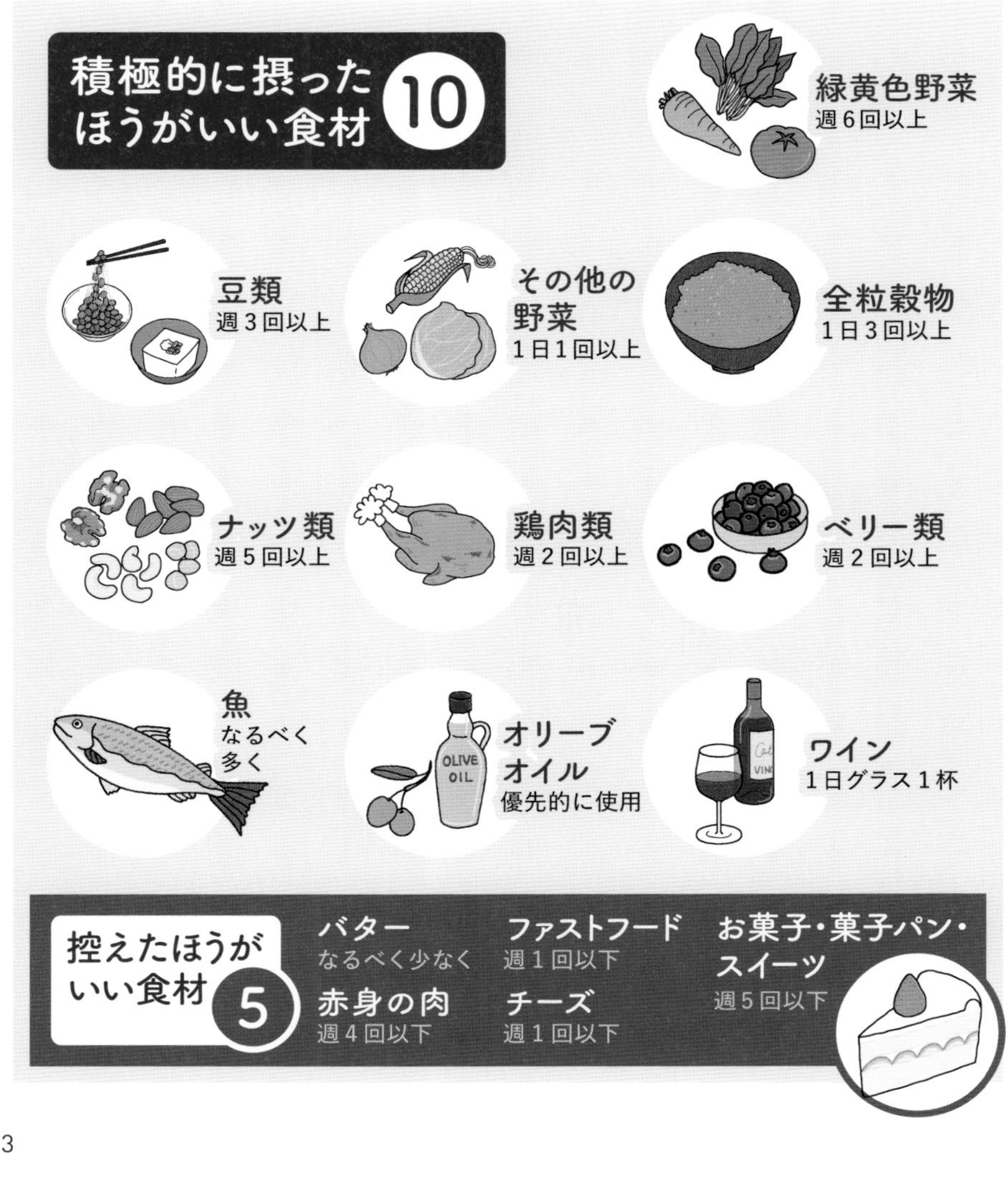
積極的に摂ったほうがいい食材 10
緑黄色野菜
週6回以上
豆類
週3回以上
その他の野菜
1日1回以上
全粒穀物
1日3回以上
ナッツ類
週5回以上
鶏肉類
週2回以上
ベリー類
週2回以上
魚
なるべく多く
オリーブオイル
優先的に使用
ワイン
1日グラス1杯
控えたほうがいい食材 5
バター
なるべく少なく
ファストフード
週1回以下
お菓子・菓子パン・スイーツ
週5回以下
赤身の肉
週4回以下
チーズ
週1回以下

食べ方のルールは、「積極的に摂ったほうがいい食材」を決められた回数以上摂取し、「控えたほうがいい食材」を決められた回数以下に抑えるだけ。さらにいえば、すべての項目を満たせなくても、15項目のうち10項目を満たせばOKという、ゆるいルールです。

このルールなら、無理なく続けられるのではないでしょうか。

ただし、注意点が1つあります。

それは、マインド食はアメリカで開発されたもので、塩分の制限がないことです。欧米人は日本人と比べると、塩分摂取量が少ないのが理由と考えられます。そのため、**マインド食を実践するときは、塩分を1日6g以下に抑えるようにしましょう。**

マインド食は、地中海食やDASH食より取り組みやすい食事法ですが、その効果は明らかになってきています。

約900人の高齢者を平均5年間追跡した調査では、15項目のうち平均9・6項目を実行できたグループは、平均5・6項目しか実行できなかったグループと比べ、アルツハイマー型の発症率が53％も低いという結果になりました。平均7・5項目を実行できたグループも、35％低いという結果になっています。

和食、地中海食、DASH食、マインド食と、認知症を遠ざける食べ方を紹介してきましたが、いずれも、第2章で紹介した脳を守る食材のどれか1つをたくさん摂るのではなく、幅広く摂る食べ方になります。

脳によいものをまんべんなく食べることが、結果的には認知症を遠ざけてくれることになるのです。

マインド食は実行するほど効果が高くなる！

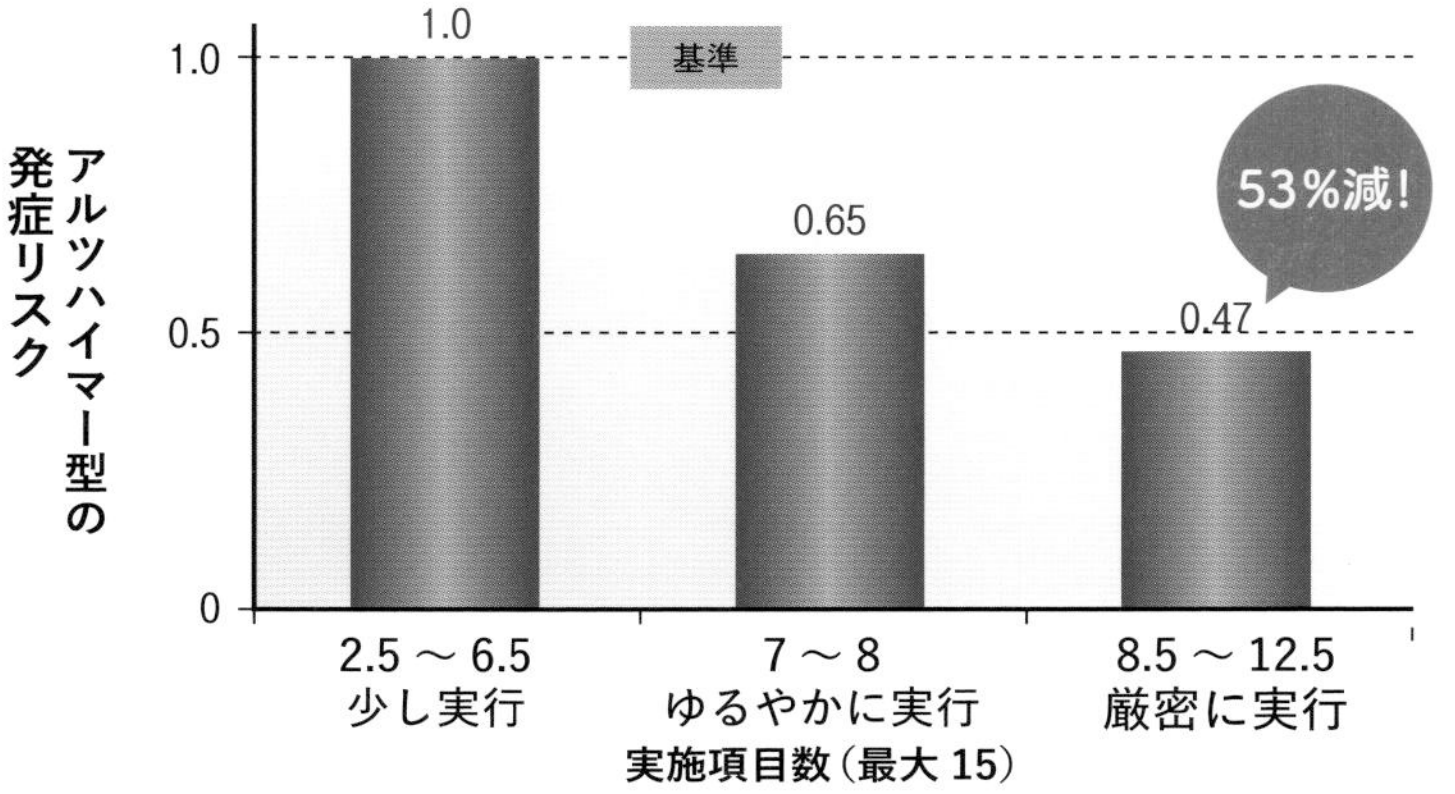

※出典：Alzheimers Dement. 2015;11(9):1007-14.

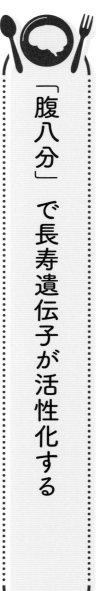

「腹八分」で長寿遺伝子が活性化する

第2章の赤ワインに含まれるレスベラトロールというポリフェノールのところで触れたサーチュイン遺伝子は、実は、食べ方でも活性化させることができます。

老化を抑制する可能性があると期待されているサーチュイン遺伝子は、長寿遺伝子や長生き遺伝子とも呼ばれ、現在、世界各国で研究が進められています。認知症との関係も少しずつわかってきています。

国立循環器病研究センター、名古屋大学、京都大学の共同研究グループは、**サーチュイン遺伝子を脳内で活性化させることで、脳梗塞《こうそく》により引き起こされる脳血管性認知症の予防ができることを明らかに**しています。

老化を抑えて、寿命を延ばしてくれる。しかも、認知症にもならない。

そんな夢のような遺伝子を、実は、誰もが持っています。しかし、ふだんは眠っていて、ほとんどはたらいていません。**サーチュイン遺伝子はスイッチを入れない限り、細胞を元気にしてくれることも、長生きにしてくれることもない**のです。

サーチュイン遺伝子のスイッチを入れる方法も少しずつわかってきています。現在、わかっている方法は、**①摂取カロリーを減らす、②運動する、③レスベラトロールを摂る、**の3つです。

誰にでもすぐにできることは、摂取カロリーを減らすことだと思います。「もう少し食べたいなあ」というときが、箸を置くタイミング。腹八分目を心がけることで、認知症から脳を守ってくれるサーチュイン遺伝子のスイッチがオンになります。

長寿遺伝子を元気にする3つの習慣

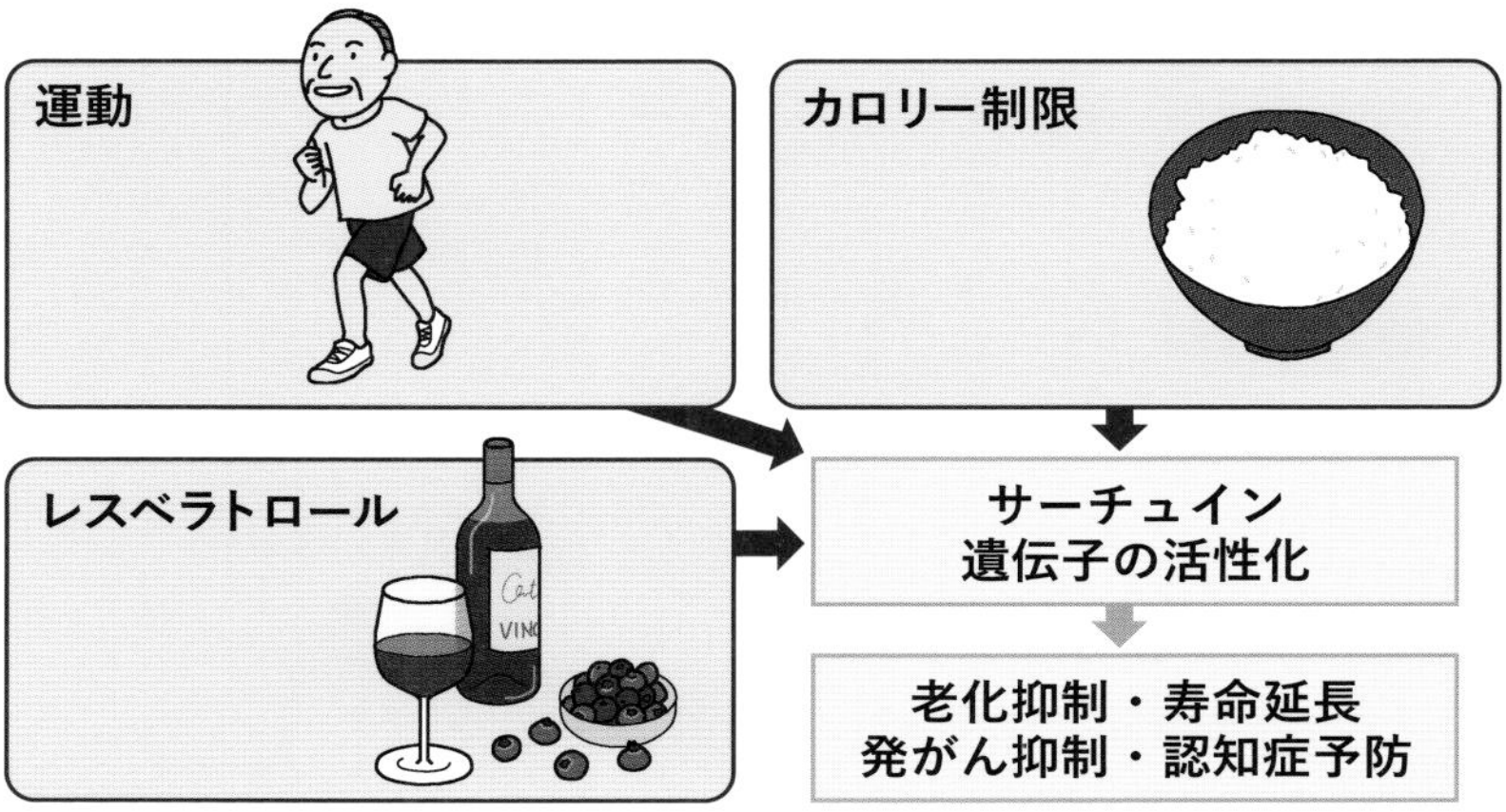

よく噛んで食べると認知症予防効果が倍増する

食事を摂るときは、よく噛《か》んで食べることも意識してください。認知症を遠ざける成分を体に取り込むだけでなく、噛むことで認知機能を活性化するという効果も得られます。

なぜなら、**よく噛むことで、脳の海馬《かいば》という部位が活性化される**からです。海馬は、記憶力の司令塔です。どんな情報もいったんは海馬に保管され、必要だと判断されたものだけ大脳皮質に移送されて長期記憶として保管されます。つまり、記憶力が低下してきているのは、海馬が衰えてきているのかもしれません。

ある研究では、高齢者が2分間ガムを噛むだけで記憶力の成績がアップしたという報告があります。

また、**よく噛んで食べることは、食後の血糖値の上昇を抑え、糖尿病予防につながる**こともわかっています。

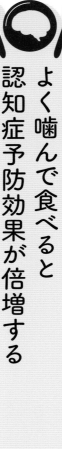

過度な飲酒は脳の萎縮を引き起こすだけでなく、転倒リスクも高くなる

食べ方の最後に、お酒についても触れておきましょう。

お酒の飲み過ぎは、高血圧、肝障害、高尿酸血症など、さまざまな病気のリスクを高めますが、それは認知症においても同じです。

大量に飲酒すると脳が萎縮《いしゅく》することは以前から知られていましたが、最近の研究で、**飲酒量と脳の萎縮率が比例することがわかりました。飲めば飲むほど萎縮して認知機能が低下する**ということです。ただし、断酒することで萎縮が改善することもわかっています。

飲み過ぎる人に覚えておいてほしいのは、**フラフラになるまで飲むと転倒リスクも高くなる**ということです。転倒による骨折は、要支援・要介護の原因の第4位(12・5%)。第1位（17・6%）の認知症と比べても、それほど大きな差はありません。飲み過ぎは、2つのリスクを抱えることになるのです。

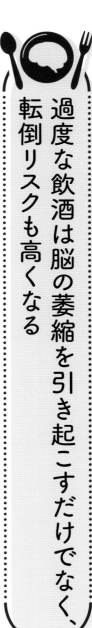

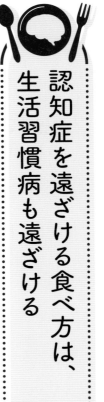

認知症を遠ざける食べ方は、生活習慣病も遠ざける

脳を守る食事は、そのまま糖尿病、高血圧、脂質異常症、さらにはがん、心臓病、脳卒中などの生活習慣病を遠ざける食べ方になるのでは？　そう思った方もいるのではないでしょうか。

その通りです。どうして同じようになるかというと、第1章で述べたように、認知症の約9割を占める**アルツハイマー型と脳血管性認知症は、遺伝的要因よりも環境要因が大きい**からです。

つまり、**認知症は生活習慣によって発症する病気でもある**ということです。逆の見方をすれば、生活習慣を改めれば発症を遠ざけられるということです。

加齢とともに認知機能が衰えていくのは避けて通れませんが、認知症さえ発症しなければ、ＭＣＩ（軽度認知障害）の方ならＭＣＩの段階で踏みとどまることができれば、いつまでも自力で生きていくことができます。

第４章

専門医が教える脳が衰えない生活習慣

60代なら週3回1日20分以上のウォーキングで脳がよみがえる

第1章で述べたように、認知症は、食事を改善するだけでなく、運動を習慣にしたり、いろいろな人たちとのコミュニケーションをとる機会を増やしたりすることなどで、より遠ざけることができます。

運動習慣が認知機能を向上させることは、多くの研究で明らかになっています。九州大学の「久山町研究」では、休日のとき、または仕事をしているときの運動量の多いグループは、アルツハイマー型の発症リスクが有意に低下することを世界に先駆けて報告しました。また、ある研究によると、週3回以上の運動習慣を持っていた高齢者は、認知症になるリスクが低いという報告もあります。

海外でも多くの報告がなされ、運動が認知症の予防因子であることはいまや定説となっています。

それではどんな運動をすればいいのかということですが、筋力トレーニングなどの無酸素運動ではなく、汗をじわっとかくぐらいの有酸素運動です。

有酸素運動には全身の血流をよくする効果があります。脳の血流がよくなると脳は元気にはたらけるようになります。また、全身の血流改善は生活習慣病の予防にもなるため、間接的に認知症の発症リスクを抑えることになります。

それだけではなく、アメリカのピッツバーグ大学の研究によると、有酸素運動で海馬《かいば》の容積が2％増加するという報告もあります。

目安となる運動量は、40代、50代なら

週３回以上の運動習慣で認知症になるリスクが低くなる

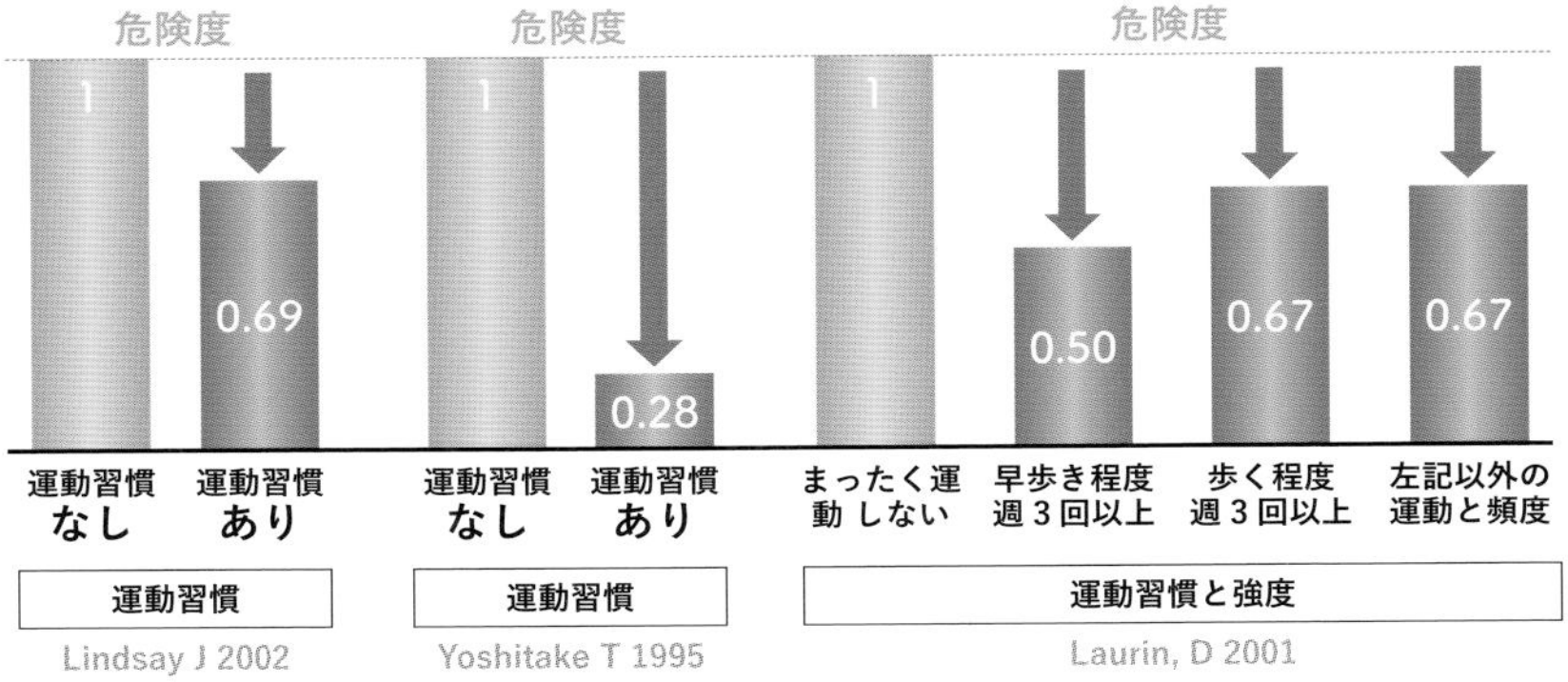

※出典：国立長寿医療研究センター「運動による認知症予防に向けた取り組み」

1回40分以上のウォーキングを週に3回、60代以上なら1回20分以上です。運動の習慣がまったくない高齢の人なら1回10分くらいから始めても効果があるといいます。

最近の研究では、**運動によって脳の神経細胞も増える**ことがわかってきました。運動することで、神経細胞の成長や再生を促す物質として知られるBDNFというタンパク質が筋肉から分泌《ぶんぴつ》されるといわれています。神経細胞によいはたらきをもたらすので、認知機能が向上しても何ら不思議ではありません。

しかし、BDNFは、65歳以上になると加齢に伴って少なくなっていくこともわかっています。だからこそ、運動なのです。

また、私たちの**筋肉の量は、まったく運動習慣がない人の場合、20～30代をピークに少しずつ減少し、55歳くらいからはさらに激しく減少します。**極端な人の場合は、65歳くらいには、筋力低下によって思うように動けなくなることもあります。

そうなる前に運動を始めることです。そうすれば、運動機能の衰えを防げるだけでなく、認知症を遠ざけることもできます。

脳の栄養分BDNFは加齢とともに減少する

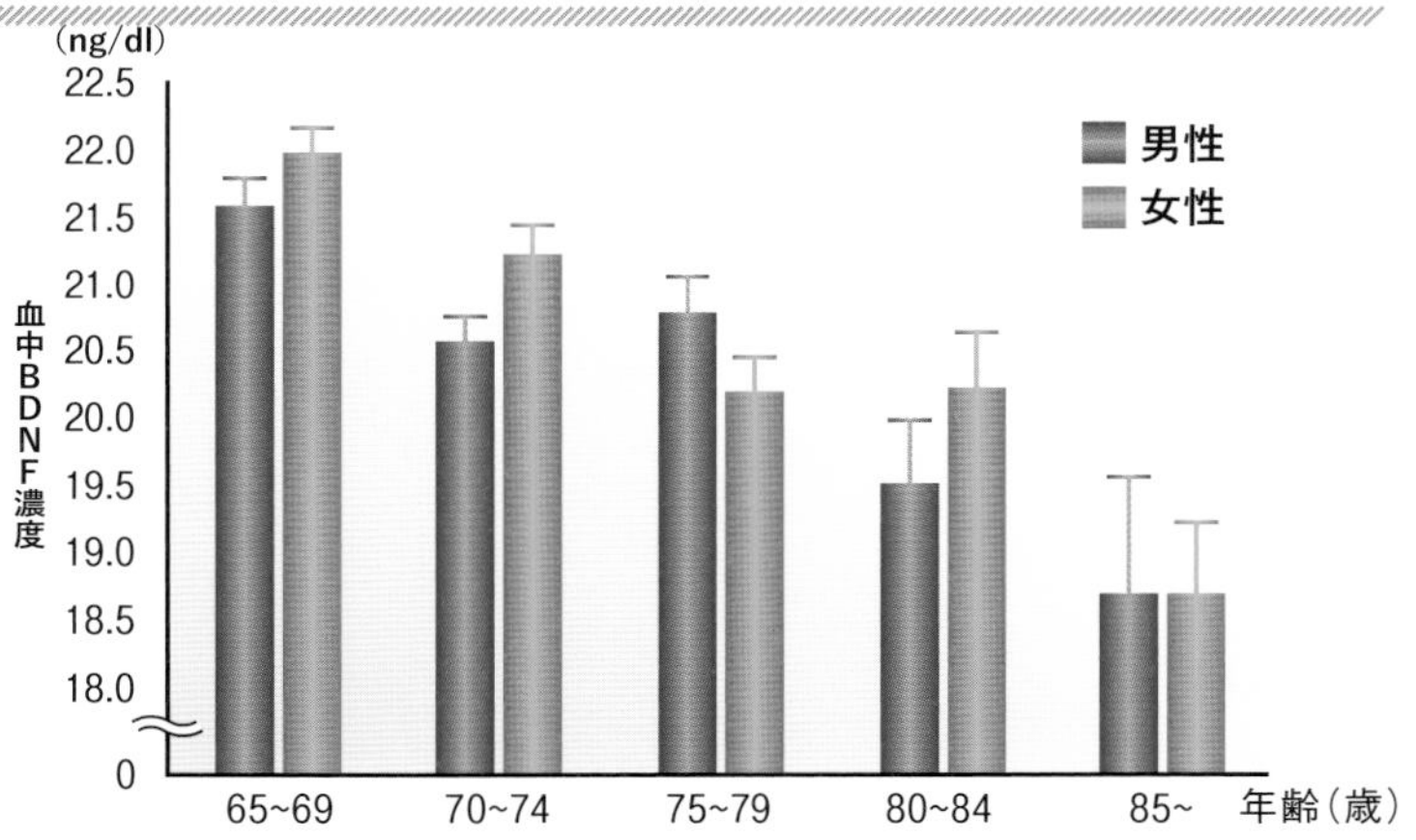

※出典：Shimada H,et al.:Front Aging Neurosci.Apr 15;6:69(2014)

60歳過ぎると急減少する筋肉 ～20歳からの筋肉量の変化率～

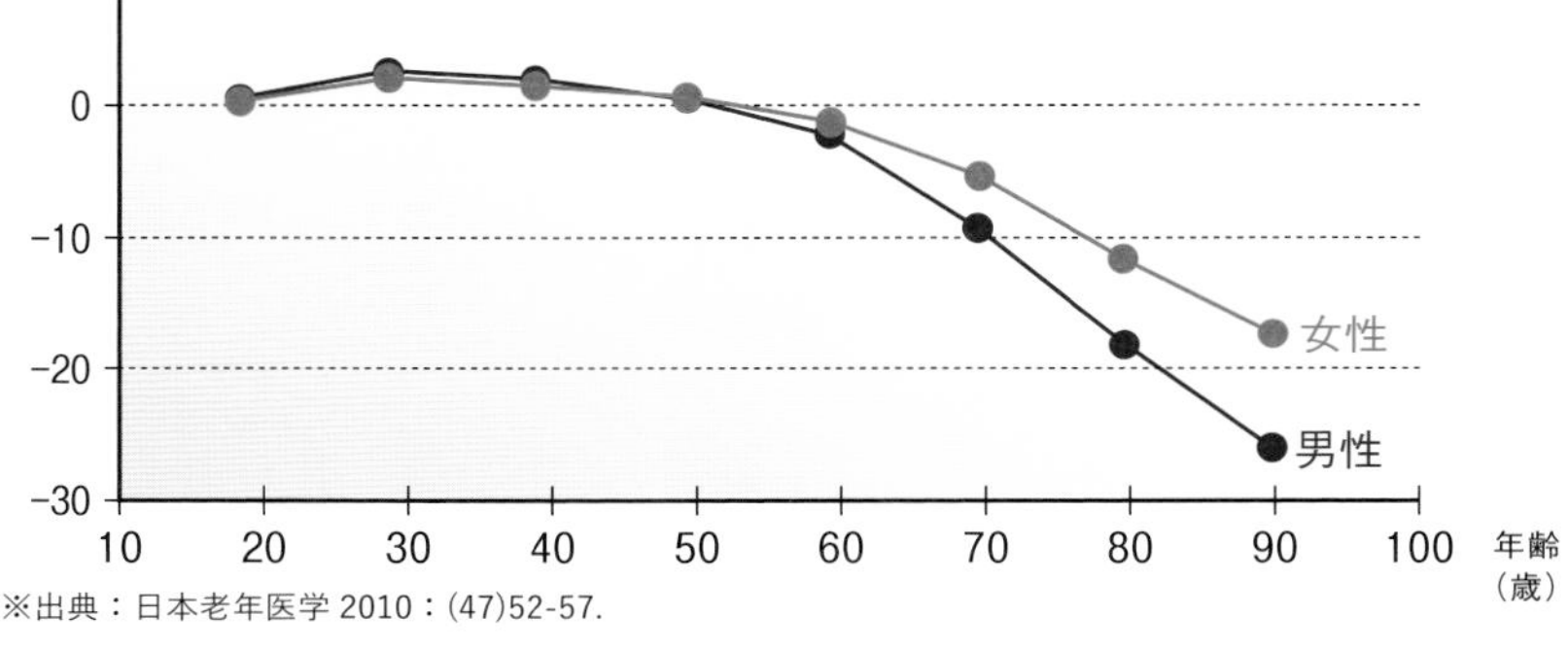

※出典：日本老年医学 2010：(47)52-57.

ながら運動で脳をフル回転させる

軽い運動が習慣になったら、次のステップとしておすすめしたいのが、「ながら運動」です。もちろん、運動を習慣にする初期段階から始めてもかまいません。

ながら運動とは、汗をじわっとかくレベルの運動と計算やしりとりなどの課題を組み合わせた運動です。「二重課題運動」ともいわれ、脳のトレーニングを同時に行うことで、認知機能の低下を防ぐ可能性があるといわれています。

運動と脳のトレーニングを単独で見ると、とても簡単なものです。しかし、同時に行うと、思っている以上に難しいことに気づきます。

二重課題運動をくり返し行うことで、脳の注意機能や順序立てて物事を実行する遂行機能の改善に効果があることが最近の研究でわかってきています。また、記憶にまつわる課題を取り入れると、記憶機能の改善も期待できます。

神戸大学の研究グループが、３カ月間何もしないグループと、週に１回二重課題運動を中心に取り組んだグループで、脳の全般的な認知機能を調べました。その結果、二重課題運動に取り組んだグループでは、全員の認知機能がほぼ維持されていたことがわかりました。

二重課題運動をたくさんの人たちに実践してもらうために開発されたのが、国立長寿医療研究センターの「コグニサイズ」という認知症予防体操です。そのいくつか含めたながら運動の例を、次のページから紹介しましょう。

ながら運動とは？

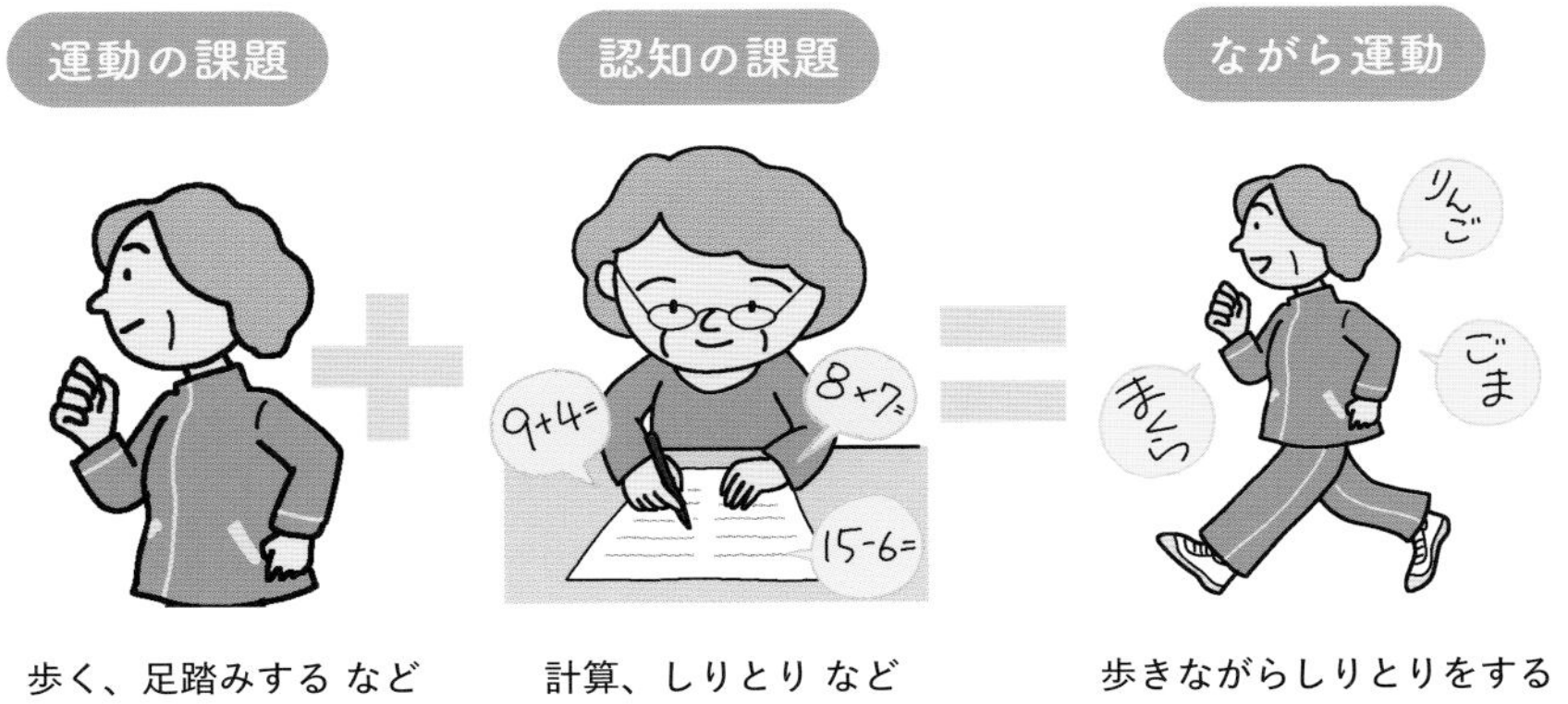

歩く、足踏みする など　　計算、しりとり など　　歩きながらしりとりをする

1 コグニウォーキング

最初に紹介する、ながら運動は、「コグニウォーキング」。認知課題に取り組みながらウォーキングをするというものです。認知課題は自由です。簡単な計算だったり、しりとりだったり、食べ物や植物の名前を口にしたり、川柳をつくったりなど、脳を使いながら、少し足早に歩きましょう。

1セット30秒くらいを目安に、できる範囲で始めましょう。ウォーキングや散歩の習慣のある人は、歩いている途中に取り入れるのもいいかもしれません。

ウォーキング＋認知課題

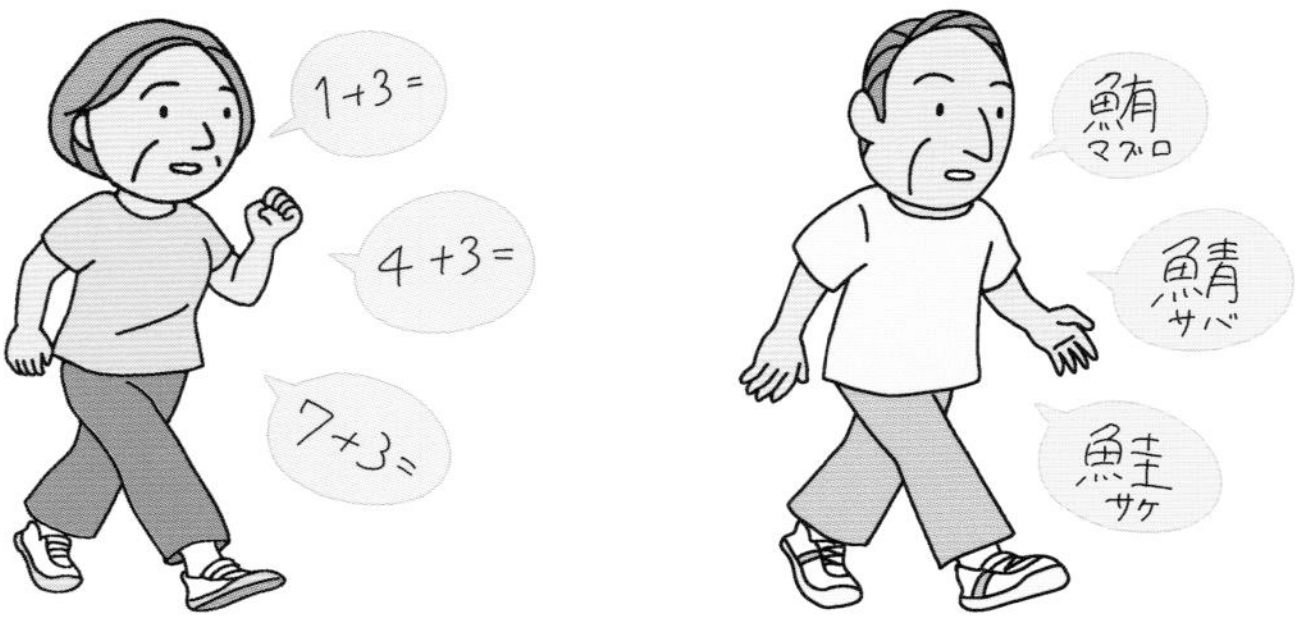

歩くときに気をつけるポイント

・上半身を起こす　・手はしっかり振る　・足をしっかりけり出して歩く
・足をかかとからおろして歩く　・腹筋がゆるまないようにする

2 コグニステップ

次に紹介するのは、「コグニステップ」。ステップを踏める程度の空間があれば、どこでもできる運動です。両足をそろえた状態で立ち、数字を数えながら、足を横に出したり、前に出したり、ステップすると同時に拍手したりなど、リズムに合わせて体を動かしましょう。下に紹介するのが、左右にステップしながら、3の倍数で拍手する簡単なコグニステップ。できるようになったら、次のページの前にステップするバージョンにも挑戦してみてください。

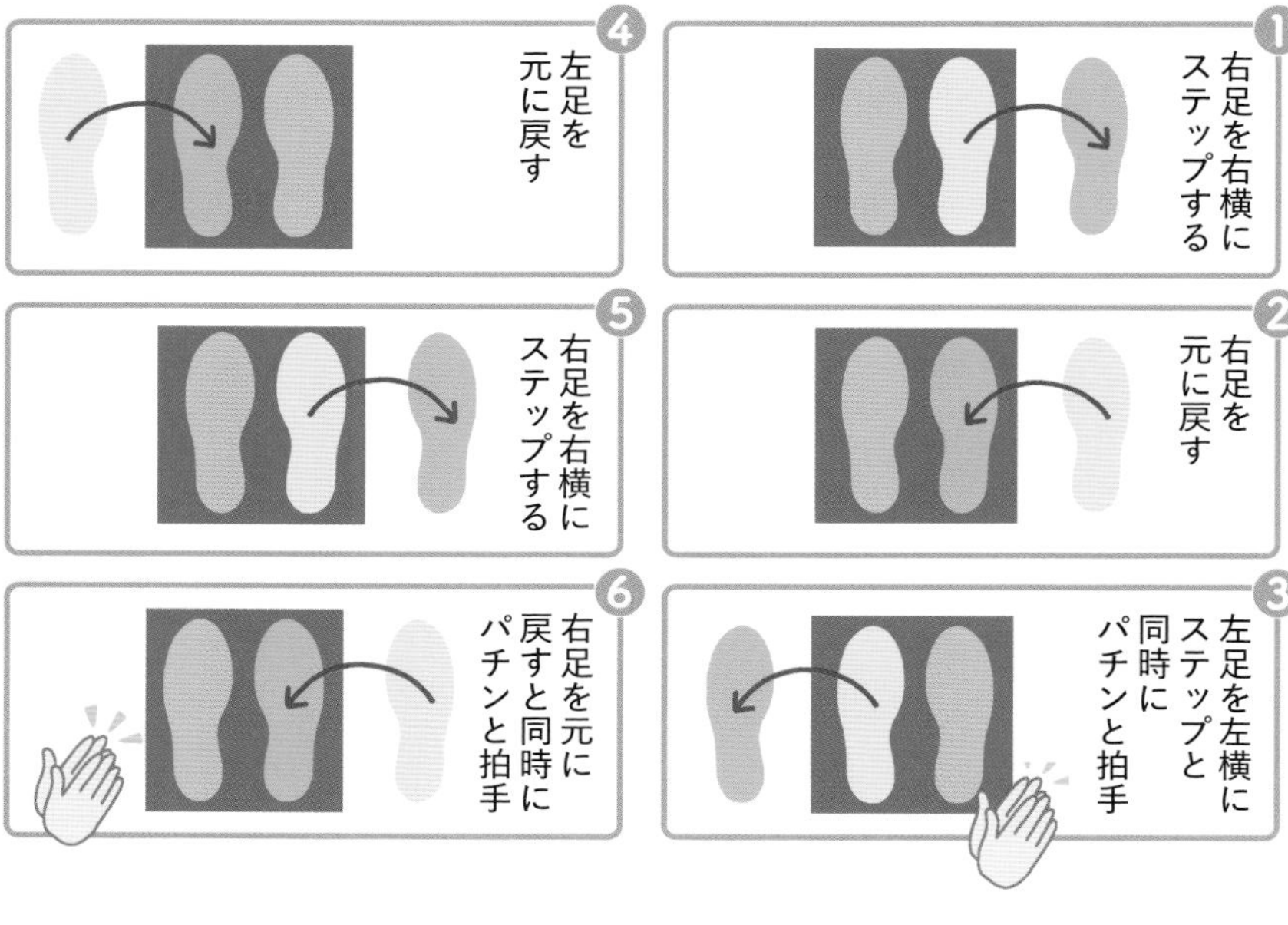
1
右足を右横にステップする
2
右足を元に戻す
3
左足を左横にステップと同時にパチンと拍手
4
左足を元に戻す
5
右足を右横にステップする
6
右足を元に戻すと同時にパチンと拍手

少しレベルアップしてみましょう!

1

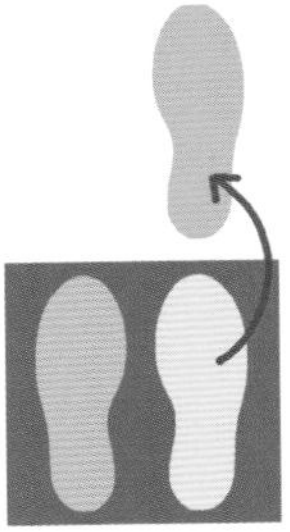

右足を前にステップする

2

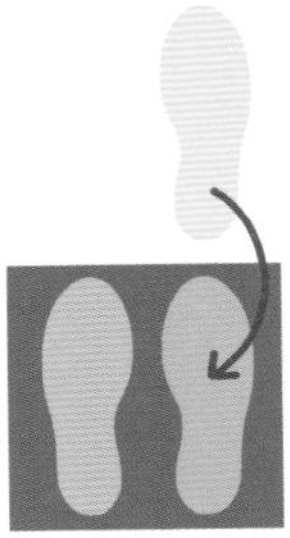

右足を元に戻す

3

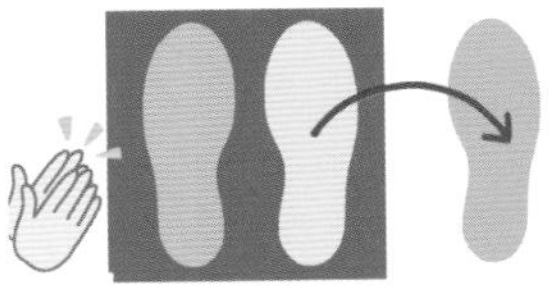

右足を右横にステップと同時にパチンと拍手

4

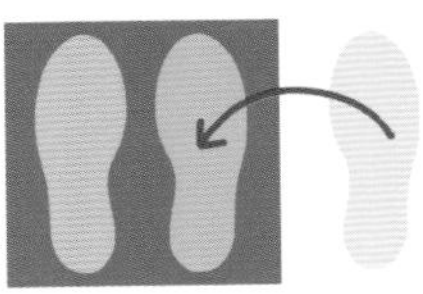

右足を元に戻す

5

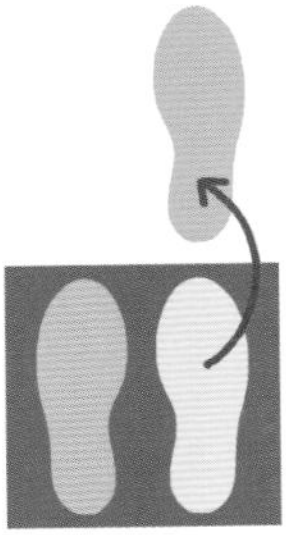

右足を前にステップする

6

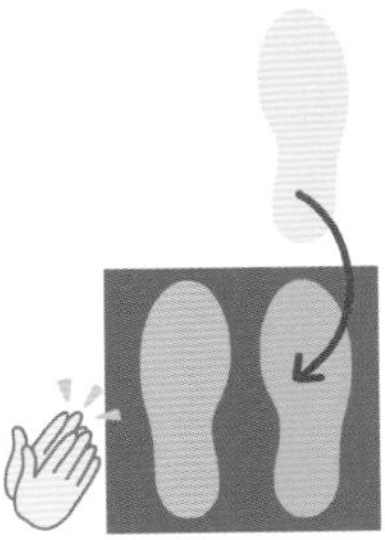

右足を元に戻すと同時にパチンと拍手

7

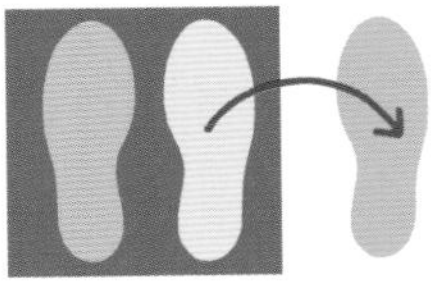

右足を右横にステップする

8

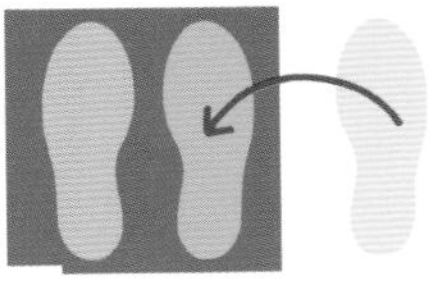

右足を元に戻す

※右足がうまくできたら、左足で同じように行ってみましょう。

3 グーパー体操

足腰に自信のない方や運動習慣がない方は、イスに座って行う運動から始めるのがいいでしょう。転倒の危険も少なく、安心して行うことができます。最初に紹介するのは、「グーパー体操」。軽く足踏みしながら、そのリズムに合わせて、前に出す手をグー、胸に当てる手をパーにします。

10回くり返したら、グーとパーを入れ替えて10回行います。簡単な運動ですが、手指を使った運動は脳の活性化や認知症予防に有効といわれています。

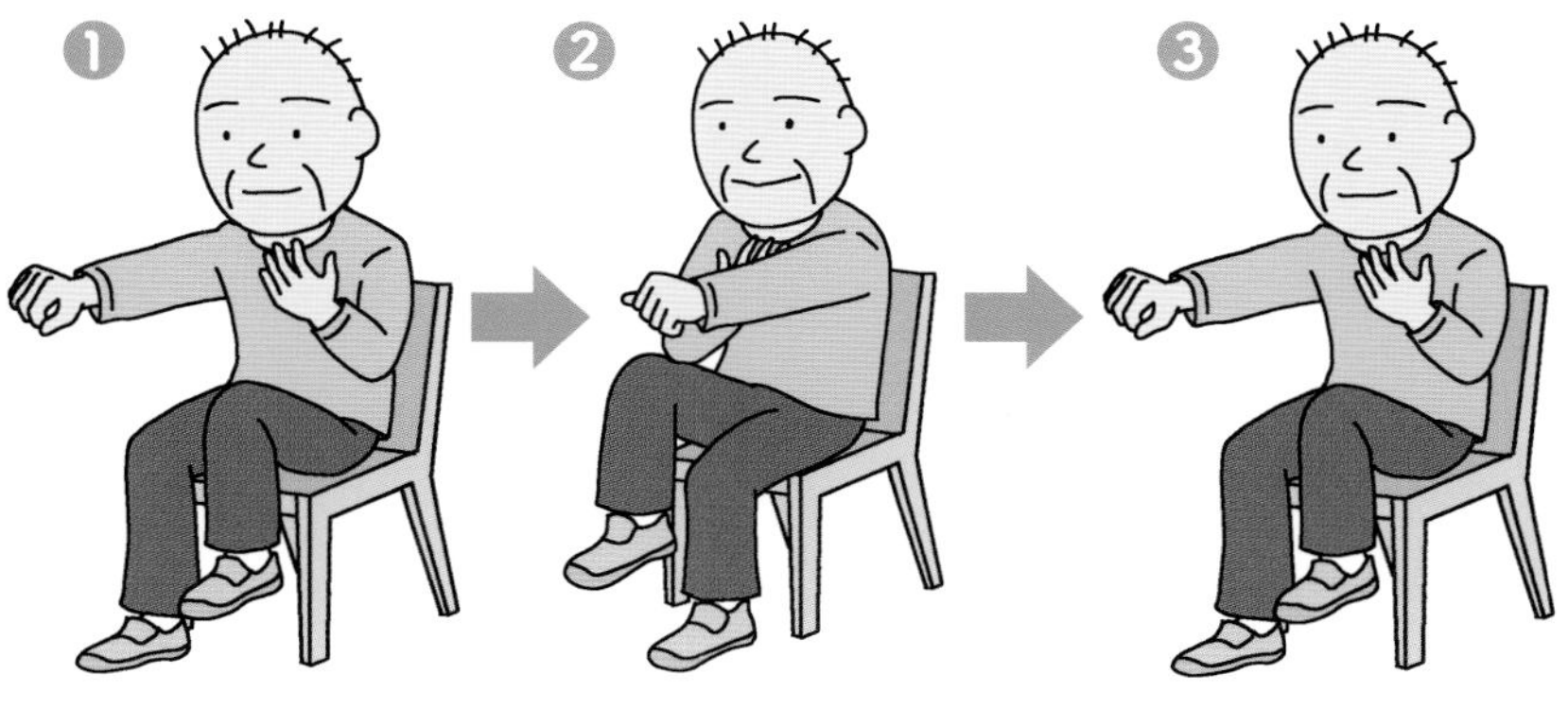

❶ 足踏みをして、右手をグーにして前に出し、左手をパーにして胸に当てます

❷ 足踏みをして、左手をグーにして前に出し、右手をパーにして胸に当てます

❸ ❶、❷を10回くり返したら、グーとパーを入れ替えて行いましょう

4 ひとりじゃんけん

イスに座った運動をもうひとつ紹介しましょう。「ひとりじゃんけん」です。足踏みしながら、そのリズムに合わせて、左右の手を使ってひとりでじゃんけんします。最初の足踏みで、右手でグー、チョキ、パーのいずれかをつくり、次の足踏みで右手に勝つ形を左でつくります。右手がグーなら、左手はパーです。

10回くり返したら、先に出す手を左右入れ替えてもう10回。グーパー体操と同じように意外と間違えるものです。

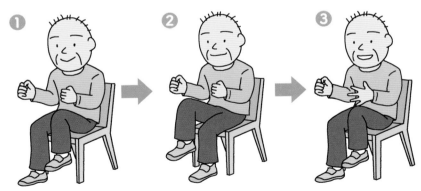

❶

足踏みをしながら、両手を軽く握ります

❷

足踏みをして、「グー」と言いながら、右手をグーにします

❸

足踏みをして、「パー」と言いながら、左手をパーにします

コグニサイズを行うときに気をつけるのは、簡単にできるようになったら、少し難しい課題に取り組むことです。適度な難易度の認知課題をこなすことが、脳に適度なストレスを与えるからです。

注意を払わなければ間違ってしまうレベルの課題がおすすめです。

また、コグニサイズは運動であることも忘れないようにしましょう。特に運動習慣がない人や運動に自信がない方は、がんばり過ぎて筋肉を傷めたり、立って行う運動のときは転んでケガをしたりすることがあります。

軽い運動だからといって侮らず、準備運動やストレッチをしてから始めることです。また、無理をせずに、最初は少ない回数を設定し、少しずつ回数を増やしていくようにしましょう。

運動も、食事と同じように1回行ったからといって効果があらわれるものではありません。長く続けることが大切です。**1度にたくさん行うよりも、少しずつでも毎日行うほうが、認知症を遠ざけることにつながります。**

睡眠不足は、脳のゴミを掃除する時間がなくなるということ

認知症を遠ざけるには、睡眠の量と質にも気をつける必要があります。

量については、次のような報告があります。約８０００人のイギリス人を対象にした、50歳から25年間の追跡調査です。結果は、**睡眠時間が6時間以下の人は、約7時間の人と比べると、約30％認知症になる可能性が高い**ことがわかりました。

また、国立長寿医療研究センターの研究によると、深夜遅くまで起きている75歳以上の人は、認知症の発症リスクが高くなるという結果が発表されています。**就寝時刻が午後11時以降の高齢者は、午後9～11時の人と比べて、認知症の発症リスクが約2倍近くも高かった**といいます。

睡眠時間が不足すると認知症の発症リスクが高くなるのは、脳のゴミ（β《ベータ》アミロイド）が効率よく排出されるのが睡眠中だからではないかと考えられています。つまり、

睡眠不足が続くと、脳のゴミを掃除する時間が足りなくなるということです。

さらに最近の研究で、**脳のゴミの掃除は、ノンレム睡眠のときに行われている**ことがわかってきました。ノンレム睡眠とは脳も体も眠っている状態で、体は眠っているけれど脳は活動している状態をレム睡眠といいます。

私たちの睡眠は、このノンレム睡眠とレム睡眠を交互に数回くり返しているといい、入眠初期のノンレム睡眠が最も深いといわれます。

そして、脳のゴミを掃除するシステムがよくはたらくのは、この深いノンレム睡眠のときです。つまり、眠りが浅かったり、睡眠中に何度も目が覚めたりする人は、7時間以上睡眠時間を確保できていたとしても、脳のゴミを処理できていない可能性があるのです。

本書では、睡眠の質をよくする方法までアドバイスできませんが、まずはできるだけ質の高い睡眠をとること、そしてできれば7時間以上眠ることが脳のゴミをためない秘訣だということを覚えておいてください。

歯の本数が少ないと認知症のリスクが高くなる

口の中の環境と認知症。あまり関連性がないように思われますが、実は、**口内環境を健康に維持することも、認知症を遠ざける**ことにつながります。

私たちの口の中には、４００～７００種類の細菌が住んでいるといわれますが、通常は悪さをするわけではありません。しかし、歯みがきが不十分だったり、高齢になって唾液《だえき》の量が減ったりすると、歯の表面や歯と歯の間に細菌の集まりである歯垢《しこう》ができるようになります。それが、30代以上の３人に２人がかかっているといわれる、歯周病の原因です。

この**歯周病が歯だけではなく、動脈硬化や心臓病、糖尿病などを引き起こす一因に**なることが明らかになってきています。さらに最近の研究では、**歯周病の原因となる細菌が認知症にも影響をおよぼす**ことがわかってきました。

歯周病が悪化すると、自分の歯を失うのも問題です。

第3章の「よく噛んで食べなさい」という項目で触れたように、噛む力が衰えると、認知機能の低下につながります。原因は、脳への刺激が弱くなること、そして、硬い食べ物、たとえば野菜や果物、ナッツ類など脳によい食べ物を避けるようになるからではないかと考えられています。

実際、**自分の歯が9本以下の人は、20本以上ある人と比べると、認知症の発症リスクが約2倍になる**という研究報告があります。このリスクを防ぐには、口内環境をいつも清潔に保つようにすることです。

歯が20本以上あると認知症リスクが下がる!

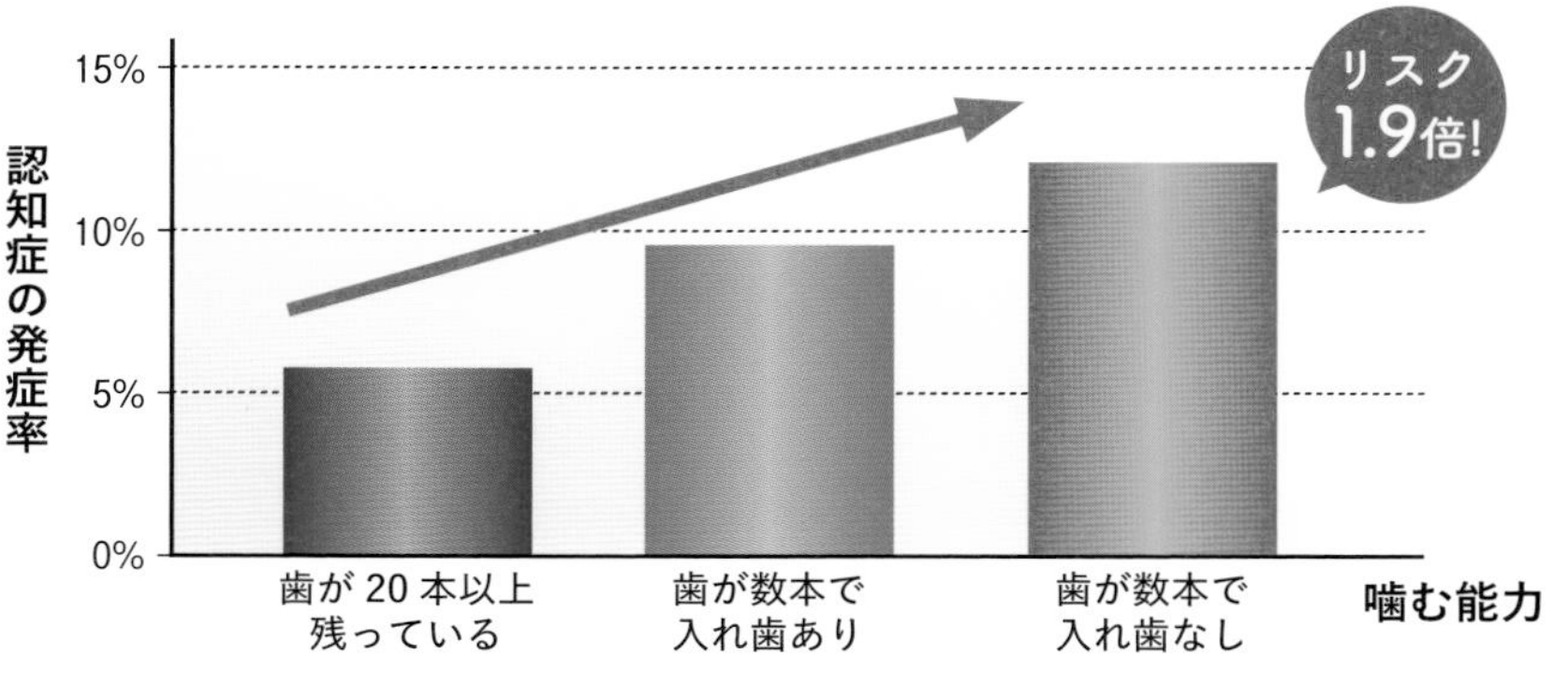

※出典：厚生労働省「厚生労働科学研究」

健康を損ねるタバコは、脳にも悪い

さまざまな病気との関連性がわかっているタバコは、認知症にとってもよくないことがわかってきています。

WHOと国際アルツハイマー病協会（ADI）によると、喫煙者は非喫煙者より認知症を発症するリスクが45％高いといい、受動喫煙も認知症の危険性を高めると警告しています。

日本においても、九州大学の「久山町研究」によると、中年期から老年期にかけて喫煙していた人は、喫煙していなかった人と比べて、アルツハイマー型は2・7倍、脳血管性認知症は2・9倍、発症するリスクが高くなると報告されています。

ただし、老年期になってからでも禁煙すると発症リスクが下がることが、併せて報告されています。

タバコが認知症の発症につながる直接的な原因は、タバコに含まれるニコチンによる血管収縮作用です。**脳の血液の供給が悪くなって、脳の神経細胞が死滅するのではないか**と考えられています。

もちろん、さまざまな病気の危険因子といわれるタバコは、生活習慣病を発症することによって、間接的に認知症を引き起こすことは言うまでもありません。

久山町研究にあるように、老年期からでも禁煙すると認知症を遠ざけられる可能性があります。喫煙者のみなさんは、脳を守るためにもタバコを止めましょう。

喫煙習慣で認知症リスクは約3倍に！

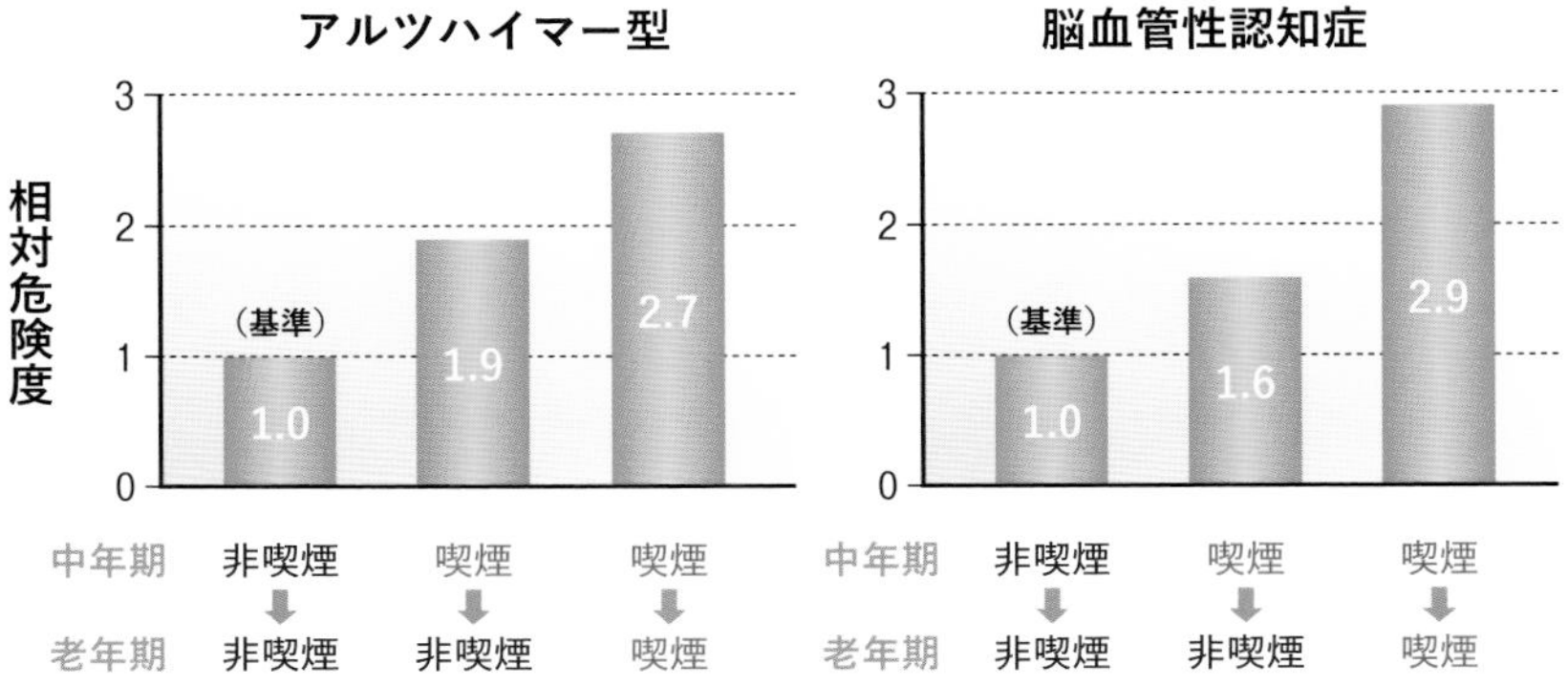

※出典：九州大学「久山町研究」

ひとりでもできる脳を衰えさせない楽しみをつくる

認知機能が衰えないようにするために、食事を見直したり、運動を習慣にしたりすることは大切なことですが、最も基本的なことは、脳を使うことです。私たちは、脳の1〜2割しか使っていないといわれます。まだまだ余力があるということです。

ふだんから意識して脳を使って鍛えておけば、老化で認知機能が多少衰えたとしても脳の予備能力が増え、自力での生活に困ることはありません。

興味を持って続けられることならなんでもかまいません。

たとえば、料理をすることも、脳が活性化する知的活動です。

料理を食卓に並べるまでのプロセスを考えてみてください。

①何をつくるかメニューを考える

②メニューに合った食材を選ぶ

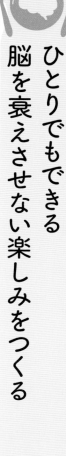

③食材を調理できるように加工する
④道具、ガス、電気を使って調理する
⑤お皿に盛り付ける

ざっと並べただけでも、料理には多くの作業工程があります。こうした複雑で難しいことをすると、脳の前頭前野という部分が活発にはたらくことになります。できた料理を五感で楽しみながら食べると、さらに脳が活性化します。

認知機能が低下してくると、こうした複雑な工程のある作業が苦手になります。MCI（軽度認知障害）の特徴のひとつです。

ふだんの生活で、**脳を刺激することを意識してみるだけで、それは認知機能を低下させない知的活動**になります。

たとえば、**なじみの店ばかりを訪れるのではなく、新しい店を訪れる。**

年を取ると、顔なじみの人がいる場所や落ち着ける店ばかりに足を向けがちになりますが、これは脳の老化からくる行動といわれています。慣れないことが不安やストレスになるため、できるだけ居心地のよい環境を選ぼうとするからです。

しかし、脳の神経細胞は未知の出来事に出会うことで活性化します。たまには、街で見かけた新しい店に入ってみる。見たことがない内装、店のスタッフ、商品やメニューなどを見るだけで、脳が刺激されます。

日記を書き始めるのはどうでしょうか。

本を読むことが好きな人が多いかもしれませんが、**読書より、実は日記を書くほうが認知症予防には効果がある**といわれています。読書も読解力や考察力が必要なため認知機能の低下を防ぐという研究報告もありますが、日記には、さらに「出力する」という作業も加わるからです。

日記をすすめると、「書くことがないから」と積極的になれない人もいますが、ノートにびっしり書き込む必要なんてありません。誰かに見せるものではないので、1行でも2行でも十分です。

今日1日を振り返って思い出そうとする作業が、脳にとってはよいことなのです。**認知機能を低下させない知的活動は、とにかく、自分が楽しく続けられることが肝心。**1つでも、2つでもあると、それだけで人生も楽しくなります。

人と話をするだけで脳はどんどん元気になる

認知症を遠ざける生活習慣として、最後にお伝えしたいことは、**仕事をしなくなってからも、社会との接点を持ち続けること**です。

地域のコミュニティに参加するのもいいですし、趣味のサークルに参加するのもいいと思います。**家族や友人、地域の人たちなど、誰かとコミュニケーションをとれる機会があることは、認知症の発症リスクを下げる**ことになります。

孤立は認知症のリスクになります。

人とのよい関係は、認知症の発症を予防すると考えられています。人とのつながりが認知症の発症リスクを下げる理由は大きく分けて3つです。

1つ目は、孤立することで気分が落ち込んで何もする気になれないような状態になると認知症のリスクを高めますが、良い人間関係があるとストレスをやわらげてくれるからです。悩みを相談できたり、頼れる人がそばにいたりするだけで、その安心感から心がおだやかになります。

2つ目は、つながりがあることで、健康でいるために役立つ情報を得やすくなるからです。そして、何より認知症を遠ざける生活の継続率が高くなるからです。

ここまで、認知症を遠ざける食事や生活習慣について述べてきましたが、ひとりで実行するとなると、なかなか続かないものです。

認知症も、生活習慣病もそうですが、初期の段階で自覚症状がない病気の場合、予防のためとなるとなかなか続けらないのは、みなさんも経験的にわかっているかもしれません。

しかし、誰かと一緒に食事を摂る、運動するとなると続けられます。このことは、認知症予防にとってはとても大きなことなのです。

3つ目は、人とのコミュニケーションは刺激が多いからです。

誰かの話を聞いたり、自分のことを誰かに話していたりするときは、脳がよくはたらきます。誰かと一緒に話をしていると、ときにはみんなで笑うこともあるでしょう。この「笑う」という行為も、認知症の発症リスクを下げることになります。大阪国際がんセンターの「笑いとがん医療の実証研究」によると、漫才や落語を観賞した患者は、免疫細胞の「ナチュラルキラー細胞」が活性化し、心身のストレス状態が改善したという報告があります。

体が元気でも、人や社会とのつながりがなくなると引きこもりがちになり、やがて健康を損なうことにつながります。

約30万人を対象とした海外の研究によると、喫煙や運動、アルコール摂取などより、人とのつながりに関する要因のほうが、死亡率への影響が大きいともいわれています。

認知症を遠ざけたいなら、人と話をする機会を積極的につくりましょう。

誰かとコミュニケーションをとるだけで、脳はどんどん元気になります。

おわりに

統計的なデータになりますが、MCI（軽度認知障害）と診断されると、1年で10人に1人、5年で2人に1人が認知症を発症します。
一方で、30％の人が認知機能を回復することができます。
MCIの段階は、認知症を回避するためのラストチャンス。
できれば、この本を手に取っていただいた方々には、
認知症どころか、MCIさえ遠ざけてほしいと思っています。
認知症を発症すると、症状は確実に増えていってしまいます。
この前まで会話ができていたはずなのに、
言葉が出てこなくなり、話している相手が誰だかわからなくなり、
ついには自分がどこにいるのかさえわからなくなります。そうなると、

つねに誰かの助けや見守ってくれる人の元で生活することになります。

認知症が問題なのは、本人ができなくなることが増えていくだけでなく、身近にいる人たちの生活までもが大きく影響を受けるという点にあります。

もちろん認知症になっても住み慣れた我が家で暮らし続けられるよう介護者も含めて支援する取り組み、すなわち共生についても進んでいます。

だからといって認知症には、できれば誰もなりたくないはずです。

幸いにも、環境要因が大きい認知症は、生活を見直すことで、発症のリスクを大きく下げられることがわかってきました。

あとは、実践するかしないか。

みなさんの未来のために本書が少しでもお手伝いできたら幸いです。


神戸大学大学院保健学研究科　教授　古和久朋

著者紹介

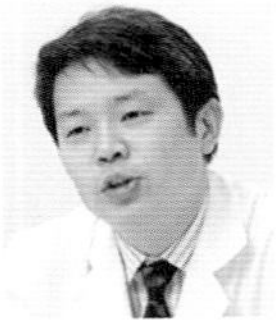

古和久朋（こわ・ひさとも）

神戸大学大学院 保健学研究科
リハビリテーション科学領域 教授
認知症予防推進センター長

1970年東京都生まれ。95年東京大学医学部医学科卒。2004年3月、東京大学大学院修了。東京大学医学部附属病院で認知症専門外来を立ち上げ、10年に神戸大学へ。神戸大学医学部附属病院の認知症専門外来「メモリークリニック」で認知症専門医として診療に携わる。

80歳からでも間に合う
認知症がみるみる遠ざかる
食べ方大全

2023年4月11日　第1刷発行
2024年2月16日　第5刷発行

著　者　古和久朋

編集人　辺土名 悟
編　集　わかさ出版
編集協力　洗川俊一
装　丁　下村成子
本文デザイン　ドットスタジオ／G-clef
イラスト　石玉サコ
校　正　東京出版サービスセンター
発行人　山本周嗣
発行所　株式会社文響社
〒105-0001　東京都港区虎ノ門２丁目２－５
共同通信会館9階
ホームページ　https://bunkyosha.com
お問い合わせ　info@bunkyosha.com
印刷・製本　株式会社光邦

ISBN 978-4-86651-623-3

本書は専門家の監修のもと安全性に配慮して編集していますが、本書の内容を実践して万が一体調が悪化する場合は、すぐに中止して医師にご相談ください。また、疾患の状態には個人差があり、本書の内容がすべての人に当てはまるわけではないことをご承知おきのうえご覧ください。